제3판

정신건강론

김미영 · 권신영 · 이무영

창지사

머리말

『정신건강론』의 초판과 증보판, 2판에 보내주신 독자 여러분의 아낌없는 성원과 따뜻한 격려에 깊이 감사드립니다. 독자 여러분의 관심과 다양한 제언은 본서를 보다 충실하게 다듬는 데 큰 힘이 되었으며, 더불어 깊은 책임감을 안겨주었습니다.

우리는 지금 그 어느 때보다 정신건강 문제가 중대한 사회적 과제로 대두된 시대에 살고 있습니다. 청소년 자살률이 OECD 국가 중 최고 수준에 달하며, 고령층의 사회적 고립과 우울증, 정신질환자에 대한 낙인과 차별, 디지털 중독, 스마트폰 과의존, 게임 중독과 같은 새로운 정신건강 위협이 우리 일상 곳곳에서 빠르게 확산되고 있습니다. 특히, COVID-19 팬데믹 이후 전 세대에 걸쳐 드러난 불안, 우울, 외상 후 스트레스와 같은 정신건강 문제가 두드러지며, 이에 대한 사회적 인식 제고와 국가 차원의 대응이 그 어느 때보다 절실해졌습니다.

이처럼 급변하는 사회환경 속에서 정신건강에 대한 교육과 실천은 더 이상 일부 전문가만의 영역이 아닙니다. 사회복지, 교육, 상담, 보육 등 다양한 현장에서 정신건강은 핵심 역량으로 요구되고 있으며, 이는 정신건강이 개인의 삶은 물론 공동체의 안녕을 좌우하는 중요한 요소임을 보여 줍니다.

이에 저자들은 이번 개정판을 통해 단순한 이론 전달을 넘어서, 독자들이 정신건강을 개인적 · 사회적 맥락에서 총체적으로 이해하고 실제 상황에 적용할 수 있도록 전면적으로 내용을 보강하고 재구성하였습니다.

이번 개정판의 주요 특징은 다음과 같습니다.

첫째, 최근 정신건강 관련 사회 이슈를 중심으로, 실제 교육 및 실천 현장에서 적용 가능하도록 내용을 보완하였으며, 이를 반영한 최신 통계 자료 및 학습 자료를 반영하였습니다.

둘째, 정신질환에 대한 사회적 인식과 낙인 문제를 심층적으로 다루기 위해 정신건강전문요원에 대한 정보를 추가하고 정신건강 서비스의 교육적·실천적 접근 전략을 구체화했습니다.

셋째, 각 장의 서술을 명확히 다듬었으며, 대학생 독자들에게 실질적으로 도움이 되는 읽기 자료와 시청각 자료를 최신 자료로 교체하여 학습의 효과성을 높였습니다.

본서는 정신건강에 대한 기초적 이해부터 실제 사례에 이르기까지 폭넓은 내용을 담고 있으며, 사회복지학, 유아교육, 보육, 심리상담 등 관련 전공자들에게 현장 중심의 맞춤형 교재로 유용하게 활용될 수 있도록 구성하였습니다. 대학 강의실뿐만 아니라 교육·상담·복지 실천 현장에서도 정신건강 문제에 대한 예방과 개입을 위한 실질적인 길잡이가 되기를 바랍니다.

물론, 여전히 부족한 점이 있고 모든 내용을 완전하게 담아내는 데는 한계도 있습니다. 그럼에도 저자들은 현실의 변화와 독자들의 소중한 피드백을 바탕으로 본서를 지속적으로 개선해 나갈 것입니다. 이번 개정판이 정신건강에 대한 이해를 넓히고 실천을 촉진하는 데 유용한 자원이 되기를 진심으로 기대합니다.

끝으로 개정 작업에 함께 고민하고 협력해 주신 출판사 임직원께 깊이 감사드리며, 무엇보다 꾸준히 이 책을 읽고 소중한 조언을 아끼지 않은 모든 독자 여러분께 진심으로 감사의 마음을 전합니다.

2025년 6월

저자 일동

차 례

CHAPTER 11 성, 사랑, 결혼 • 269

CHAPTER 12 건강한 인간관계 • 289

CHAPTER

01 정신건강의 기초

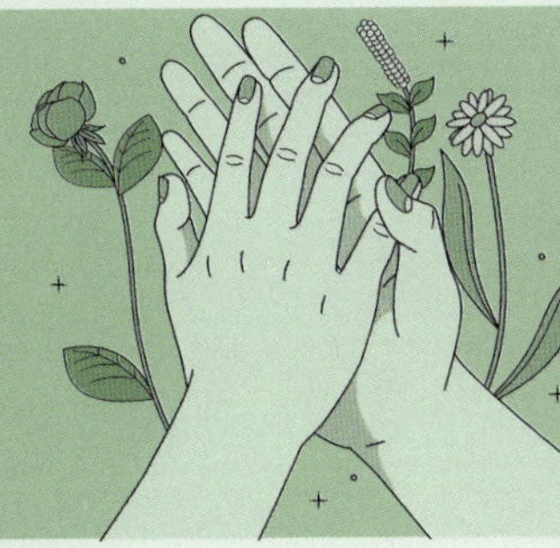

정신건강(mental health)이라는 용어는 과거에는 정신병리학적 측면에서 정신 질환의 유무를 확인하기 위하여 사용되었던 것으로 정신보건이나 정신위생이라는 용어와 함께 사용되었다. 그러나 현재는 개인의 신체, 정신, 사회 등의 다각적인 측면을 고려하여 최적의 적응에 필요한 정신건강에 대한 이론적 지식이나 실천적 방법을 총칭하는 개념으로서 많이 사용되고 있다.

이 장에서는 정신건강에 대한 개념 및 역사적 배경, 그리고 정신건강의 중요성을 기술하고, 정신건강에 대한 규준이 무엇인지 확인하며, 정신건강에 대한 학자들의 견해를 정리하였다.

01 정신건강의 이해

정신건강이라는 의미는 인간이 본질적으로 가지고 있는 고유의 특성과 개인의 생활 조건이 각기 다르기 때문에 많은 학자들에 의하여 다양하게 주장되어 왔다. 이 절에서는 정신건강의 개념 및 의미와 역사적 배경 등을 설명하고 있다.

1) 정신건강의 개념

정신건강이라는 개념은 '정신'과 '건강'의 합성어로서 각각의 개념을 분리하여 살펴볼 필요가 있다. 먼저 '정신'이란 사고나 감정을 다스리고 행동을 지배하는 마음의 세계라고 보고 있다. 이는 정신과 마음을 동일하게 보고 있다는 것으로, 흔히 '정신이 나가다', '정신 빠지다', 혹은 '마음이 엉뚱한 데 가 있다' 등으로 표현되고 있다. 다시 말하면 정신은 겉으로 드러나는 육체와는 달리 인간의 내면적인 것으로서 합리적으로 사고하고 지각하며 기억하는 능력뿐 아니라 대인관계에서 나타나는 모든 정서적인 작용을 통틀어 말한다(박선환 외, 2003).

'건강'이란 의미는 한자어인 '건강(健康)'과 영어인 'health'라는 단어로 설명할 수 있다. 먼저 한자어의 '건강(健康)'은 굳셀 '건'자와 편안할, 즐거운, 화해할 '강'자로 "몸이 굳세고 마음이 편안한" 상태를 의미한다. 서양에서 건강(health)이란 단어는 'hal'이라는 고어에서 유래된 것으로, 어원의 의미를 따져보면, '건강상태가 완전하고 양호하며 굳세다'는 뜻을 가지고 있다(김이영 외, 2013). 따라서 건강이란 단순히 신체적인 건강만을 의미하는 것이 아니라 몸과 마음이 함께 건강해야 한다는 의미를 내포하고 있는 것이다.

세계보건기구(WHO)헌장에 의하면, 건강의 정의는 "신체적, 정신적, 사회적인 완전한 안녕의 상태를 의미하며, 단순히 질병이나 장애가 없는 상태가 아니다." 라고 정의하였는데 이는 곧 '개인이 자신의 능력을 자각하고 삶에서 일어나는 보통의 스트레스에 적응하여 생산적으로 일할 수 있음으로써 지역사회에 기여할 수 있는 건강한 웰빙(well-being)의 상태'를 의미한다(WHO, 2004). 따라서 정신건강은 개인이 사회생활과 밀접한 관계를 맺고 있기 때문에 개인의 안녕을 포함하여 지역사회에서 효과적으로 기능할 수 있는 사회적인 건강이 추가되고 있다는 추세로 변화되고 있다는 것을 알 수 있다.

미국정신위생위원회(National Committee for Mental Hygiene)에 의하면, '정신건강이란 사람이 환경을 바람직하게 조성하고 잘 적응하여 만족과 성공, 행복을 누릴 수 있는 능력을 말하며, 이는 곧 개인적, 사회적 적응을 포함하고, 어떠한 환경에도 대처해 나갈 수 있는 건전하고(wholesome), 균형적이고(balanced), 통합된(integrated), 인성(personality)'으로 정의내리고 있다(이영호, 2010 재인용).

한편, 정신건강에 대한 적극적·소극적 측면과 긍정적 혹은 부정적 측면에 따라 정신건강에 대한 설명이 가능하다. 먼저, 정신건강에 대한 적극적 측면은 정신적으로 건강한 상태를 유지하거나 증진하는 것을 의미하는 반면, 소극적 측면은 정신적으로 건강하지 못한 상태로서 치료적 차원을 의미한다. 즉, 적극적 활동은 주로 정신적 적응을 증진하고 정신적 이상을 예방하는 각종 활동을 말하는 것으로 자기표현에 있어서 자발적이고 창의적인 능력이 발휘되도록 기회를 제공하며, 여가나 레저를 효율적으로 사용하도록 도움을 주는 등 다각도로 정신건강 증진을 위한 기회를 마련해 주는 것이라 할 수 있다. 이러한 적극적 활동을 통해 가정, 학교, 사회구성원은 정신건강문제에 대하여 올바른 이해와 자세를 갖도록 지도받을 수 있다. 따라서 적극적 의미의 정신건강은 개인이 최선의 기능을 발휘하는 하나의 이상적 상태라고 할 수 있다. 반면, 소극적 측면에서의 정신건강은 치료, 의학적인 입장이 강한 측면으로서 정신질환의 증상을 파악하고 인식시켜 주며, 초기에 환자를 발견하여 치료할 수 있도록 각종 정보를 제공해 주어 정신질환을 감소시키려는 임상적 활동이 주를 이룬다. 따라서 소극적 의미의 정신건강은 병에 걸리지 않는다든가, 병에서 회복되기 위해 도움을 주는 측면이라고 말할 수 있다.

다음으로는 긍정적 혹은 부정적 측면에서의 정신건강에 관한 것이다(Bryant & veroff, 1984; Veit & Ware, 1983). 긍정적 정신건강은 심리적 안정 상태를 의미하고 보편적으로 긍정적 정서를 공유하고 정서적 유대관계에서 비롯되는 것을 말한다. 정신적으로 건강한 사람은 상황을 정확하게 파악하며 환경에 대한 적응력이 높고, 긍정적이며, 자신의 삶 전반에 걸쳐서 원만한 인간관계를 유지하며, 다양한 정보를 수집하고 중요한 의사결정이나 스트레스의 대안에 그것을 활용하는 능력이 있다.

반면, 부정적 정신건강은 불안, 우울, 및 정서적 통제 상실 등으로 인하여 심리적 스트레스 수준이 높으며, 심리적 손상이 많으므로 인해 정신건강에 적신호를 가져올 수 있다. 환경과 상황에 대해 부적응이 심하며 감정 및 정서에 대한 절제나 통제가 어려워 대인관계에 어려움을 초래하며, 일상생활에 노이로제나 신경증, 심하면 정신증으로까지 발전할 수 있다.

이와 같이 정신건강에 대한 정의들은 정신건강을 어떠한 입장에서 보느냐에 따라 달라지므로 신체, 정신, 사회적 요소를 고려하여 인간경험의 모든 측면을 포함시킬 필요가 있다. 통합적으로 정리하면, 정신건강이란 정신질환에 걸리지 않은 상태만을 의미하는 것이 아니라 마음이 건강한 상태, 즉 생각과 감정 그리고 행동이 건강하고 건실한 상태를 포괄하는 의미의 정신적 안녕과 함께 사회적 · 도덕적으로 성숙한 안녕의 상태를 모두 내포하고 있다.

2) 정신건강에 대한 역사적 배경

정신건강문제가 과학적으로 연구되기까지는 역사가 그렇게 오래되지 않았다. 고대에서부터 중세에 이르기까지 정신장애에 대한 미신이 강하게 자리 잡아 이를 악마나 귀신의 장난, 또는 신의 저주라고 여겨 가혹한 행위가 이루어졌으며, 심지어 정신장애인은 악마를 숭배하는 배교자라 하여 종교재판에 의해 화형에 처해지기도 하였다. 정신장애에 대한 치료방법으로도 초월적인 힘을 빌려서 굿, 주문, 부적, 귀신 쫓기, 황홀 상태의 유도 등과 같은 마술적 치료 내지는 종교적 의식으로 이루어졌다. 18세기 말 이전까지 전문 의학 분야로서 정신과라는 것은 아예 존재하지 않았지만 정신건강에 대한 역사적 배경을 추적하기 위해서는 정신의학의 역사를 통해서 가능하다.

18세기 초까지 정신질환은 하느님으로부터 버림을 받았다거나 악마의 홀림과 같이 초자연적인 원인에 기인한다는 믿음을 가지고 있어 그들에 대한 잔혹한 행위가 인정되고 있었는데 정신질환자에 대한 대우가 개선된 대표적인 사건은 프

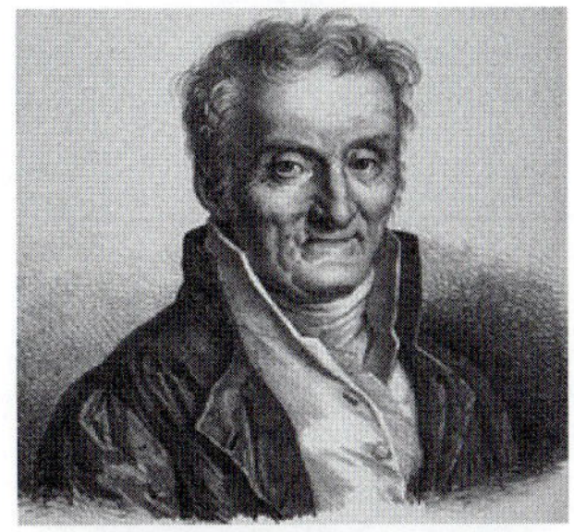

파이넬
(Philippe Pinel: 1745~1826)
정신의학의 창시자

랑스 혁명 이후 파이넬(Philippe Pinel)이 환자를 치료하기 시작하면서부터이다. 1793년 프랑스의 정부는 파이넬에게 비세트르 호스피스의 운영을 맡기게 되는데, 그곳에서 그는 정신질환자들을 묶어 놓은 쇠사슬을 풀어주고 자유롭게 산책하게 하고 정신장애인들의 환경을 개선해 주고, 환자들과 친밀했으며, 따뜻한 목욕으로 환자들을 안정시켰으며, 환자들은 부지런하고 규칙적으로 생활하도록 도와주었다. 결과적으로 정신질환의 치유 가능성을 확인하고 인도주의적 돌봄이라는 계몽사상과 인본주의 영향으로 정신장애에 대한 과학적인 연구가 시작되었다(최보문, 1997).

19세기 후반에 이르러서는 정신장애에 대한 과학적 이해가 급격히 발전하면서 임상 및 병리학적 방법이 모든 질병연구에 있어서 주류가 되었다. 여러 정신장애에 대한 증상, 경과, 예후, 병리적 소견 등의 관점에서 연구하고 분류하여 '기술적 정신의학'이라는 병명을 붙였으며, 지금도 정신의학 영역에서 통용되고 있다. 특히 정신분석학은 정신장애에 대한 과학적 연구와 심리학 분야의 발전에 크게 공헌하였다. 지그문트 프로이트가 정신분석이론을 주장하면서 정신장애가 심리적 원인에 의해서 발생할 수 있다는 심리적 원인론이 급격하게 발전하기 시작했다(권석만, 2014). 프로이트 이외에 융, 아들러, 허니, 에릭슨 등이 대표학자들로서 이들에 의하면, 생후 초기의 경험과 부모의 양육방법, 그리고 가정 및 사회 환경의 요소가 정신장애 발병과 밀접한 인과관계를 갖는다고 설명한다.

한편, 20세기에 들어서면서부터는 정신건강과 정신의학에 대한 연구가 광범위하게 발전하였으며, 자연과학과 의학적 접근에 대한 최고의 시기가 되었다. 미국에서는 엄격한 과학적 방법에 근거한 행동주의 심리학이 발전하였다. 즉, 행동주의 심리학은 파블로브의 고전적 조건형성을 시작으로 스키너의 조작적 조건형성 이론을 통한 학습이론 등이 발전하였고, 학습의 원리를 치료에 이용하는 임

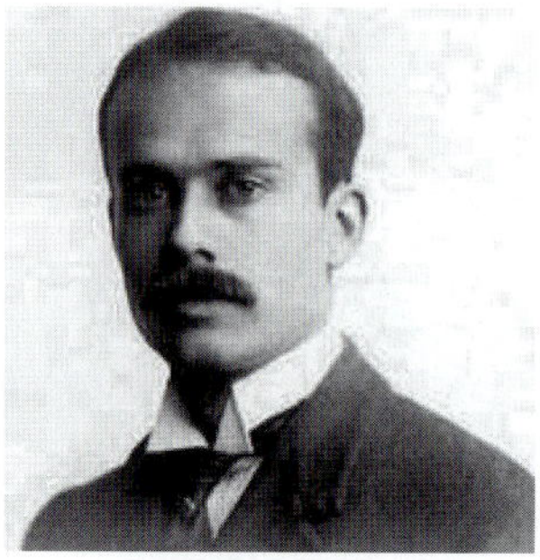
클리포드 비어스
(Clifford Beers, 1876~1943)

상적인 응용을 한 왓슨에 의해서도 행동치료라는 새로운 심리적 치료방법이 제시되었다. 이러한 역사적 배경은 20세기에 이르러 정신건강 운동의 모체가 되었으며, 특히 미국정신위생 운동의 선구자인 클리포드 비어스(Clifford Beers, 1876~1943)는 자신의 정신질환의 투병 경험을 소개하고 정신병원의 문제점을 지적하면서 개선방안을 제시한 「다시 찾은 내 마음(A Mind that Found Itself, 1913)」이라는 저서를 출간함으로써 정신위생 운동 발전의 기폭제가 되었다. 결과적으로 미국에서 최초로 정신질환자를 입원시키지 않고 병원을 오가며 진단 및 치료하는 형태의 '클리포드 비어스 클리닉'을 개원하여 운영하였다(Cohen, 1983).

이후 비어스의 주장이 호응을 얻게 되면서 정신병원의 열악한 환경조건들이 개선되었으며, 1950년대 제2차 세계대전을 경험한 정신과 의사들 사이에서는 정신장애인들을 지역사회와 멀리 떨어진 정신병원에 입원시키기보다는 삶의 토대인 지역사회에서 치료를 해야 하고, 장기입원보다는 단기치료 후 곧 사회로 복귀시키는 것이 보다 적절하다는 생각을 하게 되었다. 종전 후부터는 정신건강운동이 정신장애의 치료와 예방을 위해 발전하기 시작했으며, 오늘날에는 환경에 적절하게 적응하지 못하는 사람뿐만 아니라 건강한 사람을 위한 정신건강에도 관심을 두고 있으면서 미국에서는 정신위생협회가 탄생되고 정신의학회 결성에 기초를 마련하였다. 1948년 국민정신건강법이 제정되었고, 그 후 1963년 J. F. 케네디의 정신보건법이 공포되어 지역사회가 공동책임과 예방 · 치료 · 사회복귀를 위해서 노력하고 있는 실정이다.

우리나라에서도 국민의 정신건강 증진을 위하여 1995년 12월 30일 「정신보건법」이 제정되었으며, 2017년 5월 30일 「정신건강복지법」으로 개정되었다. 「정신건강복지법」은 정신질환의 예방과 치료, 정신질환자의 재활 · 복지 · 권리 보장과 정신건강 친화적인 환경 조성에 관하여 필요한 사항을 규정함으로써 국민의 정신질환 증진에 이바지함을 목적으로 하고 있으며, 국민의 정신질환을 위하여 국가 및 지방자치단체, 그리고 정신건강시설 및 정신요양시설의 설치·운영 등에 대해 상세히 규정하고 있다.

02 정신건강의 규준

정신건강이란 심리적, 신체적, 사회적, 도덕적 측면에서의 올바른 조화와 균형을 유지하고 있는 것이라고 볼 때, 이들 간의 조화와 균형이 깨어진 상태는 곧 건강하지 못한 상태라고 볼 수 있다. 정신건강의학과에서 말하는 '정상'은 무엇일까? 세계보건기구(WHO, 2004)는 정상성을 '신체적, 심리적, 사회적으로 완전히 잘 지내는 상태(state of well-being)'라고 정의한다. 정신건강의학과적 관점에서 정상이란 '한 사람의 행동이나 성격적 특성이 전형적이거나 적절한 표준에서 벗어나지 않아서 받아들일 만한 수준'이라고 말한다.

정상과 이상에 대한 논란은 그칠 줄을 모르지만 이것은 절대적인 개념이 아니다. 시대와 문화에 따라 다르고 또한 개인의 가치관에 따라 변동한다. 정상이란 완전무결한 것을 말하지는 않는다. 정신과에서 병식이라고 하는 것, 즉 자기의 어떤 점이 그릇된 것인가를 깨닫는 능력, 그것이 얼마큼 있는가 하는 것에 정상인의 유일한 절대적 기준이 있다(이부영, 2014). 반면, 이상심리 상태 또는 정신장애 상태인 심리장애는 다양한 양상으로 나타나므로 이를 한마디로 정의하기가 어렵다. 다만 누구나 합의할 수 있는 객관적이고 타당한 정의가 필요할 것인데, 이에는 정신건강에 대한 기준을 적용할 수 있을 것이다.

정신건강의 규준은 학자마다 약간씩 다르게 설명하는데, 예를 들면, 권석만(2014)은 적응 기능의 저하와 손상, 주관적 불편감과 고통, 문화적 규범의 일탈, 통계적 평균의 일탈 등으로 설명하고 있다. 그리고 김해금(2011) 등은 가치적, 통계적, 개인적, 유형학적 규준으로 분류하고, 이영실 외(2012), 전석균(2013) 등은 정상과 이상, 정상과 비정상으로, 장선철(2011)의 경우, 통계적, 임상적, 사회문화적 관점 등으로 구분하여 설명하고 있다. 이 절에서는 학자들의 관점을 통합하여 발달적, 통계적, 사회문화적, 임상적 규준인 네 가지로 설명하고자 한다.

1) 발달적 규준

발달(development)이란 신체적, 인지적, 사회 · 정서적, 성격적 측면에서 양적 · 질적으로 심화되는 전 과정을 말하며(정옥분, 2004), 규준은 특정 연령집단을 대표하는 전형적인 행동 양상 및 수행수준을 파악할 수 있는 기준이라 할 수 있다. 발달의 전 과정에서 발달이 가속화되는지, 지연이나 저하되는지를 파악하기 위해서는 규준이 필요하며, 이 규준은 개인 간 비교뿐만 아니라 개인 내 비교도 가능하도록 해 준다(송길연 외, 2000).

따라서 발달적 규준을 통해 개인의 정상발달이 얼마나 일탈하였는지를 파악하는 것이 가능하며, 발달의 정상적 경로를 기술하고 정상적 경로부터의 유의미한 일탈을 설명할 수 있게 된다. 예를 들면, 아동이 발달하는 과정에서 늦는 것인지 아니면 뚜렷하게 발달상 지연되는 것이 무엇인지를 설명해야 한다. 그 예로, 4세 아이가 곱셈을 못 하는 것은 당연하지만, 10세가 되어도 구구단을 못 외우면 문제가 있다고 판단한다. 연령별로 기대하는 일을 잘 해내면 정상으로 보고, 제대로 하지 못한다면 비정상으로 본다. 인지, 사회, 행동상에 아무런 문제가 없는데 말을 하지 못한다면 발달상 늦된 아동이지만 말을 하지 못하면서 인지, 사회, 행동에 문제가 있다면 발달상 결손이 있음을 의미한다.

정상성을 판정하는 데는 시간적인 흐름 속에서 사회에서 기대하는 과정대로 잘 발달해 가는지를 살펴보는 것도 매우 중요하다. 예를 들면, 나이가 들면서 기억력이나 판단력이 나빠지는 것은 정상적인 노화 과정이지만, 나이에 비해 빨리 노화가 진행되어 이로 인해 일상적인 활동에 지장을 초래해서 옷을 제대로 챙겨 입지 못하거나 길을 잃어 혼자서 집으로 돌아오지 못하는 일 등이 벌어진다면 '치매'라는 병적인 상황으로 볼 수 있다. 한편, 90세의 어르신의 경우, 손자들의 이름을 잘 기억하지 못하지만 여전히 자기 관리를 잘하고 약간의 도움을 받아 식사나 목욕 등을 할 수 있다면 정상이라고 평가한다.

결론적으로 발달상에 문제의 원인을 찾는 방법으로는 정상적 발달과 병리적 발달에 관한 구체적인 경로가 설명되어야 한다. 발달병리를 밝혀내는 것은 발달상 정신병리의 구조를 파악할 수 있고 치료방안을 모색하는 데 중요한 기반이 된다.

2) 통계적 규준

통계적 규준은 표준편차 이내에 있을 때가 가장 정상적이며, 편차의 크고 작음에 따라 이상, 또는 비정상이라고 설명할 수 있는 것을 말한다. 정상분포 곡선에 의하면 인간의 어떤 행동 특징들을 수량화했을 때 대부분은 평균치를 중심으로 좌우가 대칭이며, 평균치에는 가장 잦은 빈도를 보이고, 평균에서 양방향으로 멀어질수록 그 빈도가 줄어드는 분포를 보인다.

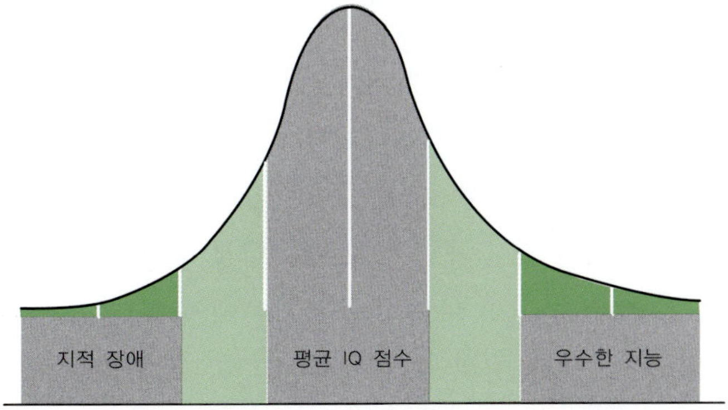

[그림 1-1] 통계적 기준에 의해 판정되는 지적장애

출처: 권석만(2014).

통계적 규준은 지능이나 신장, 체중, 또는 학업성적 등을 측정할 수 있는데 그중 가장 대표적인 규준은 지능지수의 측정이다(권석만, 2014). 지능지수는 생물학적 연령을 분모로 했을 때 그 연령에 기대되는 지적능력을 백분율로 표시한 것이다. 값이 70~130 사이에 있다면 정상(약 68%)으로 보고, 70 이하로 떨어졌을 때에는 비정상, 즉 '정신 지체'로 판정하며 약 16%의 분포도를 보인다. 지능지수의 정규 분포 곡선이 중앙값인 100을 중심으로 양쪽에 균등하게 분포되어 있다면 이상적인 모델이다.

성격적인 측면에서도 평균을 중심으로 정상 여부를 판단할 수 있다. 지나치게 강박적인 성격에 의해 사회생활이나 인간관계에 어려움을 갖고 있는 사람들의 경우, 자신이 늘 하던 대로 일을 진행하지 않으면 다음으로 넘어갈 수 없고, 스트레스를 받는다. 다른 사람들에게까지 자신의 방식을 강요해 자신도 힘들고 주변 사람들도 힘들어진다. 이런 경우를 '강박적 성격장애'가 있다고 말한다. 적당한 수준이라면 항상 깔끔하고 약속을 잘 지키는 사람으로 평가받지만, 이렇듯 평균에서 지나치게 벗어나면 비정상이 된다.

통계적 규준에 의한 분류에서는 명백한 요인의 측정이 가능할 때는 신뢰성이 있고 유용한 방법이지만, 정신과 관련된 정신적 · 사회적 · 도덕적 건강요인에 대해서는 너무 복잡해서 정상분포 곡선에 의거한 수치 등을 측정하기에는 한계가 있다.

3) 사회문화적 규준

사회문화적 규준이라는 것은 개인적 가치와 더불어 그 사회가 지향하는 규범, 질서, 규칙이나 사회적 신념 및 도덕적 가치기준에 따라 평가되는 지침을 말한다. 인간은 사회 안에서 생활하며 각자 고유한 문화를 가지고 그 문화가 요구하는 규범이나 질서에 부합하며 살아간다. 이때 어떤 행동은 사회문화적 범주 내에서 수용되거나 용인되는 반면, 어떤 행동은 일탈로 간주되기도 한다(장선철, 2011). 따라서 바람직한 정상 행동은 사회적으로 가치 있고, 도덕적으로 수용되나 비상식적이고 불건전한 태도, 비도덕적인 행동 등은 이상한 것으로 간주하는 것이 사회문화적 규준에 의한 것이다.

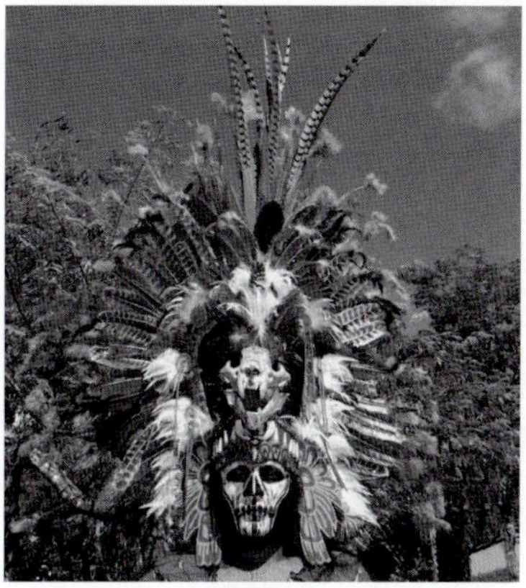

[그림 1-2] 원주민들의 특이한 모습

사회문화적 규준에 따르면, 어느 사회문화권에서는 지극히 정상적이고 가치 있는 행동규범으로 받아들여지는 행동이 다른 사회나 문화권에서는 이상한 행동으로 간주되어지는 경우도 있다. 예를 들어, MBC에서 방영한 '아마존의 눈물'이라는 프로그램에 의하면, 지구상의 최대 열대우림에 사는 원주민들의 모습은 특이하다. 입 안에 구멍을 뚫어 모두들 기다란 막대를 착용하고 있는 것이 이들만의 문화이며 관습이다. 이 기다란 장신구는 미의 상징이기도 하여 예쁘게 잘 다듬어서 매번 새롭게 만들어 정기적으로 바꾸어 주어야 한다. 언제부터, 왜 착용했는지도 모르면서 전통적으로 이어져 오고 있다고 한다. 사회문화적 차이와 유사점을 이해하지 못하면 정신질환이나 증상을 해석하는 방식에도 영향을 줄 수도 있다.

4) 임상적 규준

임상적 규준은 평상시와 다른 점을 임상적 측면에서 발견하려고 할 때 사용된다. 즉, 병원에 가서 혈압이나 여러 검사 등을 통해서 임상적으로 잘 드러나는 증상들을 진단하게 되는데 이럴 때 발견되는 이상이 있거나 없을 경우, '이상한 상태', 혹은 '건강한 상태' 등으로 규정하는 것을 임상적 규준이라고 말한다.

현재 임상심리학자나 정신의학자에 의해 심리평가나 정신의학적 진단 등을 위해 사용되는 정신장애 분류체계는 DSM-5와 ICD-10이다. 먼저 정신장애의 진단 및 통계 편람(Diagnostic and Statistical Manual Disorders)은 1952년 미국정신의학회에서 처음으로 발행한 이후, 여러 차례 개정 과정을 거쳐 2013년에 DSM-5 개정판이 발행되었다. 그리고 9년 만에 이루어진 DSM-5-TR(APA, 2022)은 기존의 진단 기준을 수정하고 최신 연구 결과를 반영하여 정신질환의 분류와 진단에 대한 명확성을 높였다. 세계보건기구에서 발간한 세계질병분류는 1992년에 ICD-10이 발간된 이후 ICD-11(Zin & Strosberg, 2021)이 2019년 5월 WHO에서 승인되어 2022년부터 전 세계적으로 공식적으로 적용되기 시작했다. 정신적인 문제와 관련되어 있을 경우에는 그 원인이 뚜렷이 나타나는 경우도 있지만 병인이 불명확할 수도 있으며, 병인이 동일하다 할지라도 증상은 다르게 나타날 수도 있는데 일련의 이러한 정신장애 분류 지침 등은 이상행동에 대해 객관적이고 논리적인 기준으로 공통된 용어를 사용하며 여러 기준들을 동시에 고려할 수 있는 장점이 있다.

임상적 규준에 따른 절차에 의하면, 우선 심리검사인 문진을 통해서 그 사람의 과거의 생활사, 성격, 그리고 가족환경 등을 알아보게 된다. 기본적인 진찰을 한 다음에는 여러 가지 임상 심리검사 및 뇌 기능 이상 여부 등의 검사 등을 다각도로 하게 된 이후 비로소 이상 여부를 진단하게 되는 것이다.

03 정신건강에 대한 견해

정신건강에 대한 규준은 개인적 가치 또는 사회문화적 특성에 따라 다르게 설명될 수 있는 것처럼 정신건강에 대한 견해도 여러 학자들에 따라 다르게 설명될 수 있다.

1) 프로이트의 견해

프로이트(Sigmund Freud, 1896 ~ 1939)에 의하면 건강하고 성숙한 성격은 원초아, 자아, 초자아의 세 영역이 잘 통합되어 어느 한쪽으로도 치우치지 않으며, 서로 조화를 이룰 때 안정된 인성을 유지하고 다양한 삶의 상황에 적절히 대응하며 살아갈 수 있다고 본다. 심리성적 발달(psychosexual development)이론에 따르면 단계마다 해결해야 할 독특한 갈등을 가지고 있는데 이러한 갈등을 해결하지 못하고 다음 단계로 넘어갔을 때 심리적으로 이전 단계에 머무르고자 하는 고착 현상이 일어난다. 이러한 고착은 결과적으로 심각한 갈등이나 문제 상황에 직면하였을 때 퇴행이라는 기제를 통해 미성숙하게 대처하는 패턴이 나타남으로 인해 심각해지면 성격이상으로 발전할 가능성이 있다고 보았다. 결론적으로 프로이트(Freud)에 의하면, 정신적으로 건강한 사람은 심리성적 발달단계와 관련지어 본능과 현실을 잘 구분하고 조화와 적응을 이루며 욕구와 갈등을 적절히 해결할 수 있는 사람이라고 보았다.

2) 아들러의 견해

아들러(Alfred Adler, 1870~1937)는 프로이트의 추종자였지만 결국 그의 곁을 떠나 개인심리학을 창시한 학자로서 '열등감'과 '우월성 추구'라는 주요개념을 강조하였다. 아들러에 의하면 인간은 누구나 어떤 측면에서 열등감을 경험하는 것으로, '열등감'은 원래 좋은 것도 나쁜 것도 아니지만 개인 각자가 자기완성을 위해 자신이 느끼는 열등감을 극복해야 한다고 보았다. 긍정적 삶과 자기완성을 위해서 열등감이 필수요인이라고 주장한 바대로, 열등감을 지배하는 사람은 심리적으로 건강한 사람이며, 반대로 열등감의 노예가 된다면 결국 열등감 콤플렉스에 빠지게 되어 심리적으로 건강하지 못한 사람이 된다. '우월성 추구'는 열등감에 대한 보상의 노력으로 이루어진 결과와 연결되지만 단지 열등감을 극복한다는 소극적인 입장을 넘어서 더 적극적으로 발전하고 완성으로 나아가는 것이라고 보았다.

또한 아들러에 의하면 우리가 궁극적으로 추구하는 이상적인 인간관은 총체적 존재(whole being), 사회적 존재(social being), 창조적 존재(creative being), 주관적 존재(subjective being) 등 네 가지 유형의 인간관을 주장하였다. 이 네 가지 인간관을 토대로 정신건강 측면에서 살펴본 건강한 사람이라고 한다면, 개인은 더 이상 분류나 분리, 분할할 수 없는 그 자체로서 완전한 전체이며(총체적 존재), 선천적으로 사회적 관심을 두고 태어나 다른 사람을 이해하고 공감하며 협동하고(사회적 존재), 창조력을 통해 많은 도전과 운명을 개척해 나갈 수 있으며(창조적 존재), 주관적으로 계획하고 목표한 세계 속에서 적응해 나가는 존재(주관적 존재)라고 볼 수 있다.

3) 융의 견해

융(Carl Gustav Jung, 1875~1961)은 정신분석이론의 추종자였으나 훗날 분리하여 분석심리학을 체계화한 학자이다. 융에 의하면, 인간의 성격은 자아, 개인무의식, 집단무의식으로 구성되어 있다고 보았다. 자아는 의식적인 모든 감정, 생각, 기억, 감각의 총체를 말하고, 개인무의식은 나의 마음속에 존재하지만 내 스스로 인식하거나 기억하지 못하는 영역의 정신을 의미한다. 그리고 집단무의식은 모든 문화권에서 공통적으로 나타나는 상징을 의미하고, 인류가 진화하면서 공통적으로 경험한 진화의 역사를 담고 있다. 특히 융에 의하면, 이 집단무의식 속에 담긴 인류가 공유하는 경험과 개념을 원형(archetype)이라고 불렀으며, 페르소나, 아니마와 아니무스, 그림자 등으로 설명하고 있다. 이 외에도 융의 정신구조에 의하면, '나'를 '자기(self)'와 '자아(ego)'로 나누어 설명하는데 심신이 건강한 사람의 최종단계는 자아실현의 단계로서 '자기'는 의식과 무의식이 온전하게 통합된 것으로 설명한다. 무의식에 대한 융의 관점에 의하면, 억압 때문에 분출하지 못하는 무의식을 부정적인 요소로 인식한 프로이트와 달리 융은 무의식이 인간의 근원적인 생명력이기 때문에 인간의 행동에 창조적이고 긍정적인 동기로 작용할 수 있다고 보았다. 그러므로 심신이 건강하기 위해서는 이 무의식을 억압할 것이 아니라 자기 내면에 담긴 무의식들을 올바로 인식하고 그것들 간의 조화와 통합이 이루어져야 한다고 보았다. 이는 곧 개성화 과정을 촉진시키는 것을 목표로 삼는데, 이 개성화는 인생 전반기에 분화를 통해 이루어지고, 인생 후반기에는 통합을 통해 달성되어 결국 무의식적인 자기와의 분화와 통합과정을 통해 완전한 성격발달이 이루어지는 것으로 보았다.

4) 설리반의 견해

설리반(Harry Stack Sullivan, 1892~1949)은 미국의 정신과 의사이면서 1920년대 정신분열 환자에 관한 연구로부터 대인관계 정신분석을 발전시킨 학자이다. 그에 의하면, 인간은 기본적인 대인관계적 욕구에 의해 발달과정을 겪으며 이 과정 중에 정상적인 발달을 저지하고 방해하는 요소들에 의해 정신병리가 형성된다는 관점을 제시하였다.

설리반은 대인관계의 중요성을 강조하면서 '편안함'은 건강한 대인관계를 성공적으로 이끄는 요소가 되는 반면, '불안'은 타인들과의 단기적 혹은 장기적으로 건강하지 못한 대인관계를 유지할 때 야기된다. 불안이 크면 현실과의 접촉이 잘 이루어지지 않게 되고, 이에 따라 자신이 경험하는 것들을 제대로 조직화하지 못하면 정신건강에 이룹지 못하게 된다. 이때 불안으로부터 자신을 보호하고 정서적 안정감을 얻기 위해 사용하는 안전작동기제가 발동하게 되는데 이를 '자아보호체계'라고 한다. 자아보호체계란 정서적 괴로움으로부터 자신을 보호하고, 보다 정서적인 안락함을 추구하기 위해 개인이 대인관계에서 습관적으로 사용하는 자신만의 독특한 전략을 말한다.

자아체계는 불안한 유아기로부터 형성되기 시작하는데, 이때는 부모의 명령이나 요구에 순응하면 처벌이나 비난을 면할 수 있기 때문에 순응을 위한 자아체계를 형성하게 된다. 그렇지만 부모의 명령이나 요구에 무조건적으로 따르는 이러한 순응은 불안을 감소시키는 데 도움을 줄지언정 진정한 자아의 발달을 저해하게 된다. 그래서 개인의 자아체계와 진정한 자아와의 격차가 커질수록 정신분열적인 사태가 유발될 수 있다고 설리반은 주장하였다.

결과적으로 설리반이 주장하는 이러한 불안은 개인의 자기가치감과 자신감 및 유능감을 위협하여 자아존중감을 손상시키게 된다. 따라서 대인관계는 정상적 인간발달에 있어서 필수적 구성요소이며, 파괴적인 대인관계와 불안 등을 유발하는 징후들은 미성숙이나 일탈, 그리고 정신병리로 발전할 수 있다고 보았다.

5) 매슬로우의 견해

매슬로우(Abraham Maslow, 1908~1970)에 의하면, 모든 인간은 선천적으로 자아실현에 대한 동기나 욕구가 있고, 삶은 보편적이고 선천적인 욕구에 의해 움직이며, 이러한 동기는 강한 것으로부터 약한 것으로의 위계가 있다고 주장한다. 매슬로우가 주장하는 다섯 가지 욕구에는 생리적인 욕구, 안전에 대한 욕구, 소속감과 사랑에 대한 욕구, 자존감에 대한 욕구, 그리고 자아실현에 대한 욕구가 있다고 설명한다. 다음 단계의 욕구를 충족하기 위해서는 전 단계의 욕구가 완전히 충족되어야 하는 것이다.

최종 단계인 자아실현의 욕구를 달성하는 것이 최고의 가치라고 본다면, 자아를 실현하기 위해서는 많은 전제조건이 선행되어야 한다. 즉, 욕구위계에서 하위에 있는 생리적 및 안전의 욕구에 집착해서는 안 되고, 사회와 자기 자신의 구속으로부터 자유로워야 하며, 가족 및 타인들과 친밀감을 느끼고, 타인과 사랑을 주고받을 수 있어야 한다. 무엇보다 자신의 강점과 약점, 선악에 대한 현실적 지식을 갖춤으로써 자존감을 향상시키게 된다면 결과적으로 이상적인 자아실현의 단계를 구축하게 된다.

자아실현이란 잠재능력과 소질을 최대한 발휘하는 것으로, 이를 위해서는 적절한 현실 지각력을 가지고 사물을 있는 그대로 받아들이고, 자율성이 강하고 자발적이고 문제 중심적이며, 사회적 공감성을 갖고 사람들과 밀접한 관계를 맺는 특성을 갖는다. 따라서 자아실현의 욕구를 달성하기 위하여 최선의 노력을 기울이는 사람은 정신건강과 관련하여 양호한 상태를 유지하고 있다고 보는 것이다.

04 정신건강에 영향을 미치는 요인

정신건강에 영향을 미치는 요인은 매우 다양하고 개인적이지만 또한 서로 상호연관성을 가지고 작용하므로 정신건강에 직·간접적으로 영향을 미치는 다양한 인과관계를 설명하기는 쉽지 않다. 다만 여기에서는 독립적으로 유전적, 심리적, 사회문화적 요인으로 나누어 설명해 볼 수 있다.

1) 유전적 요인

정신건강과 유전은 매우 밀접한 관계가 있을 것이라고 믿거나 실제로 상관관계가 있다고 밝혀진 연구들도 있다. 정신분열증과 혈연관계 및 비혈연 관계에서의 발병 위험도에 의한 연구에 의하면, 환자와의 혈연관계가 가까울수록 발병 가능성이 증가한 것을 알 수 있다. 부모 중 한쪽이 환자일 때 자녀의 정신분열병 발병위험도(10%) 보다 부모가 둘 다 환자일 때 40%로 가능성이 크다는 것을 알 수 있다. 또한 환자의 형제가 일란성의 경우 정신분열증에 걸리는 합치율이 40~50%인 반면에 이란성의 경우는 10%라는 점에서 유전설을 뒷받침하고 있다(손명자·배정규, 2003). 이는 정신분열병에 유전경향성이 있음을 시사해 주는 것으로 곧 유전병이라는 말은 아니다. 유전적 소인은 신체적 또는 정신적으로 질병에 걸리기 쉬운 소질이나 경향을 말하는 것으로 정신장애를 가졌다고 해서 반드시 유전되지는 않는다. 결과적으로 정신분열병은 유전적 요인이 다소 작용하지만 그 외의 요인도 간과할 수는 없다.

한편, 우울증과 유전적 요인과의 관련성을 입증한 보고에 의하면, 쌍생아의 경우, 이들은 동일한 태반을 사용하고 있기에 이란성보다는 자궁 내 사고 위험성도 높고, 정신분열증 외의 다른 질병에도 발병 가능성이 높은 것으로 알려져 있는데 쌍생아 가운데 1명이 우울증인 경우 다른 한 명에게도 우울증이 발생하는 비율을 보임으로써 유전적 영향을 예측할 수 있다는 것이다. 즉, 일란성 쌍생아의 일치율(25~93%)이 이란성 쌍생아의 일치율(0~38%)보다 훨씬 높아 우울증의 경우 유전적 소인이 관여한다는 사실을 보여 주고 있다(김충렬, 2013).

결과적으로 정신질환은 유전적 소인과의 관련성만 있다고 하기에는 다소 무리이며, 뇌의 구조적, 기능적 이상 요인, 신경전달 물질의 이상, 신경생리검사에서 나타난 이상 등의 요인들이 검토되어야 할 것이며, 심리적, 사회문화적 측면 등 다른 요인들을 종합적으로 고려할 필요가 있다.

2) 심리적 요인

사람이 살아가는 동안 긍정적인 경험뿐 아니라 부정적 경험을 할 수도 있지만 심리적으로 특히 취약한 상태에 놓여 있거나 더 많은 부정적 경험에 노출된다면 정서적으로 불안한 상태가 정신건강에 치명타가 될 수 있다. 이처럼 정신건강에 심각한 영향을 초래하는 심리 · 정서적 요소로는 성격, 우울, 결핍, 욕구좌절, 갈등 등의 요인으로 설명될 수 있다.

첫째, 성격이란 개인이 갖고 있는 선천적 요인과 타인이나 환경과의 상호작용을 통해 한 개인이 형성하는 독특하고도 일관성 있게 나타나는 행동양식을 말하는 것이다. 따라서 성격은 인간의 사고, 감정, 행위를 포함한 일련의 총체적인 태도와 관련하여 이해할 수 있고, 인간 적응의 측면을 반영한다. 그러나 신체적, 정서적으로 대인관계 및 사회관계를 통해 여러 가지 형태의 심리적인 부정적 감정 등은 적응에 문제를 일으키고 결과적으로 병적 행동 및 정신질환의 원인이 된다. 그중 우울이나 결핍, 욕구좌절, 관계에서의 갈등 등은 정신질환의 증상을 촉발하고 증폭시키는 요인이 될 수 있다.

둘째, 우울 증상은 스트레스적 사건과 다양한 상실감을 경험함으로써 유발되는데 예를 들면, 배우자의 죽음, 건강악화, 실직, 퇴직 등과 관련되며 특히 우울 증상이 심하면 사회적 지지가 적어 자살의 위험이 커진다. 건강하지 않은 심리적 상태를 가지고 있는 사람들 가운데 대부분 우울증을 앓고 있다.

셋째, 결핍이란 개인의 욕구를 만족시킬 수단이 박탈되거나 제거된 상태를 말한다. 생리적 욕구는 물론이고 추상적이거나 심리적인 욕구가 충족되지 않으면 소외되거나 고립되면서 심리적·사회적 결핍 현상이 결과적으로 정신건강에 악영향을 초래하게 된다.

넷째, 욕구좌절이란 하고자 하는 어떤 행동을 못하게 하거나 희망했던 목표를 달성하지 못하였을 때 나타난다. 이러한 좌절을 겪게 되면 정서적으로 분노나 공격감정이 나타나 정신건강을 해치며, 무력감에 빠지기도 한다(이영실 외, 2012).

마지막으로, 갈등 없는 인간관계는 있을 수 없으나 심각한 고부관계나 부부불화, 직장에서 관계 트러블을 가지는 경우 개인의 적응문제나 가족해체, 가족병리 등을 유발하는 원인으로 작용한다.

3) 사회문화적 요인

정신건강과 사회문화적 요인의 관련성을 보여 주는 예로는 가족관련 문제, 학교 관련 문제, 스트레스 등과 같은 요인 등으로 나누어서 설명이 가능하다.

(1) 가정

가족관계의 양상은 정신건강과 밀접한 관계가 있다. 가정의 분위기나 부모-자녀관계 등에 따라 정신건강문제는 크게 영향을 받을 수 있다. 경제적 상황은 그리 중요하지 않지만 자녀의 지각이 부정적일수록 정신건강에 부정적 영향을 미치는 것으로 알려졌다. 빈곤가정은 직접적으로 자녀의 정신건강문제를 야기한다기보다는 부모의 정신 및 행동에 문제가 있을 가능성과 아동학대를 증가시킬 수 있다는 점에서 간접적으로 영향을 미친다. 또한 너무 경직된 규범을 강요하거나 지켜야 할 규칙이 많거나 자유로운 의사표현이 허용되지 않는 엄격한 가정의 분위기는 정신건강에 유익하지 않다.

부모 중 한 사람이 병으로 사랑을 줄 수 없는 상태에 있다 하더라도 다른 가족이 있어 서로 사랑하는 사람 사이에서 자랐으면 별 문제가 없다. 가정환경이 나쁜 경우라도 역경을 딛고 건강하게 잘 성장하는 경우도 있으니 자라온 환경이 절대적인 요인은 아니지만, 전체적으로 가정 내 사랑의 왜곡과 결손은 반사회적 성격장애, 우울증, 불안장애의 요인이 되는 경향이 있다. 그리고 가족에 의하여 정서적으로 불안정한 환경에 노출되었을 때 심각한 정서장애를 가져올 수도 있다(이부영, 2014).

부모의 이혼, 자녀에 대한 사랑의 결핍, 배척, 방치, 구박, 증오, 성적 차별, 부모의 공공연한 다툼, 술 먹고 어머니를 구타하는 아버지, 자식을 부모의 욕구를 충족시킬 소유물로 착각하는 부모의 양육태도 등은 정신적인 건강에 해로운 요인들로 꼽힌다. 그중 부모의 양육태도는 자녀의 정신건강에 상당한 영향을 미치는 것으로 보고되고 있다(이시형 외, 2002).

(2) 학교

학교는 사회의 구성원으로서 갖추어야 할 지식과 기술, 가치관을 습득하도록 지원하는 곳으로 학교가 지향하는 교육목표와 교육방향, 교사의 행동과 반응, 그리고 교실의 분위기 등은 학생들의 심리적 안정감이나 사회정서적인 상호작용에 직·간접적으로 영향을 준다.

아동기의 정신건강은 가정 다음으로 학교가 중요한 의미를 갖는다. 자녀들이 학교에 가기 시작하면서 흔히 발생하는 정신건강의 문제는 분리불안과 학교 공포증, 우울증과 강박증, 틱장애, 품행장애, 주의력결핍과 과잉행동장애, 학습장애 등이다. 학교 공포증은 초등학교 저학년에서 나타나며, 틱장애는 갑작스럽게 나타나는 반복적이고 비율동적이며 상동증적인 운동이나 음성이 나타나는 것으로 불안이나 스트레스 등에 의해 더 심해질 수 있다.

학교의 요소 중 친구관계나 교사와의 관계는 청소년 시기에 특히 중요한 영향을 미친다. 즉, 친구관계가 좋을수록 사회적 지지가 높고 대인관계 스트레스가 적으므로 아동·청소년기는 친구관계의 중요성을 강조한다. 교사와 학생 간의 관계가 학교적응에 미치는 영향을 본 결과 교사와의 관계가 좋을수록 또래관계도 좋아지고 정신건강에도 긍정적인 영향을 미친다는 것을 확인하였다. 학생들로 하여금 적극적으로 환경을 탐색하고 학습할 수 있도록 하고, 상호협동, 존중, 믿음, 수용, 독립심 등을 지지하는 정서적 분위기는 긍정적인 정신건강의 기초가 된다.

(3) 스트레스

급격하게 변화하는 사회에서 구성원들은 변화에 적응하는 데서 스트레스를 느끼게 된다. 자신의 스트레스를 알아차리고 이를 자신의 삶에 긍정적인 방향을 대처하는 사람은 사회적으로 적응을 잘 하는 것으로 인정되며, 스트레스로 인해 개인적인 삶이 엉망이 되고 사회적으로도 문제를 일으키는 경우 사회의 부적응자로 낙인찍힐 수 있다. 일상생활에서 오는 지나친 스트레스 관련 사건은 몸과 마음은 지쳐서 여러 부적응적인 스트레스 반응을 나타내는 수가 많다. 따라서 스트레스에 직면할 때 자신을 보호하고 관리하며, 생활사건의 부정적 영향을 완화하는 사회적 지지에 대한 이해는 매우 중요하게 작용한다. 스트레스가 없는 삶은 불가능하며 우리의 삶 속에서 스트레스가 필수적으로 따라 오는 것이라는 인식을 한다면 스트레스가 발생할 때마다 자연스럽고 슬기롭게 대처하는 방식을 모색할 필요가 있다.

4) 팬데믹 이후 심리적 문제의 주요 요인

코로나19 팬데믹은 단순한 바이러스 감염병을 넘어, 전 세계인의 정신건강에 심대한 영향을 미쳤다. 팬데믹이 장기화되면서 사람들은 반복된 거리두기, 격리, 경제적 불안, 사회적 고립 등의 복합적인 스트레스 요인에 노출되었고, 팬데믹 이후에도 불안, 우울, 외상후 스트레스 장애(PTSD), 인지 기능 저하 등 다양한 정신건강 문제가 지속되고 있다.

가장 대표적인 변화는 불안과 우울 증상의 급증이다. 세계보건기구(WHO, 2022)의 발표에 따르면, 팬데믹 첫해에만 전 세계적으로 불안 및 우울장애 유병률이 25% 증가했다. 특히, 바이러스에 감염될 수 있다는 공포와 함께 감염자로 인해 주변 사람들에게 피해를 줄 수 있다는 죄책감성 불안이 크게 확산되었다. 이는 단순히 감정적인 차원에 머무르지 않고, 강박적인 손 씻기, 과도한 거리두기, 외출 회피 등의 행동으로 나타나기도 했다.

또한, 많은 사람들에게서 우울감과 무기력이 동반되었다. 장기간의 비대면 생활로 인해 일상에서의 소소한 즐거움이 사라졌고, 신체 활동이 줄어든 결과로 에너지도 급격히 감소했다. 학업이나 직장 등 개인의 삶을 구성하던 구조가 일시정지되며 '내 삶은 멈췄다'는 무의미감과 자아 상실감을 호소하는 사람들이 늘어났다. 특히 20~30대 청년층에서 이러한 정서적 탈진이 심하게 보고되었다(보건복지부, 국립정신건강센터, 2022).

그리고 외상후 스트레스 장애(PTSD) 역시 팬데믹의 중요한 심리적 후유증 중 하나이다. 코로나19 감염자, 중환자실 생존자, 방역 일선의 의료진, 장기간 격리자 등은 심리적 충격을 겪으며 사건 재경험, 감정 회피, 수면장애, 과도한 경계 상태 등의 증상을 나타냈다. PTSD는 코로나19와 같은 대규모 재난 상황에서 흔히 발생할 수 있지만, 특히 감염병의 특성상 사회적 낙인과 불신이 추가되면서 증상이 악화되거나 지연되어 나타나는 경우도 많았다.

이와 함께 주목할 만한 변화는 인지 기능 저하, 즉 '브레인 포그(brain fog)' 증상이다. 팬데믹 이후 일부 사람들은 집중력 저하, 단기 기억력 감퇴, 언어 능력 저하, 사고력 둔화 등을 경험했다고 보고하고 있다. 이 증상은 코로나 바이러스가 뇌신경에 직접 영향을 미쳤을 가능성과 더불어, 장기적 스트레스, 수면 질 저하, 활동 부족 등 다양한 원인이 복합적으로 작용한 결과로 보인다(CDC, 2021).

특히 청소년과 청년층은 사회성 발달 지연과 대인관계 불안을 겪고 있다. 장기간 학교가 폐쇄되고 온라인 수업이 일상화되면서 또래와의 상호작용이 줄었고, 이는 사회적 기술의 습득 기회를 감소시켰다. 이로 인해 팬데믹 이후 대면 상황에서 불편함을 느끼거나, 타인과 새로운 관계 맺기에 어려움을 호소하는 청년들이 늘고 있다.

마지막으로, 청소년과 청년층에서 자해 및 자살 위험 증가가 뚜렷하게 보고되었다. 미국, 영국, 일본, 한국 등지에서 10대 자살률이 팬데믹 이전보다 눈에 띄게 증가했으며, 이는 심각한 사회적 문제로 떠올랐다. 부모 세대의 경제적 스트레스, 학업 중단, 불확실한 미래 등이 이들에게 심리적 압박으로 작용했고, 충분한 정서적 지지를 받지 못한 경우, 극단적 선택으로 이어지기도 했다.

이와 같은 정신건강의 악화는 단순한 개인의 문제를 넘어 사회 전체의 복원력과도 연결되기 때문에, 앞으로도 지속적인 연구와 정책적 대응이 필요하다. 이러한 문제를 해결하기 위해서는 정신건강 문제를 공공 보건의 우선 과제로 삼고, 개인, 지역사회, 국가 차원의 장기적인 예방 및 치료 전략의 종합적인 대응이 필요하다. 특히 청소년과 청년층의 정신건강 회복을 위한 지속적인 관심과 지원이 절실하다. 학교와 지역사회에서 정신건강 상담 서비스를 강화하고, 청소년과 청년층을 위한 맞춤형 프로그램을 개발하여 대면 활동과 커뮤니티 참여를 장려하여 사회적 고립을 해소하고, 사회성 발달을 지원해야 한다. 또한 브레인 포그 등 인지 기능 저하를 겪는 이들을 위한 인지 재활 프로그램과 뇌 건강 증진 활동을 제공해야 하는 등 정신건강에 대한 접근성을 높이고, 정서적 회복을 위한 프로그램과 사회적 지지체계가 강화되어야만, 팬데믹이 남긴 보이지 않는 상처를 치유할 수 있을 것이다(보건복지부, 국립정신건강센터, 2024).

생각거리

1. 일상생활에서 정신건강이 왜 중요한지 설명해 보자.
2. 이상행동을 판단하는 규준에서 나타나는 문제점에 대해 설명해 보자.
3. 정신건강에 관한 각 학자들의 견해 중 본인에게 가장 설득력 있게 다가온 학자는 누구이며 그 이유를 설명해 보자.
4. 사회에서 지향하는 건강한 사람들의 특성들을 나열해 보자.
5. 자신만의 정신건강을 위한 작은 실천방법 10가지를 열거해 보자.

읽을거리

당신이 옳다(정혜신, 2018)

정혜신 박사의 『당신이 옳다』는 현대 사회에서 심리적 어려움을 겪는 이들을 위한 실용적인 심리 치유서이다. 누구도 알아주지 않았던 당신의 감정과 고통에 '괜찮다'라고 말해 주는 심리적 응급처치이자, 지쳐 있는 마음을 다시 일으켜 세우는 공감의 기술서이다. 이 책은 '적정심리학'이라는 새로운 개념을 통해 일상에서 스스로 마음을 돌보는 방법을 제시하고 있어 대학생들에게 자기 이해와 타인과의 건강한 관계 형성을 위한 유용한 지침서가 될 수 있다. 심리학에 대한 깊은 이론보다는 실생활에서 적용 가능한 공감과 자기 돌봄의 기술을 배우고자 하는 이들에게 특히 추천하고 싶다.

대학생활은 어른도, 아이도 아닌 애매한 어딘가에서 끊임없이 선택하고, 비교하고, 증명해 내야 하는 시간이 많다. 사람들과 어울리며 웃다가도, 혼자 남은 밤이면 왠지 모르게 울컥할 때가 있다. 그럴 때, 정혜신 박사의 『당신이 옳다』는 이렇게 말해 준다. "당신이 느끼는 감정은 모두 옳습니다." 모든 것을 잘 해내야 한다는 압박, 부족한 나 자신에 대한 실망, 끝없는 불안 속에서 '내가 틀린 건 아닐까?' 고민하는 이들에게 이 책은 한 줄의 문장으로 따뜻한 답을 준다. 바쁘고 혼란스러운 일상 속에서도 잠시 멈춰 서서, 진짜 나의 마음에 귀 기울이고 싶을 때, 『당신이 옳다』를 펼쳐보기를... 책장을 덮는 순간, 당신은 조금 더 단단해진 자기 자신과 마주하게 될 것이다.

볼거리

웡카(2023)

장르: 판타지, 뮤지컬, 코미디 **감독**: 폴 킹 **출연**: 티모시 샬라메 외

"누구에게도 보장받지 못한 길 위에서, 당신은 여전히 빛나는 가능성입니다."

「웡카」(2023)는 우리가 알고 있는 초콜릿 공장의 마법사 '윌리 웡카'가 되기 이전, 젊고 가난하지만 꿈만큼은 확고한 청년의 이야기이다. 그는 세상에 없던 것을 만들겠다는 열정 하나로, 온갖 냉대와 조롱, 현실의 벽을 마주하면서도 자신만의 방식으로 세상을 견디고, 넘어선다. 이 영화는 단순한 판타지를 넘어, 자신의 꿈을 믿는 것의 어려움과 아름다움, 그리고 낙담과 좌절 속에서도 다시 일어서는 회복의 여정을 그려낸다.

대학생활은 불확실한 미래 앞에서 끊임없이 흔들리고, 때로는 스스로를 의심하게 만드는 시기이다. 웡카도 그런 시기를 거친다. 그러나 그는 자기만의 상상력과 선함, 그리고 포기하지 않는 태도로 세상의 거대한 시스템을 조금씩 변화시킨다. 이 영화는 그런 여러분에게 속삭이듯 말한다. "너의 상상력은 충분히 세상을 바꿀 수 있어.", "지금 이 길이 남들과 달라도, 틀린 건 아니야." 「웡카」는 어린 시절의 꿈을 품고 세상과 맞서 싸우는 한 청년의 이야기이자, 상상력과 따뜻함으로 스스로를 지켜내는 법에 대한 안내서이다. 이 영화는 단지 '성공 서사'가 아니다. 그보다는 회복탄력성, 자기 효능감, 자아정체성 형성이라는 중요한 심리 발달 과정을 시각적으로 풀어낸 심리적 성장 서사라고 말할 수 있다.

음악, 색채, 유머까지 가미된 「웡카」는 따뜻하면서도 자극적이지 않은 방식으로 정신적 치유와 자기 회복의 가능성을 보여 주는 영화이다. 오늘을 불안하게 살아가고 있는 대학생 여러분에게, 이 영화는 말한다.

"당신의 가능성은 아직 사라지지 않았고, 지금도 충분히 옳다." 불안한 오늘을 살아내고 있는 모든 대학생에게, 이 영화는 작지만 확실한 위로가 되어 줄 것이다. 그리고 말해 줄 것이다. "넌, 생각보다 훨씬 더 괜찮은 사람이야."

CHAPTER

02 인간발달과 정신건강

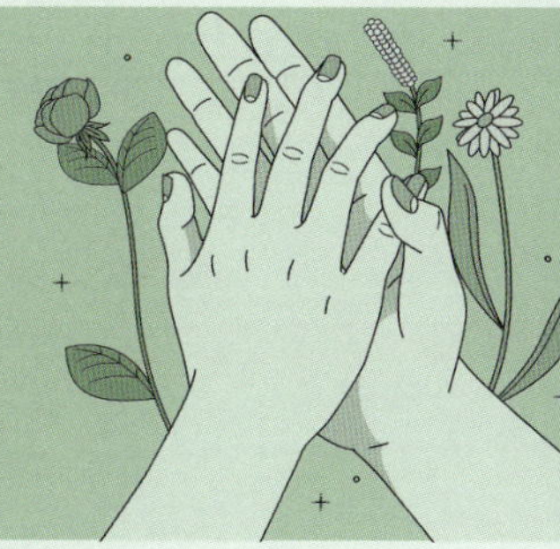

인간은 일생을 통해 끊임없이 신체적, 정신적인 성장과 발달을 계속한다. 전 생애를 거쳐서 이루어지는 여러 단계의 발달은 태내발달, 영아기, 유아기, 아동기를 거쳐 청소년기, 성인기, 노년기, 그리고 삶을 정리하는 시기 등으로 이루어진다. 이 장에서는 생의 발달 주기를 태내발달, 영유아기, 아동 및 청소년기, 성인기, 중년기, 노년기로 구별하여 각 단계별로 나타나는 정신건강의 주요 이슈들을 살펴보고 그와 관련된 내용들을 제공하고자 한다.

01 태내발달과 정신건강 이슈

인간발달은 태내발달부터 시작된다. 최근 태내발달에 영향을 미치는 주요한 환경적 요인에 대한 관심이 높아지고 있다. 태아는 아직 미성숙한 상태에 있으므로 태내환경이 적절치 못할 경우 태아발달에 영향을 미쳐서 정신건강이 위협받을 수 있기 때문이다. 갓 태어난 신생아는 자궁 내의 환경과는 완전히 다른 새로운 세계에 대한 모험이 시작되면서 심리 · 정서적 충격을 겪을 수 있기 때문에 태내발달의 중요성은 아무리 강조해도 지나치지 않다.

태내발달의 여러 가지 측면에서 태아가 받는 영향은 연령, 흡연 및 음주, 질병과 약물복용, 정서상태 등에 의한 것으로 알려져 있다. 근래에는 의학의 발달로 임산부의 연령은 과거보다 태아에게 미치는 영향이 많이 감소했지만, 노산인 경우 자연유산, 난산, 임신중독증, 다운증후군이나 미숙아 출산 비율이 급격히 증가하는 것으로 알려졌다. 임산부의 흡연 및 음주 문제는 태아발달에 치명적인 영향을 미칠 수 있다. 흡연의 경우, 임산부와 태아의 혈류에 일산화탄소의 농도를 상승시켜 중앙신경계를 손상시키므로, 태아의 몸무게가 감소될 수 있다. 음주의 경우에도 임신 기간 내내 알코올을 많이 마신 여성에게서는 태아알코올증후군(Fetal Alcohol Syndrome: FAS)이 발견된다(한정렬, 2010).

질병과 약물복용의 경우, 임신부가 스트레스를 받게 되면 면역력이 떨어져 질병에 걸릴 확률이 높아지며 동시에 태아에게 해로운 영향을 미치게 된다. 약물복용을 한 여성의 경우에는 우울증에 빠져 있기 쉽고, 이러한 임산부들에게 노출된 신생아들의 신경학적, 행동학적 결함은 발달상의 계속적인 문제를 일으킬 아주 높은 위험 부담을 가질 수 있다. 이 외에도 임산부의 정서 상태와 관련된 과도한 임신 불안은 산후까지도 계속되어 산후 우울증의 문제로 이어질 수 있다.

이와 같은 이유로 태내발달 환경의 중요성이 강조되고 있으며 태내발달의 이상 요인으로 인해 발생하는 정신건강문제는 계속적인 이슈로 떠오르고 있다. 이 절에서는 태아 알코올 증후군, 다운증후군, 미숙아 등의 문제를 다루어보기로 한다.

1) 태아알코올증후군

태아알코올증후군(Fetal Alcohol Syndrome: FAS)이란 임신부가 알코올을 섭취하면 태아의 정신적, 신체적 발달장애를 초래하는 것을 지칭하며, 산전 및 산후 태아의 성장장애와 심장 및 순환기, 사지, 두부, 안면의 기형이 나타날 수 있는 질환을 말한다. 이 태아알코올증후군으로 인하여 태아발달장애의 주요 원인으로 보고되는 연구결과들은 많다(Kim et al., 2010; 이상림 외, 2013). 최근 미국과 유럽에서 보고된 태아알코올증후군에 관한 역학연구에 의하면 학령기 아동 중 1,000명당 7명 정도가 태아알코올증후군으로 밝혀졌다.

태아알코올증후군이 임신부의 음주에 의해 태아에게 영향을 미치는 가장 극단적인 결과로 나타나는 대표적 질환은 지적장애, 안면이상, 그리고 성장장애 등이 있다(한정렬, 2010). 태아알코올증후군이 있는 아기의 80% 이상은 뇌 발달이 제대로 이루어지지 않아 뇌가 작고, IQ 65~70 정도의 정신지체가 되는 경우가 많다. 또한 아무리 풍부한 영양을 섭취해도 영아기나 아동기에 보통 아기들의 신체 크기를 따라잡지 못했으며, 정신지체도 영구적인 것으로 나타났다(Berk, 2003). 임산부가 만성 알코올 중독인 경우, 태아사망률이 높고, 생존하여도 영아기에 과잉활동과 같은 행동문제를 나타내기 시작하여, 아동기까지 지속된다. 따라서 임산부 자신의 올바른 생활습관과 건강관리 등 최대한의 예방에 힘을 기울이는 것이 필요하다.

2) 다운증후군

다운증후군(Down Syndrome)은 염색체 이상으로 발생하는 질환으로 1866년 '존 랭던 다운(John Langdon Down)'이라는 의사가 처음으로 발견한 질병이라고 하여 그의 이름을 인용하여 명명하였다. 정상인은 염색체가 2개의 쌍으로 이루어져 있어 모두 46개인 데 반해 다운증후군은 21번 염색체가 3개로 이루어져 모두 47개의 염색체를 갖게 되는 질환을 말한다.

많은 연구 자료에 의하면, 임산부의 연령이 증가할수록 21번 염색체의 분리가 잘 되지 않는 경향이 있어 다운증후군의 발생률도 증가하게 된다. 유병률은 약 750명 중의 1명 정도이며 이러한 다운증후군의 아이들은 특징적인 얼굴과 신체 구조가 나타나는데 일반적으로 양쪽 눈썹 사이가 넓으며, 코와 머리 뒤통수가 납작하고 넓어 동양 사람의 머리 모양과 비슷하다 하여 과거에는 '몽골리즘'이라고 부르기도 하였다. 전형적으로 여러 발달 과정에서 지연을 보이며 지능장애를 가지고 된다(서울아산병원, 2015).

다음의 <표 2-1>은 정상아와 다운증후군의 단계별 발달 연령을 제시한 것이다. 다운증후군의 경우, 생후 초기의 단계를 어떻게 보내느냐에 따라 후기 발달에까지 영향을 미치기 때문에 신체적, 인지적, 언어적, 사회적, 자가 기술 능력 발달에 대한 조기 중재는 매우 중요하다.

〈표 2-1〉 발달영역별 정상 및 다운증후군 연령기준

영역별		정상 발달연령	다운증후군 발달연령
미세운동 능력	혼자 앉기	5～9개월	6～30개월
	기어 다니기	6～12개월	8～22개월
	서기	8～17개월	1～3.25세
	혼자 걷기	1～4세	1～4세
언어 능력	첫 단어	1～3세	1～4세
	두 단어 이어 말하기	15～32개월	2～7.5세
사회발달 및 자기기술 능력	반응하며 웃기	1～3개월	1.5～5개월
	손을 이용하여 먹기	7～14개월	10～24개월
	컵을 이용하여 마시기	9～17개월	12～32개월
	스푼 사용하기	12～20개월	13～39개월
	그릇에 먹기	16～42개월	2～7세
	혼자 옷 갈아입기	3.25～5세	3.5～8.5세

출처: 서울아산병원(2015).

3) 미숙아 문제

미숙아로 인한 문제는 신생아 사망에 대한 위험률이 높고, 합병증 문제를 유발하기 때문에 미숙아 예방 및 치료가 매우 중요하다. 미숙아 출산율은 지난 몇 년간 증가하는 추세를 보였으며, 세계보건기구(WHO)에 따르면, 전 세계 미숙아 출산율은 약 10% 정도로 추정된다. 2020년 WHO 보고서에 따르면, 전 세계에서 약 150만 명의 미숙아가 매년 출생하는 것으로 보고되고 있다.

미숙아 출산율은 저소득 국가에서 상대적으로 높은 경향이 있으며, 고소득 국가에서도 증가하는 추세를 보인다. 이는 의료 기술의 발달과 조산 예방에 대한 인식의 증가, 건강 문제와 관련된 여러 요소가 영향을 미쳤기 때문이다.

한국도 미숙아 출산율이 점차 증가하는 추세이다. 2020년 한국보건사회연구원의 자료에 따르면, 한국의 미숙아 출산율은 약 6%에 달한다고 보고되었다. 미숙아 출산율의 증가는 산모 연령의 증가, 불임 치료의 증가, 생활습관 문제, 건강 문제 등 여러 가지 복합적인 원인으로 설명될 수 있다(한국보건사회연구원, 2020).

저체중아 출산율은 2.5kg 미만으로 태어난 아기들로 정의되며, WHO는 전 세계적으로 약 15%의 출생아가 저체중아로 태어난다고 보고하고 있다. 저체중아 출산율은 저소득 국가에서 높은 경향을 보이며, 이는 영양 부족, 산전 관리 부족, 감염 등과 관련이 깊다. 고소득 국가에서도 저체중아 출산율은 증가하는 추세를 보이고 있으며, 특히 미숙아와 저체중아의 비율이 증가하는 경향이 있다.

한국에서 저체중아 출산율은 2020년 기준 약 7% 정도로 보고되고 있다. 저체중아 출산율은 특히 조기 출산과 관련이 있으며, 미숙아 출산율과 높은 상관관계를 보인다. 또한 산모의 고령화와 불규칙한 식습관, 흡연, 음주, 스트레스 등의 요인이 저체중아 출산율 증가에 영향을 미친다고 알려져 있다. 저체중아 출산은 아기의 생후 초기 건강 문제뿐만 아니라, 장기적인 발달 문제와도 관련이 있어 출산 전후 관리가 매우 중요하다(한국보건사회연구원, 2022).

현재 미숙아를 위한 특별한 육아법으로 '캥거루 케어'의 중요성이 널리 알려지고 있다. 캥거루 케어는 미숙아와 저체중아에게 정신적 · 신체적 안정감을 주는 매우 중요한 치료법이다. 이 방법은 단순히 신체적 건강을 넘어 아기의 정서적 안정, 두뇌 발달, 사회적 유대감을 촉진하는 효과가 있다. 단순히 아기와 부모 간 유대감을 형성하는 것에 그치지 않고, 사회적 차원에서도 중요한 의미가 있다. 이 방법은 보건 의료비 절감, 병원 입원 기간 단축, 조기 퇴원 등 여러 경제적 이점이 있다는 점에서도 주목받고 있다. 또한, 캥거루 케어는 아기의 건강 증진

뿐만 아니라, 부모의 정신건강에도 긍정적인 영향을 미친다. 이처럼 부모와 아기 사이의 깊은 정서적 유대는 아기의 심리적 건강에 지속적인 영향을 미친다. 따라서 정신건강 실천으로서 캥거루 케어는 그 가치가 매우 크며, 이를 일상적으로 적용하는 것이 중요하다(Rojas, & Charpak, 2015).

Tip! 정신건강 실천: 엄마품의 기적, 캥거루 케어

2010년 호주 시드니의 한 병원에서는 임신 27주 만에 이른둥이 쌍둥이를 낳게 되었지만 출생 20분 만에 한 아이(제이미)는 사망 선고를 받았다. 그러나 엄마 케이트는 아기와의 작별 인사를 하기 위해 맨 가슴 위에 올려놓자, 죽은 줄로만 알았던 제이미의 호흡이 돌아오고 조금씩 움직이기 시작하였다. 두 시간 동안 엄마의 품에 안겨 있던 제이미는 안정적인 호흡을 되찾아 이를 두고 전 세계에서는 시드니에서 일어난 '캥거루 케어의 기적'이라고 불렀다.

캥거루 케어의 핵심은 바로 배꼽부터 가슴까지 맨살을 밀착시켜 피부가 맞닿을 때 특수감각섬유를 자극해 뇌에 쾌락 신호를 보내고 이는 뇌섬엽피질로 가서 '옥시토신'을 분비한다. 이 '옥시토신'은 뇌간으로 가서 아기 뇌에 스트레스로 받는 전투적인 상태가 아니라 안정적이고 편안한 상태, 즉 부교감신경통제를 증가시킨다. '옥시토신'의 또 다른 효과는 고통지각을 감소시킨다. 그리고 아기에게 필요한 의료처치를 고통 없이 견딜 수 있게 된다는 이점 외에도 부모와 아기와의 접촉을 통해 강화된다는 차원에서 미숙아 뿐 아니라 신생아들에게도 캥거루 케어를 할 것을 권장하고 있다.

02 영 · 유아기 발달과 정신건강 이슈

초기 발달이 매우 중요한 영 · 유아기의 정신건강문제는 성인으로 이어질 수 있기 때문에 조기 발견을 통한 치료와 예방은 매우 중요하며, 그 효과는 더욱 크다. 영유아기의 생활환경을 고려할 때 그들의 정신건강에 가장 영향을 끼치는 사람은 주요양육자인 부모와 교사, 그리고 또래 등이다.

영아기는 생후부터 만 2세까지의 시기를 말하는 것으로, 이 시기는 혼자서는 살아갈 수 없는 유약한 존재이기 때문에 부모의 무조건적인 애정과 보살핌을 전적으로 필요로 하는 시기이다. 영아 자신에게는 부모나 다른 사람, 그리고 사회에 대한 신뢰감을 형성한다거나 스스로 할 수 있는 힘인 자율성을 기르며, 주도적으로 일을 계획하고 실천함으로써 긍정적인 자아개념을 형성하는 중요한 발달과업이 있다. 이러한 발달과업을 성취하는 데 필요한 심리 · 정서적인 측면에 대한 지원이 다각도로 제공된다면 영아기의 바람직한 정신건강을 유도하는 데 중요한 기초가 될 것이다.

한편 유아기는 영아기가 끝나는 만 2세부터 보통 초등학교에 입학하기 전까지의 시기로, 정서의 표현이 다양해지고 놀이를 통하여 또래와의 관계를 형성하면서 사회적 기술과 사회성이 발달하는 시기이다. 또한 유아기는 주도적으로 환경을 탐색하며 어떠한 목적을 가지고 놀이 활동을 하며 또래들과의 관계에서 사회적 규칙을 학습하게 된다. 이러한 과정에서 인지 및 언어발달이 이루어지며 옳고 그름에 대한 판단이 가능해지면서 자아 이상과 양심 등의 도덕성 발달이 이루어지기도 한다. 따라서 유아의 발달 연령에 따른 신체적, 지적, 성격 및 사회성의 발달양상을 정확히 이해하는 것은 유아의 정신건강 측면에서 문제행동이나 부적응 행동에 대한 실제적인 도움을 제공하기 때문에 매우 중요하다. 따라서 이 절에서는 정신건강과 관련하여 영 · 유아기에 나타날 수 있는 정신건강 관련 이슈들에 대한 내용을 제공하면서 예방 및 치료 방안을 모색해 보기로 한다.

1) 대소변 가리기 문제와 유뇨증

대소변 훈련은 괄약근의 조절능력이 발달하면 시작하는데 유아의 건강상태와 정서상태에 따라 계획을 세워 진행하는 것이 가장 바람직하다. 보통 20개월 정도가 되어야 소변을 가리게 되는데 2세 반이 되면 기저귀를 착용하지 않으며 혼자 유아용 변기를 사용할 수 있게 된다. 그러나 대소변 가리기 훈련을 너무 일찍 시작한 아이는 훈련에 필요한 조절능력이 형성되지 않는데다가 부모의 부적절한 훈련방식이 유아에게 불안을 유발하게 된다. 너무 깨끗하고 깔끔한 것에 강박증을 가진 부모의 경우 유아는 화장실 변기 공포증을 가질 수 있어 대소변 가리기 문제에 직면할 수 있게 된다. 대개 가족 내 정서적 스트레스가 만연한 경우, 조기에 부모와 떨어져 있는 경험을 한 유아의 경우, 자신이 화장실에 가 있는 동안 엄마가 자신을 버리고 사라질 것 같은 불안이나 유치원, 어린이집 등에서 적응하지 못하고 불안이 만성적으로 지속되는 경우 그 원인이 될 수 있다.

대소변 가리기 문제가 심각해지면 유뇨증으로 발전할 수 있게 된다. 유뇨증은 배변훈련을 마친 5세 이상의 아동이 신체적인 이상이나 문제가 없음에도 불구하고 옷이나 침구에 반복적으로 소변을 보는 경우를 말하는데 특히 3개월 이상 연속해서 매주 2회 이상 부적절하게 소변을 볼 경우 유뇨증으로 진단된다(권석만, 2014). 이러한 유뇨증을 지닌 아동은 친구 집에서 자거나 캠핑 가는 일 등을 자유롭게 하지 못함으로 인하여 사회성 기술이 떨어져 친구들로부터 놀림을 당하며, 소외되어 배척되기 쉽고 그로 인하여 자존감이 떨어지며, 심지어 부모에 대한 불안과 분노 등의 문제가 나타날 수 있다.

유뇨증의 원인은 명확하게 밝혀진 것은 없어서 치료적인 방법도 구체적인 것은 없다. 다만 유전적 요인과 심리사회적 스트레스나 심리적 갈등, 혹은 강압적인 대소변 훈련 등에 의한 것이라고 추측되며, 복합적인 요인에 의해서 발병되므로 적절한 검사나 평가를 통해 다양한 치료방법이 적용되어야 한다. 예를 들면, 소변을 보는 행동을 사전에 차단하는 등의 행동치료적 기법이나 심리적 갈등으로 인한 경우, 놀이치료 및 가족치료 등이 활용될 수 있다.

2) 애착과 반응성 애착장애

신생아기를 지나 영아들은 특별한 양육자와 상호작용하면서 서서히 주변 환경에 관심을 갖게 되지만 영아가 안정된 애착을 형성하지 못하면 다음 단계로의 진전에 어려움을 가져오고 양육자 및 타인에 대한 신뢰감을 형성하지 못하며 불신감을 유발하여 자존감 발달에도 부정적 영향을 미칠 수 있다. 따라서 생후 초기의 애착형성 및 발달은 후기 성격발달에 결정적인 영향을 미친다.

'애착(attachment)'이란 가장 가까운 사람과 연결되게 하는 강력하고도 지속적인 정서적 결속을 말한다. 그러나 영아에게 있어 친숙한 사람과의 분리경험은 불안의 근원이 된다. '분리불안'이란 영아가 애착 대상인 어머니와 함께 있다가 떨어지거나 격리되면 불안해서 우는 것을 말한다(Bowlby, 1980). 특정 인물에게 애착을 느낀 영아는 그 인물에 대해 세상을 탐색하는 안전기저로 사용하지만 낯선 사람에 대해서는 경계하기 시작하면서 그들에 대한 불안반응을 보인다(Ainsworth, 1973). 이러한 불안반응은 보통 돌 전후에 나타나기 시작해서 24개월경에 없어지는 것이 자연스러운 발달 과정이다. 이러한 과정을 통해 영아는 애착 대상자와 심리 · 정서적으로 안정적인 상호작용을 할 수 있게 된다. 그러나 아동의 욕구에 민감하게 반응하지 못하고 부적절한 애정과 관심은 물론 학대 또는 방임 등의 양육행동은 애착 외상을 겪게 할 수 있다. 이러한 경우, 반응성 애착장애 진단을 받을 수 있게 되는 것이다.

반응성 애착장애(RAD: Reactive Attachment Disorder)란 양육자와의 애착 외상으로 인하여 대인관계 패턴이 과도하게 위축되어 나타나는 경우를 말한다. '애착 반응성' 또는 '발육 부진 양육'이라고 하는 이러한 애착장애는 주로 생후 9개월 이상부터 만 5세 이전의 유아에게 주로 시작되는 대표적인 영유아기 장애로서 아동과 양육자 관계에서의 애착문제가 아동의 다양한 발달을 지연시키는 장애라고 말할 수 있다(Schechter & Willheim, 2009).

반응성 애착장애의 치료 및 예방으로는 아동과 양육자와의 애착관계에 대한 개선이 가장 중요하다(권석만, 2014). 만약 아동에게 적절한 양육환경이나 치료적 개입이 이루어지지 못하면 이러한 장애는 오랫동안 지속될 수 있다. 대부분의 반응성애착 장애아를 둔 부모의 경우, 미숙한 보살핌이나 병적인 우울이나 고립감 등과 같은 이유로 부모 · 자녀 간의 정서적 관계를 기능적으로 수행하지 못할 경우에 해당되므로 부모역할 및 자녀양육 기술에 대한 부모교육과 상담 프로그램 등이 병행되어야 한다. 결론적으로 긍정적인 정서적 상호작용을 통해서 자녀에 대한 애정과 관심어린 애착 관계를 형성·유지하도록 하는 것이 가장 중요하며, 필요하다면 놀이 치료 및 부모교육을 활용할 수 있다.

Tip! 영아의 위태로운 정신건강을 알아차릴 수 있는 신체적인 단서

- 눈이 반짝거리지 않고 멍하다.
- 일상적인 반응으로 등을 굽히고 몸이 뻣뻣해진다.
- 눈길을 회피한다.
- 성인에게 편안하게 안기기보다는 밀어낸다.
- (질병은 없는데도) 절뚝거리고, 기운이 없고 활기가 없다.
- 부드러운 성인의 유도에도 불구하고 거의 미소 짓지 않는다.
- 감염되지 않았는데도 설사를 하거나 매우 심한 변비가 있다.
- 깊고 상쾌한 잠에 빠지는 것이 어렵다.
- 강박적으로 몸을 앞뒤로 흔든다.
- 달래도 그치지 않고 몇 시간을 운다.
- 둘만의 상호작용에서 교사와 아기 간의 주의와 관심이 자유롭게 교류되기보다는 산만하다.
- 나이에 비해 언어능력이 뒤진다.
- 계속적으로 침대에 머리를 부딪친다.
- 절망적인 표정을 짓는다.
- 반대감정(예: 겁이 날 때 히스테릭하게 웃는다)을 나타낸다.
- 또래가 다치거나 스트레스를 받았을 때 냉정하거나 화를 낸다.
- 애정 있는 성인의 제의에 호의적으로 반응하지 않는다.
- 반향적 언어(예: 성인의 말끝을 따라한다).
- 거칠고 절망하고 몸부림치며 떼쓴다.
- 피곤하거나 낮잠 자는 시간이 아닐 때도 매일 계속적으로 자위행위를 한다.
- 교사가 껴안으려 할 때 회피하거나 움찔한다.
- 집에 가는 시간에 부모를 정규적으로 회피하거나 무관심하다.
- 계속해서 교사를 그림자처럼 따라다닌다.
- 그 사람이 먼저 공격적인 행동을 하지 않았음에도 다른 사람을 계속적으로 물거나 때린다. 교사의 '희생자 입장에서 생각해 보도록 하는 훈육'에 강하게 반발한다.

- 또래나 다른 사람에 대해 관심이 거의 없다.
- 교사에게 위로를 받으려 하지 않고 머리를 부딪치거나 자신에게 상처를 입힌다.
- 자신의 무능한 위치에 복종하고 다른 아동이 자신에게 심하게 공격적인 행동을 하도록 내버려 둔다.

출처: Greenberg(1991).

3) 영유아기 디지털 중독 문제

디지털 중독은 스마트폰, 태블릿, 컴퓨터 등 디지털 기기에 지나치게 의존하거나 이들에 지나치게 몰두하는 상태를 의미한다. 최근 몇 년 사이, 디지털 기기의 사용이 증가하면서, 특히 영유아기(유아기 및 아동기)의 디지털 중독 문제가 심각한 사회적 이슈로 대두되고 있다. 어린아이들이 지나치게 디지털 기기에 의존하면서 여러 가지 심리적 · 신체적 · 사회적 문제가 발생할 수 있기 때문이다.

영유아기에 있어 디지털 중독이란, 디지털 기기를 과도하게 사용하여 일상생활에 지장이 생기고, 정신적 · 신체적 · 사회적 기능이 영향을 받는 상태로, 영유아기의 이러한 문제가 발달적인 문제로 이어질 수 있다. 디지털 기기를 지나치게 사용하게 되면, 현실 세계에서의 관계나 활동에 대한 관심이 줄어들고, 감각적으로 과도한 자극을 받아 집중력 부족, 정서 불안정 등의 문제가 발생할 수 있다. 영유아기 디지털 중독의 원인으로는 몇 가지가 나타난다(Radesky, Schumacher, & Zuckerman, 2015). 첫째, 가정 내 디지털 기기의 사용으로 부모나 보호자가 디지털 기기를 자주 사용하거나, 아이에게 장시간 동안 기기를 제공하는 경우, 아이는 디지털 기기 사용에 익숙해지게 되며 이러한 환경은 디지털 중독을 유발할 수 있다. 둘째, 부모의 역할 부족으로 부모가 디지털 기기의 사용을 관리하지 않거나, 자녀에게 디지털 기기 사용에 대한 규칙을 설정하지 않으면 아이는 지나치게 기기에 의존하게 된다. 셋째, 사회적 환경으로 최근에는 유아기부터 태블릿이나 스마트폰을 사용하는 경우가 많다. 이러한 기기는 교육적 목적으로도 사용되지만, 지나치게 기기에 의존하면 사회적 상호작용을 감소시키고 인간관계 형성에 어려움을 겪게 될 수 있다. 마지막으로, 디지털 기기의 매력적인 콘텐츠 게임, 동영상, 애니메이션 등 다양한 콘텐츠가 아이들의 관심을 끌며, 이들이 점점 더 디지털 기기 사용에 몰입하게 만든다. 특히, 애니메이션이나 게임은 반복적인 자극을 주기 때문에 아이들이 자주 찾게 될 수밖에 없게 된다.

영유아기의 이러한 디지털 중독이 미치는 영향은 매우 다양한 문제를 가지고 있다. 무엇보다 정신적 및 정서적 문제로서 디지털 기기 사용은 아동의 정서적 안정성에 영향을 미칠 수 있다. 과도한 자극이나 빠른 화면 전환은 주의력 결핍이나 불안감, 과잉 행동을 유발할 수 있다. 그리고 대인관계에서의 결핍현상으로 디지털 기기를 과도하게 사용하면 아이는 사회적 상호작용을 소홀히 하게 된다. 이로 인해 대인관계 형성 능력이 저하되거나, 자아 존중감에 부정적인 영향을 미칠 수 있다. 게다가 신체적 문제로서 디지털 기기를 가까운 거리에서 오래 사용하는 것은 눈에 부담을 주어 시력을 저하시킬 수 있으며 디지털 기기 사용 시간이 길어지면, 자연스럽게 운동 부족과 체중 증가로 이어질 수 있다. 이는 비만 및 관련 건강 문제를 일으킬 수 있다.

한편 디지털 기기의 빠른 화면 전환과 자극적인 콘텐츠는 아이들이 한 가지에 집중하기 어려운 환경을 만들고 집중력 발달에 부정적인 영향을 미칠 수 있다. 디지털 게임이나 콘텐츠는 즉각적인 보상을 제공하므로 아이들은 인내심과 문제 해결 능력을 기르지 못할 수 있다. 결국 디지털 기기에 지나치게 의존하면 대면 소통과 사회적 기술이 부족해질 수 있다. 이는 또래 관계에서 소외감을 느끼게 하거나 사회적 기술 발달에 장애가 될 수 있다(Lillard, & Peterson, 2011).

이러한 디지털 중독을 예방하고 개선하기 위한 방법으로는 디지털 기기 사용 시간을 제한하는 것이 필요하다(Chassiakos, Radesky, & Zuckerman, 2016). 미국 소아과학회(AAP)는 영유아에게 하루 1시간 이상의 스크린 타임을 권장하지 않으며, 2세 이하 아동은 스크린 타임을 최소화할 것을 권장한다. 정해진 시간에만 디지털 기기를 사용하도록 규칙을 설정하고, 그 외 시간은 대면 소통과 외부 활동을 장려하는 것이 중요하다. 그리고 디지털 기기 사용에 대한 부모의 관리가 필요하다. 즉, 부모는 자녀가 사용하는 콘텐츠를 점검하고, 적절한 교육적 콘텐츠를 선택하는 것이 중요하다. 또한, 가족 시간을 설정하고, 부모가 함께하는 활동을 통해 아이들이 디지털 기기 외에도 다양한 활동에 참여할 수 있도록 유도해야 한다. 한편으로 디지털 기기를 학습적인 목적으로 사용하는 방법을 가르치고, 창의적인 활동에 기여하는 애플리케이션을 활용하는 방법을 배우도록 한다. 예를 들어, 교육적인 게임이나 인터랙티브 앱을 통해 아이의 창의성을 발휘할 수 있도록 하며, 운동과 놀이를 통해 아이가 디지털 기기 외에도 사회적 상호작용을 할 수 있는 기회를 제공한다. 가족과 함께하는 놀이나 친구와의 게임은 디지털 기기에서 벗어나 대인관계를 강화하는 데 중요한 역할을 할 수 있다(Jago, Davison, & Hesketh, 2012).

영유아기의 디지털 중독 문제는 빠르게 변화하는 디지털 환경 속에서 심각한 사회적 · 정서적 · 신체적 영향을 미칠 수 있다. 디지털 기기의 지나친 사용은 아동 발달에 부정적인 영향을 줄 수 있으며, 부모의 관리와 적절한 규제를 통해 예방할 수 있다. 디지털 기기 사용의 균형을 맞추고, 무엇보다 아이가 다양한 사회적 · 신체적 활동을 경험할 수 있도록 돕는 것이 중요하다.

03 아동 및 청소년기의 정신건강 이슈

아동기는 초등학교에 다니는 6세부터 12세까지의 시기로 흔히 학령기라고 부른다. 이 시기는 표면적으로는 유아기에 비해 느리긴 하지만 많은 변화와 발달을 경험한다. 한편 청소년기는 흔히 '질풍노도의 시기', '과도기' '유예기' 등으로 알려져 있는데, 특히 이 시기는 심리 · 정서적으로 취약하여 정신건강과 관련한 문제들이 많이 발생할 수 있다. 이 절에서는 아동 및 청소년기의 주요 정신건강에 대한 이슈를 설명하고자 한다.

1) 아동기의 정신건강 이슈

아동기의 건강한 발달은 생존에 필요한 기능을 얻게 되고, 환경에 적응할 수 있게 된다. 아동기는 발달단계에 따라 심리성적발달과 사회성 발달, 인지발달, 도덕성 발달 등의 발달과제가 있다. 특히 학령기의 중요한 과제는 학교에 적응하고 지식과 기술을 습득하는 과정에서 자신감과 효능감, 만족감을 얻는 것, 친구와 사귐을 통한 사회성 향상, 단체의식 함양과 규율 및 법의 준수 등 사회생활의 기초를 마련해야 한다. 건강한 발달을 위하여 필요한 환경적 요소는 배움의 중요성을 강조하고 다양한 성공을 경험할 수 있는 기회를 주고 자신감을 길러주며, 열등의식에 사로잡히지 않도록 도와주는 것이 포함되어야 한다.

최근 학령기 아동의 발달과업을 성공적으로 이루어 가는 과정에서 이를 저해하는 정신적 건강문제는 더욱 증가하고 있다. 그중 가장 많은 정신건강문제는 아동기 우울, 분리불안장애, 인터넷 중독, 틱장애 등으로 나타나고 있는데 여기에서는 분리불안 및 틱장애에 대한 설명을 하고자 한다.

(1) 아동기 분리불안장애

불안이란 여러 상황 내에서 경험하는 걱정, 근심, 두려움 및 공포와 같은 불쾌한 정서를 의미한다. 주로 소아기 불안은 부모로부터 떨어지는 데 대한 분리불안이 특징적인 것으로 발달연령상 정상적이라고 할 수 있으며, 보통 아동기에 경험하는 학업 수행, 죽음, 건강, 사회적 접촉 등에 관한 불안은 병리적인 것이라고 보기보다는 8세에서 13세 사이의 연령의 아이들에게 공통적으로 나타나는 현상이라고 보며, 일시적인 공포나 불안은 대부분 정상 발달의 일부로 간주한다.

그러나 아동의 발달단계를 고려했을 때 애착 대상과의 분리에 대해서 과도한 불안과 공포를 부적절하게 나타낸다면 분리불안장애라고 할 수 있다(권석만, 2014). 분리불안장애는 아동 및 청소년 집단에서 약 4%의 유병률을 나타내는 것으로 알려져 있으나, 어느 연구(Bell-Dolan et al., 1990)에서는 과거 정신과적 질환의 병력이 전혀 없는 62명의 아동을 대상으로 조사한 결과, 약 20%의 아동에게서 다양한 불안 증상을 경험한 것으로 보고되기도 하였다. 분리불안장애는 아동의 유전적 기질, 부모의 양육행동, 아동의 인지행동적 요인들이 복합적으로 작용하여 발생하는 심리적 장애로 여겨지고 있다. 예를 들면, 부모의 부적절한 양육행동이나 과잉 보호적인 양육행동은 부모와 떨어져 혼자 있는 것에 대한 두려움과 부모에 대한 의존성을 강화하여 스스로 나약하다는 인식으로 인한 만성적인 불안을 야기하는 요인이 된다.

아동기의 불안은 교우관계나 자유활동 기피 등과 같은 것에서부터 학업수행 곤란이나 사회적 기능과 같은 심리사회적 요인으로 인한 고소공포증, 그리고 신체적 고통 등을 호소하는 문제들을 겪을 수 있으므로 불안이 감소하도록 하는 다양한 치료기법이 사용될 수 있다. 예를 들면, 행동치료를 적용하는 경우, 아동과 부모 간 점차적으로 떨어지는 시간과 횟수를 증가시켜 불안이 감소하도록 한다거나 부모와 떨어져 있을 때 혼자 있는 행동에 대한 강력한 유인체계를 활용하는 방법 등이 있다.

Tip! 새학기증후군이란?

새학기증후군이란 생활환경이 바뀌면서 생긴 스트레스에 따른 일종의 적응장애로서 새로운 환경과 조화로운 관계를 이루지 못해서 신체적, 심리적인 여러 가지 증상이 나타나게 된다. 해마다 새 학기 초가 되면 부모와 떨어져야 한다는 불안감이 크기 때문에 새학기증후군과 관련하여 상담이 늘어나며, 특히 학년이 바뀌는 봄 학기가 더욱 심하다. 약 30%의 아동들이 경험할 만큼 자주 나타나는 새학기증후군은 아동의 성장에 문제가 생길 수 있다. 새학기증후군은 부모에게 특히 의존적인 아동, 혹은 내성적인 성격이나 형제자매 없는 외둥이들에서 많이 나타난다. 친구들과 사귀는 면에서도 힘겨워하고 배우는 학습량도 많아져서 과도한 스트레스나 부담감, 심하면 두통, 복통, 신체적 고통까지 수반하는 질병으로 발전된다.

새학기증후군의 심리적 증상

- 학교 가기 전날 밤이나 학교 가는 날 아침에 갑자기 배 혹은 머리가 아프다고 한다.
- 학교에 다녀와서 이유 없이 짜증을 내고 가족에게 공격적으로 변한다.
- 새 학기가 시작된 후 눈에 띌 정도로 말이 줄어든다.
- 학교에 갈 일에 대해서 걱정을 한다.

새학기증후군의 신체적 증상

- 복통이나 두통, 구토, 멀미, 불면증, 과민성 대장염 등의 증상이 나타난다.
- 간혹 밤에 오줌을 싸기도 하며 작은 소리에 쉽게 놀라기도 한다.
- 표정이 굳어진다.
- 근육통과 두통이 자주 일어난다.

※ 위의 증상 중 세 가지 이상이 해당되고, 3개월 이상 지속된다면 새학기증후군일 가능성이 크며, 전문의와 상담이 필요하다.

출처: 서울특별시 아동복지센터 홈페이지(http://child.seoul.go.kr).

(2) 틱장애

틱(Tic)은 특별한 이유 없이 자신도 모르게 얼굴이나 목, 어깨 몸통 등의 신체 일부분을 아주 빠르게, 반복적으로, 불규칙하게 근육이 움직이거나 이상한 소리를 내는 것을 말하는 것으로, 틱장애(Tic disorder)란 얼굴 근육이나 신체 일부를 갑작스럽게 움직이거나 이상한 소리를 내는 이상행동을 반복적으로 나타내는 경우를 말한다(권석만, 2014).

틱 증상은 초등학생 중 특히 새 학기에 많이 나타나는데 5명 중 1명 정도의 출현이 나타나며 대부분 치료하지 않아도 2~3개월 만에 저절로 없어지지만 5% 정도는 틱장애로 남으며, 2%는 만성으로 진행된다. 건강보험심사평가원(2014)에 따르면 2013년에 틱장애로 병원을 찾은 초, 중학생(만 7~15세) 환자 수는 새 학년 시작 전후인 1분기(1~3월)에 가장 많이 나타나며, 연령별 점유율에 의하면 10대 구간이 45.3%로 가장 높게 나타났다고 보고한다.

보통 틱은 만 6세 정도에 생기기 시작하는데 초등학교 입학 후 매년 새 학기마다 불안감이 커지면서 증상이 심해져 빈도가 잦아지며, 반복되는 행동이 심해지는 경우가 있다. 새 학년이 시작될 때마다 불안감이 커져서 반복적으로 이상행동을 보이는 틱장애는 유전적 요인이 있지만 도파민 기능 이상이 발병원인이다.

틱장애는 운동틱과 음성틱으로 분류된다. 운동틱은 특별한 이유 없이 머리, 손 등 신체 일부를 반복적으로 움직이는 경우로서 눈 깜박임, 목 경련, 얼굴 찌푸림, 머리 휘젓기, 어깨 움츠리기 등이 있으며, 음성틱은 갑자기 소리를 내는 행동으로서 헛기침하기, 킁킁거리기, 킥킥거리기, 엉뚱한 단어나 외설스러운 단어 반복하기 등으로 나타난다. 여기에 불안과 스트레스가 틱 증상을 더욱 심하게 한다. 이 증상들 때문에 부모나 교사에 의해 꾸지람을 듣게 되고 이로 인해 이들과의 관계가 악화되기도 한다. 방치할 경우 청소년기 이후에도 이러한 증상이 계속될 수 있다(유제민 · 김정휘, 2004).

가벼운 틱장애는 자연히 사라지는 경우가 많으므로 틱치료에 있어서 중요한 것 중의 하나는 부모나 교사 및 주변의 성인은 아이의 틱 증상에 예민하게 반응하지 않아야 한다. 즉, 가족들과 학교 교사들은 틱의 발달과정을 이해하고 연령의 증가와 더불어 증상이 감소한다는 점도 알고 틱의 심각도와 개인의 상황에 맞게 여러 치료방법을 적절하게 서로 병행해야 한다. 따라서 틱이 심해져서 아동에게 정서적 문제를 유발하면 전문가의 평가나 치료를 받아야 한다. 틱 증상의 제거에는 행동치료가 효과적이며 주변 환경이나 대상과의 긴장 또는 불안감을 감소시키기 위해서는 지지적 심리치료 및 가족치료가 적용될 수 있다.

2) 청소년기의 정신건강 이슈

청소년기는 전 생애를 통해 신체적인 면에서 급격한 변화가 있는 동시에 심리적으로 자기 독립과 정체성을 형성해야 하는 중요한 단계다. 어떻게 보면 성숙한 인간으로 성장해 나가는 성장의 마지막 단계로 자신의 역할 수행에서 변화가 요구되고, 또래 관계가 확장됨에 따라 새로운 대인관계를 계속 형성해 나가면서 점차 사회화가 이루어지는 시기이다.

20~30% 정도의 청소년은 심리적 부적응 및 심각한 정신건강의 문제를 보이게 되므로 청소년기의 정신건강문제는 더 이상 간과해서는 안 되는 중요한 이슈로 떠오르고 있다.

청소년기 정신장애에 대한 공식적 진단 분류체계에 대한 논의는 있어 왔지만 문제 유형별로 접근하는 경우도 있다. 예를 들면, 청소년들에게 문제가 되는 가정 내 갈등, 학업부진, 가출, 인터넷 중독, 성적 일탈행동, 지나친 다이어트, 자살, 등교거부, 학교폭력(왕따), 음주 및 흡연 등이 있으며, 발달학적 관점에서 본 청소년기의 주요 정신장애 유형으로도 구분한다. 이 절에서는 청소년기에 겪는 정서문제와 행동문제에 관한 내용으로 설명하고자 한다.

(1) 정서문제

정신건강과 관련해 청소년기의 가장 흔한 문제는 불안과 우울 등과 같은 정서적 문제이다. 불안이나 우울감 등이 지속될 때 정서장애라 하며, 삶이나 일상생활에 대한 불만으로 청소년은 일시적으로 우울해질 수 있지만, 심각한 문제를 일으키지는 않는다. 청소년기에는 기분의 변화 및 기복이 심하여 가장 극심한 혼돈과 좌절, 도전과 격동을 보여 준다. 때로 감정적 · 정서적인 불안으로 인해 우울을 보이다가도 의기양양하고 열정적인 태도를 보이는 등 양가감정에 빠지기도 한다.

청소년기를 '질풍노도의 시기'라고 부르는 이유가 여기 있으며, 주체할 수 없는 외로움, 학업에 대한 압박감, 부모에 대한 거부감, 기성세대에 대한 분노와 적대감정, 자살에 대한 공상, 이성에 대한 관심 등으로 인한 불안이 극심하다. 2007년 전국의 중 · 고등학생 약 8만 명을 대상으로 시행된 청소년건강행태 온라인 조사 결과(김영택 외, 2008)에 의하면, 십대 청소년의 약 2%에서 10%까지 뚜렷하게 병으로 인식될 만한 우울증이 발견되었으며, 우울감 경험률 41.3%, 자살사고율 23.7%, 자살시도율 5.8%를 보고하고 있다.

이러한 청소년기 불안은 신체적 증상을 동반하는데, 흔히 두통, 피로, 현기증,

식욕부진, 시력장애, 기억력장애, 불면증 등을 보이며, 때로는 학업포기, 등교 거부, 가출, 비행, 약물 남용 등의 청소년 문제를 일으킨다. 불안장애를 가진 청소년을 대상으로 정신건강, 교육, 사회적 역할에 대한 종단적인 연구(Woodward & Frergusson, 2001) 결과에 의하면, 불안장애를 가지고 있는 청소년은 연속적으로 불안, 우울의 위험이 증가하고 불법적 약물의존, 초기 성인으로서의 교육적 하위 성취의 위험이 증가하는 것으로 나타났다. 또한 불안장애는 아동기나 청소년기에 일찍 발병했을 때에는 성인기까지 이어지며, 불안 증상이 시간이 지날수록 악화되며, 우울증을 유발할 가능성이 있다(Weems et al., 2002). 심한 경우에는 일시적으로 정신병 상태에 빠지거나 자살을 시도하는 등 다양한 증상을 나타내기 때문에 치료를 서둘러야 한다(안동현 외, 2003).

(2) 행동문제

청소년기의 행동문제는 아동기로부터 시작하여 청소년기에 이르러서까지 지속될 수도 있고 혹은 청소년기에 처음으로 발생할 수도 있다. 만약 청소년들이 술이나 약물을 어려서부터 사용한다면 행동문제는 지속될 가능성이 더욱 커지며, 이러한 행동문제가 성년기까지 계속된다면 아동기에 발생한 것보다 더 공격적이고 더 파괴적인 양상을 보일 수도 있다. 청소년기는 보다 독립적인 생활을 추구하며, 신체적, 생리적 발달과 정서적 변화가 매우 심한 시기로 자신뿐 아니라 타인에게도 해를 입힐 수 있기 때문에 이러한 행동문제를 단순한 문제로 여겨서는 안 된다. 흔히 청소년의 행동문제로 인해 야기되는 문제들로는 잦은 화와 분노 폭발, 폭력, 담배, 술, 약물 남용, 비행, 절도, 강간 등을 들 수 있다(안동현, 2009).

청소년기의 행동문제 중 최근 사회적으로 이슈가 되고 있는 학교폭력의 문제는 건강하고 조화로운 인간관계를 위협하고 피해자와 가해자 모두에게 심각한 영향을 미친다. 학교폭력은 개인뿐 아니라 가족 전체의 삶과 더 나아가 지역사회에 까지 그 영향력을 미칠 만큼 파괴력이 굉장히 큰 충격적인 사건이라고 말할 수 있다. 과거의 학교폭력은 소수의 문제 학생에 의해 주로 발생했으나, 최근에는 다수의 학생에 의해 반복적으로 일어나는 정서적 폭력의 형태로 하나의 문화 현상으로 변질되어 가고 있다. 따라서 그 폐해는 더욱 심각해져 우리 사회가 당면한 가장 위급한 사회문제 중 하나가 되었다. 폭행을 당하는 피해학생에게는 자신감을 약화시키고 인간에 대한 근본적인 신뢰감을 해치는 결과가 초래된다. 청소년기의 경험이 성인기까지 영향을 미쳐 이성교제나 결혼생활의 문제로까지 발생할 확률도 더욱 높아지게 된다.

전국 14개 시, 도의 초중고 청소년을 대상으로 한 전국 학교폭력 실태조사(청소년 폭력 예방재단, 2011)에 의하면, 학교폭력을 경험한 청소년들은 22.7%로 나타났으며, 이 중 2주 미만의 피해자가 56.1%로 가장 많았지만 3개월 이상이 29.9%로 상당히 높게 나타나 이는 우리나라의 학교폭력 문제의 심각성을 엿볼 수 있는 수치이다. 폭력은 또 다른 폭력을 낳기 때문에 청소년 폭력의 문제는 미래 사회의 안정성을 확인하는 척도의 기준이 된다는 점에서 매우 중요하다. 현시점에서 무엇보다 필요한 것은 학교폭력 전문상담기관을 설치, 확대하고 학교폭력 예방교육 및 상담과 중재 서비스를 확충하는 것이다(천정웅 외, 2012).

04 성인기 및 중년기의 정신건강

1) 성인기의 정신건강 이슈

성인기는 신체적 · 인지적, 그리고 생산적인 상태가 최고조에 도달하는 시기라고 할 수 있다. 가정을 일구고, 직장에서 자신의 직무에 충실하며 최고의 생산성을 발휘해야 하는 것이 성인기의 발달과업이라고 할 수 있다. 그러나 최근 우리나라 직장인의 행복 수준이 100점 만점에 55점이라는 측면에서 보면, 행복 수준이 이렇게 낮은 것은 직장인 스트레스가 하나의 요인으로 작용하고 있다는 것을 알 수 있다. 따라서 이 절에서는 성인기의 정신건강을 위협하는 직장인 스트레스와 신경증에 관한 내용을 설명하기로 한다.

(1) 직장인의 스트레스와 정신건강

성인기의 주요업무는 사회구성원으로서 사회의 규범과 질서를 준수하며 자신의 직업에서 능력을 발휘하여 생산적인 업무를 수행하고, 가정에서는 가족구성원을 정서적으로 만족시키며 친밀감을 충족시켜 주는 것이다. 성인기의 직장인들은 하루 대부분을 가정보다 직장에서 더 많은 시간을 보내며, 관계와 소통의 기술을 필요로 한다. 직장인이 보편적으로 느낄 수 있는 스트레스는 정신건강 측면에서 설명해 본다면 다음 몇 가지로 요약될 수 있다. 첫째, 실적 및 성과 위주의 업무는 개인의 정신건강에 해로울 수 있다. 대부분의 직장의 업무는 기업의 실적에 좌지우지되는 구조적인 문제를 안고 있는 것이 사실이다. 단순히 실적저하가 전적으로 개인의 능력만은 아님에도 불구하고 개인의 역량이 평가절하 되고 있는 상황에서 자신의 무능함을 과도하게 자책하는 자세는 가장 중요한 스트레스원으로 작용하게 된다.

둘째, 스트레스를 느끼는 또 하나의 상황은 상사, 동료, 후배 간의 관계에서 나타난다. 직장생활에서 필요한 것은 성공적인 인간관계라고 할 수 있다. 상호 신뢰하는 인간관계로 얻는 이득은 직장 내 성공뿐 아니라 행복까지도 보장받을 수 있는 요인인데, 대부분의 직장생활에서 성공적이지 못한 것은 이해 타산적인 관계형성이기 때문이다. 즉, 실적을 계속해서 압박하고 실적 위주로 평가하는 상사에 대한 불편함, 승진에서 자유로울 수 없는 동료 간의 경쟁관계, 자신보다 유능해 보이는 후배의 도전적인 행동 등은 더욱 정신건강을 위협하는 요소로 작용하게 된다.

셋째, 업무과다로 인한 야근과 주말 특근 등은 직장인의 심신을 지치게 만든다. 개인생활과 직장생활의 균형을 이루기 위해서는 퇴근시간 이후와 주말에는 직장과는 별개의 시간을 보장받아야 한다. 신체적 · 정신적으로 건강을 해치게 되면 작업능률이 떨어지고 기분 변화도 더욱 심해지기 때문에 야근이나 특근은 직장인의 스트레스를 유발시키는 요인이 된다.

넷째, 최근 감정노동자에 대한 이슈가 떠오르고 있다. 즉, 감정노동 근로자들의 감정을 억제함으로써 실제 감정으로부터 소외시켜 직무 스트레스를 유발하게 되는데 이는 곧 우울증, 고혈압, 수면장애, 음주, 도박, 중독 등의 정신적, 육체적 건강에 치명적 손상을 가져오는 문제로 이어진다는 것이다. 감정노동자란 배우가 연기를 하듯 타인의 감정에 맞추기 위하여 자신의 감정을 억누르고 통제하는 일을 일상적으로 수행하는 노동자를 말한다. 현대사회에서 서비스에 대한 고객의 요구수준이 높아지면서 가중된 대인 업무 스트레스와 열악한 처우에서 오는 인격 무시나 폭언, 성희롱 등의 어려움을 호소하고 있어 감정노동자들의 스트레스는 매우 심각한 실정이다. 최근에 감정노동 문제를 해결하기 위하여 기업의 경영방식을 전환한다거나 블랙컨슈머에 대한 대응장치를 마련하는 등의 법적 절차를 마련하고 있다(여성가정부, www.mogef.go.kr).

Tip! 직장인에게서 나타나는 부적응 현상: 파랑새증후군

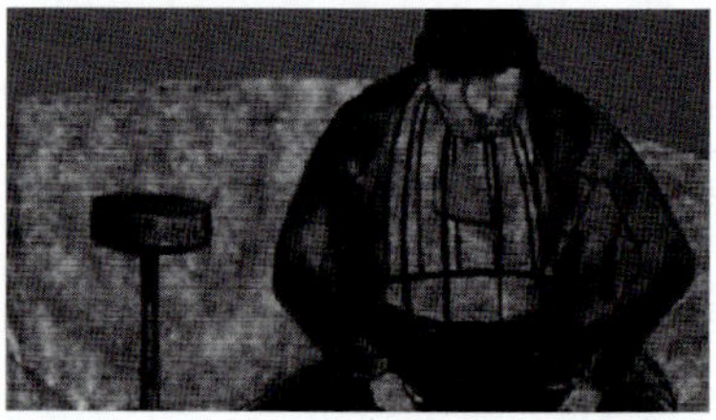

파랑새는 벨기에 극작가 모리스 마테를링크가 쓴 아동 희곡 제목으로, 주인공인 어린 남매가 꿈속에서 병든 아이를 행복하게 해 주기 위해 파랑새를 찾아 모험을 시작했으나 잠에서 깨어났을 때 집에서 기르고 있던 새가 바로 행복의 파랑새임을 알게 됐다는 내용이다.

현대사회는 빠르게 변화해가고 있는데 거기에 적응하지 못하는 사람들은 스트레스를 받는다. 변화에 적응하지 못하는 직장인에게서 나타나는 대표적인 부적응 현상을 '파랑새증후군'이라고 한다.

이 파랑새증후군은 직장인들이 겪는 노이로제의 일종이다. 욕구불만, 갈등, 스트레스 때문에 발생하는 심리적 긴장이 신체적 증상으로 나타난 것이다. 현재의 직장보다 더 좋은 직장이 있을 것이라는 막연한 기대감을 갖고 있는 이 파랑새증후군은 결국 직장에 적응하지 못하게 하고 막연하게 더 좋은 이직만을 꿈꾸며 직장에서의 부적응 현상을 유발하고 있다.

출처: 김정일(2005).

(2) 신경증과 정신건강

신경증은 내적인 심리적 갈등이 있거나 외부에서 오는 스트레스를 다루는 과정에서 무리가 생겨 심리적 긴장이나 증상이 일어나는 인격 변화를 말한다. 흔히 노이로제로 더 많이 알려진 신경증은 정신적 원인에 의해 일어나는 정신적, 신체적 증상을 일으키는 질병을 말한다. 보통 신체적 질환으로 볼 수 있는 원인은 찾아 볼 수 없으나 심리적인 이유에서 발생하는 불안이나 스트레스를 바탕으로 발생하게 된다. 따라서 스트레스에 대처하는 방식이나 불안을 방어하는 체계에 따라서 신경증의 이름은 달라지고 공황장애, 광장공포증, 강박장애, 공포증, 신체화 장애, 신경쇠약 등으로 나타난다.

신경증은 개인이 어린 시절 경험하는 갈등과 같은 감정적 태도와 관계가 깊고 이러한 감정적 태도는 결국 성인이 되어 같은 상황에서 아동기에 반응하였던 감정양식으로 적응하려다 보니 좌절하거나 갈등을 겪게 됨으로써 신경증을 일으키게 된다고 본다. 가정생활이나 직장생활, 혹은 인간관계 가운데 극한상황이나 돌발적인 위기 상황이 아니더라도 만성적인 갈등은 불안을 낳고, 또한 불안을 방어하는 방어기제에 따라서 신경증적 증상이 일어나게 된다.

신경증이 공통적으로 나타나는 징후는 원망 또는 욕구불만으로 인한 좌절이나 갈등에 의하여 안정성이 위협을 받고 있다고 느끼는 위기적 상황에서 문제시되고 있다. 특히 애증, 질투, 경쟁 등의 대인관계에서 오는 요인들과 직장 구성원의 성격, 직장 내 특성, 관리자의 태도 등에 따라 신경증적 증상을 유발시키기도 한다. 신경증성 성향이 있는 사람은 긴장과 갈등이 있는 상황에 대하여 비정상적으로 고민하고 어떤 문제에 대하여 현실적으로 대처하지 못하며 잘못된 반응으로 문제를 처리하려고 하며, 자기 불확실성, 자기 비하, 자기 멸시, 과시욕 및 융통성의 결여 등의 문제가 발생한다.

사회생활을 하면서 신경증을 극복하는 길은 생활태도의 개선이 필요하다. 규칙적인 하루 일과와 충분한 수면은 기본이 되며, 직장에서 업무와 업무 외의 휴식에 대한 구분을 확실히 하여 일정한 취미를 가짐으로써 여가시간을 잘 활용하는 것이 중요하다. 고민이나 걱정거리에 대해서 지나치게 잊으려고 노력하는 것은 오히려 신경증을 조장하게 되기 쉽다. 한편, 스트레스에 대한 대처방법은 신경증 예방에 가장 중요하므로 스트레스를 받게 되면 잠시 그 상황에서 빠져나와 다른 대안들을 많이 가지고 있어 합리적인 방법으로 벗어나는 것이 좋고, 가정 내에서의 갈등을 최소화하거나 긍정적인 생활태도가 중요하다.

2) 중년기의 특성과 정신건강 이슈

중년기를 일컬어 흔히 인생의 반환점을 도는 시기라고 한다. 그 이유는 중년기에 여러 가지 변화가 찾아오는 일이 많기 때문이다. 또한 인생발달 주기에서 가장 많은 사건을 경험하며 신체적, 심리적, 사회적으로 많은 변화를 경험하게 된다. 그 결과 더 이상 젊지 않다는 의식이 싹트고 노화와 죽음에 대한 불안감이 많아지며, 일에서도 자신의 한계가 보이기 때문에 중년 우울증을 앓는 경우가 많아지고 있다. 이러한 변화가 마음속에서 갈등을 일으키고 정신적인 위기상태를 야기한다.

심리학자 융은 중년기 이후의 인생이 중요하다고 보았다. 의식상에 있는 자아와 무의식 속에 있는 자신이 서로를 인정하고 하나가 됨으로써 행복한 인생을 보낼 수 있다고 하였다. 중년기의 문제는 또 하나의 자신을 알아차리고 새로운 인생을 걸어가기 위한 계기가 된다고 하였지만 중년기는 특히 다양한 영역의 일상생활 스트레스를 경험하는데, 이는 곧 정신건강상태와 밀접한 관련이 있는 것으로 확인되었다(장하영, 2006). 따라서 이 절에서는 정신건강과 관련하여 중년기의 빈둥지증후군과 우울에 관해 살펴보고자 한다.

(1) 빈둥지증후군

'빈둥지증후군(Empty Nest Syndrome)'이란 아기 새들이 자라난 후 빈 둥지에 남겨진 어미 새와 같은 상황을 가리켜 자녀 없이 중년기의 부모만이 남아 있는 가정에서 겪는 정신적 위기를 나타내기 위하여 사용되는 개념이다. 즉, 자녀들이 성장하고 독립하게 되면서 보금자리인 가정을 떠난 후 중년기 부부만 남게 되어 공허한 마음과 허전함이 지속적으로 생활 전반을 차지하면서 삶의 의욕이나 자기 정체성을 상실하고 우울 증상을 표현하는 심리적 현상으로서 그 자체가 질병은 아니지만 제대로 대처하지 못하면 우울증으로 발전하기도 한다.

대개의 여성은 결혼을 하게 되면 자신의 욕구보다는 아이, 남편, 시댁, 친정 등 타인의 욕구를 충족시키는 것을 인생의 목표로 삼게 된다. 그러나 점점 나이가 들고 자녀가 성장해 감에 따라 아내와 엄마로서의 역할이 줄어들게 된다. 남편은 바깥일에 몰두하느라 아내의 기대감을 채우지 못하고, 여성이 아닌 가족으로 대하면서 소통이 단절된다. 특히 자녀가 커 가면서 진학, 취직, 연애, 결혼 등 각자 생활에 집중하는 과정에서 자신에게 소홀해짐을 느끼고 자기 정체성을 잃었다고 느끼면서 증후군이 표출되기 때문에 중년 이후의 정신건강에 나쁜 영향을 끼치게 된다.

여성의 경우에는 폐경기로 인한 갱년기 증상과 겹치고, 남성의 경우에는 은퇴나 실직 등의 사회·경제적 지위의 변화와 겹쳐 그 증상이 더욱 심해짐으로써 정신적 허탈감을 느끼게 되고 심리적으로 위축되어 사회생활에 영향을 주게 된다. 일시적인 허탈감과 상심감을 느끼는 것은 자연스럽게 극복되는 경우도 많지만 빈둥지증후군이 심하고 오래 지속되는 경우 본격적인 중년기 우울증으로 발전할 수 있다. 세계보건기구(WHO)는 빈둥지증후군과 같은 우울증이 2020년에 인류를 괴롭힐 세계 2위의 질병이 될 것이라고 전망했다(아시아경제, 2014). 혼자 사는 싱글족, 독거노인 등이 늘어나면서 증후군은 더욱 빠르게 확산될 전망이다. 자녀에 대한 기대치와 교육열이 높아 자녀의 출생과 동시에 모든 것을 자녀에게 쏟아 붓는 우리나라 부모들이 느끼는 빈둥지증후군은 세계 어느 곳보다 정도가 심한 것으로 보인다.

(2) 우울

우울증이라는 것은 우울한 기분, 흥미와 즐거움의 상실, 기운이 없으며 매우 피곤하고 활동이 감소하는 상태가 최소 2주간 지속되어야 하며 일상생활에 지장을 줄 정도의 증상이 있어야 우울증으로 진단이 내려지게 된다.

중년기 여성의 갱년기 우울증은 중년의 위기를 불러와서 불안하고 초조하여 우울 증상이 동반되어 의욕이 저하되며 슬픔과 집중력이 저하되는 증상 외에도 식욕상실, 불면증, 기억력 저하, 집중력 감소, 절망감 등의 양상이 나타나며, 특히 자신의 생각을 억압하려는 경향 때문에 신체증상이 다수 나타나게 된다. 또한 배우자의 사망, 부모봉양에 대한 책임, 실직이나 진급 실패, 성인이 되어서도 의존적인 자녀 등은 중년의 위기를 불러와서 피할 수 없는 호르몬 등 신경내분비적인 변화도 뒤따르게 된다.

특히 여성에게는 남성과는 다른 요인이 부가되어 우울증의 유병률이 남성보다 1.5 내지 2.5배까지 높다(한국보건의료연구원, 2010). 이는 주부를 비롯한 여성에게는 사회적 문화적으로 남성과는 다른 역할이 주어지므로, 심리적인 면에서 취약한 것이 하나의 원인이 된다. 즉, 임산과 출산, 육아, 부부문제, 고부갈등, 폐경기 우울증, 빈둥지증후군 등으로 인하여 여성의 우울증 유병률이 급속하게 높아진다. 더욱이 동양사회인 경우에는 아직까지도 남성 우월주의가 지배적인 관계로 인해 여성의 사회적 지위는 미미하여 이로 인한 좌절감, 실망감 등이 있을 수 있다. 거기에다 과거 '빈둥지증후군'으로 칭하였던 것으로 중년이 되면서 자식이 성장하여 독립해 감에 따라 느끼게 되는 공허감과 활동적인 사회생활을 하는 남편과 비교했을 때의 자신의 처지에 대한 비관 등도 중년기 우울증의 요인이 된다.

05 노년기의 특성과 정신건강 이슈

우리나라 통계청에서 2012년에 발표한 65세 이상 고령자 인구는 589만 명으로 전체 인구의 11.8%를 차지하고 있어 저출산·고령화 사회가 이미 도래한 것을 알 수 있다. 또한 평균수명이 점점 늘어가면서 2050년에는 65세 이상 인구가 40%에 육박할 것이라고 예측되고 있으며, 평균수명 연장의 결과 노년기라고 불리는 시간이 대폭적으로 연장되었다. 일부 학자들은 인류수명이 100세에 가까워지면서 노인뿐 아니라 모든 세대의 전 생애주기를 포괄하는 패러다임의 변화가 예상된다고 주장하기도 한다(오영희·김유경, 2011). 즉, 생애주기의 변화로 인해 가족관계와 사회관계를 중심으로 삶에 대한 전반적인 인식이 달라고 있기 때문에 노년기 삶의 방식도 재조명할 필요성이 대두되고 있다.

노년기는 일반적으로 65세부터라고 부르고 있는데, 미국의 교육학자 로버트 헤비거스트(Robert James Havighurst, 1900~1991)는 각각의 발달단계에서 사회가 기대하는 능력을 발달과제라고 불렀다. 지금까지 알려진 노년기의 발달과업으로는 퇴직과 수입의 변화에 대한 대응, 퇴직 후 배우자와의 생활에 대한 학습, 동년배 노인들과 사이좋게 지내기, 신체 변화에 대한 적응, 만족할 만한 생활환경 만들기, 사회적 책임을 다하기, 배우자의 죽음에 적응하기 등이다. 노년기에는 자신의 변화에 적응하고 발달과업을 수행하며 노후생활에 적합한 환경을 조성하는 것이 중요하다. 이 절에서는 정신건강과 관련하여, 노년기의 치매, 노년의 성 등과 같은 이슈에 대해 살펴보고자 한다.

1) 치매

치매는 후천적으로 인지 기능에 광범위한 장애가 생기는 것을 말하며, 주요 증상으로는 기억력, 방향감각, 언어기능, 추상 능력, 판단력 저하, 피해망상, 과대망상, 신체망상, 불안, 우울 등과 같은 정서장애가 발생하며, 공격적인 행동, 과다한 행동, 반복적인 행동 등이 나타날 수 있으며 감각에 장애가 생겨 환청, 환시 등의 환각을 경험할 수도 있다.

치매는 주로 노년기에 많이 생기며 현재 심장병, 암, 뇌졸중에 이어 4대 주요 사인으로 거론될 정도로 중요한 질환 중의 하나이다. 고령화에 따른 치매 환자는 급속히 늘고 있어서 우리나라 65세 이상 노인의 치매 유병률 및 치매 환자 수 추이(보건복지부 · 서울대학교병원, 2012)에 의하면, 2005년 8만 3000명이던 치매 환자가 2012년 53만 4000명으로 급증했다. 2020년에는 75만 명, 2030년에는 100만 명을 넘을 것이고 2050년에는 2백만 명이 넘을 것으로 예상하고 있다. 우리나라는 평균수명의 증가와 함께 노인성 치매 환자의 수가 급증하고 있어 환자 자신과 가족은 물론 사회적으로도 큰 문제로 대두되고 있다.

치매의 원인은 정확하게 밝혀지지는 않았지만, 치매를 일으키는 가장 대표적인 질환은 알츠하이머병과 혈관성 치매, 파킨슨병을 들 수 있다. 알츠하이머병은 나이가 많을수록 많이 생기며 여성에게 더 잘 나타나고, 혈관성 치매는 다발성 뇌졸중에서 발생하며 서서히 진행하는 알츠하이머병과 달리 단계적으로 진행된다. 파킨슨병은 뇌 신경조직이 퇴행성 변화가 일어나면서 생기는 병으로 여러 가지 운동기능 장애와 함께 우울증, 치매 증상 등이 나타난다.

치료의 범위는 인지장애의 치료와 문제행동, 정서적 문제의 치료가 가장 중요하지만 노인성 치매의 경우 기능이 점차 상실되어 감에 따라 남아있는 능력의 유지에 중점을 두어, 상실을 최소화하고 노인의 위엄과 삶의 질을 최대한 향상시키도록 도와야 한다. 무엇보다 치매 환자를 돌보는 가족은 정신적 고통과 심리적, 육체적 부담과 경제적 부담이 크므로 간병하던 가족이 신체나 정신의 질환을 얻는 경우도 있다. 특히 우울증을 비롯한 마음의 병이 치매가족을 간병하는 고통과 결합하면 감당할 수 없는 사태가 벌어지게 된다. 치매 환자를 돌보며 정신, 신체적인 고통에 시달리는 가족에게도 사회적인 관심이 절실하다. 치매를 개인이나 가족 내의 문제로 국한시키지 말고 적극적으로 의사 및 지역사회 내 치료조직이나 단체를 이용하여 가족의 부담을 덜고 어려움을 상담하는 것이 바람직하다. 간병가족의 심리적 고통을 살피고 들어주는 의료, 사회시스템이 필요하며 정신건강과 의사와 사회복지사 등을 적극 활용하고, 치매 환자에 대한 장기요양보험 적용을 확대하는 등 맞춤형 사회적 지원 시스템을 확립하는 것이야말로 노년기의 정신건강을 지키는 데 우선적으로 필요하다.

2) 노년의 성

고령화 사회에서 노인이 겪어야 하는 다변적인 문제로는 경제, 건강, 가족관계 및 역할상실에서 오는 허탈감 외에 노인의 '성' 문제가 특히 크게 차지한다. 인간의 기본적 욕구 중의 하나는 성욕이며, 노년기가 되어도 그 욕구는 소실되지 않고 단지 성에 대한 관심과 욕망이 조금씩 줄어들 뿐이다. 나이가 들어가면서 생리적으로 성욕이 감소하고 성기능도 떨어져 성생활 빈도와 강도는 줄어들지만, 여전히 성생활은 노년기 삶의 한 부분임을 인정해야 한다. 노년의 성은 신체에 의한 자기 표출이며 친밀한 인간적 교류이므로 자연스러운 현상임을 직시해야 한다.

그러나 우리 사회뿐만 아니라 서구사회에서도 노년기의 성에 대한 잘못된 편견과 부정적인 태도가 형성되어 있다. 노인들은 고령화됨에 따라 배우자를 잃어야 하는 큰 고통이 따르게 마련인데 이로 인해 고독하고 외로워하면서도 이성과의 만남이나 친교에도 적극적이지 못하다. 어느 계층에서는 새로운 배우자나 교류의 대상을 찾기도 하지만, 그러기까지에는 많은 장애가 따르고 특히 자녀들은 여러 가지 이유를 들어 노부모의 그러한 행동을 인정하지 않으려 한다.

고령사회로 가고 있는 지금 노년기의 삶은 활기차고 희망적으로 보내야 한다는 관심이 크게 늘어나고 있고 그에 따라 인간의 기본 욕구인 '성'도 삶의 중요한 자리를 차지하며, 노후의 삶의 질을 향상시키는 요건으로 반드시 고려되어야 할 부분이 되고 있다. 노인기의 성생활은 생리적 측면에서도 필요한 것으로 알려져 있다. 즉, 성적활동이 억제되거나 성적 욕구가 충족이 되지 않는 경우, 노인의 퇴행이 촉진되는 반면, 노인의 성행위는 관절염 치료를 돕고, 심리적 긴장감의 감소에 도움을 준다고 보고 있다.

따라서 노인의 성적 행동은 단순히 육체적인 측면뿐만 아니라 심리 정서적인 측면도 중요하다. 생명유지를 위해 음식물이 누구에게나 필요한 것과 마찬가지로 이성 간의 사랑, 애정, 친밀감 및 성에 대한 관심과 욕구는 연령에 관계없이 누구에게나 존재하고 반드시 필요하다. 전문가들은 노인들도 규칙적으로 성생활을 즐길 경우 건강에 좋다고 지적하고 있다. 노인의 성생활의 유지나 이성교제는 노인의 삶에 활력을 불어넣을 수 있는 요소이기에 노인의 올바른 성문화를 위한 구체적이고 체계적인 노력이 병행되어야 한다.

건전한 노후 성생활의 유지를 위하여 노인들 스스로가 성에 대한 낡고 왜곡된 생각을 버려야 하고, 또한 성생활이 젊은 층에만 필요한 것이 아니고 노년층에게도 필요하다는 인식을 사회 구성원 모두가 가져야 한다. 성 욕구에 대한 적당한 표현과 적절한 해소가 노년기의 신체적, 정신적 건강에 도움이 된다는 사실을 알아야 한다.

생각거리

1. 건강한 태내발달을 위한 환경은 무엇이라고 생각하는가?
2. 영유아기의 안정된 애착형성을 위해 중요한 요소는 무엇이라고 생각하는가?
3. 아동 및 청소년기의 정신건강을 위해 필요한 지원체계는 무엇이라고 생각하는가?
4. 중년기의 빈둥지증후군을 극복하기 위한 실천방안은 무엇이라고 생각하는가?
5. 노년기의 건강하고 행복한 삶을 위한 실천방안은 무엇이라고 생각하는가?

읽을거리

어른이 되면 괜찮을 줄 알았다(2020)

저자: 김혜남 (정신과 전문의)　출판사: 메이븐

이 책은 30년 넘게 정신과 의사로 일해 온 김혜남 박사가 다양한 사람들의 마음속 상처를 만나며 느낀 삶의 통찰을 따뜻한 언어로 풀어낸 심리 에세이이다. 제목처럼 '어른이 되면 괜찮을 줄 알았지만, 여전히 삶은 어렵고 마음은 흔들린다.'라는 사실을 받아들이는 데서 이야기가 시작된다.

저자는 청춘의 불안과 무기력, 중년의 자괴감, 노년의 상실과 외로움까지, 삶의 전 단계에 걸쳐 나타나는 정서적 고통을 섬세하게 짚어내고 있다. 이 책에서 말하는 '정신건강'이란, 병명을 붙일 수 있는 증상만이 아니라, 우리가 평범하게 겪는 후회, 외로움, 자책, 분노, 자기혐오 같은 감정들까지도 포함하는 것이다.

각 장에서는 실제 환자 사례와 저자의 내면적 경험이 함께 어우러져, 독자로 하여금 '내 이야기 같다'라는 공감을 불러일으킨다. 저자는 단정하거나 조언하기보다는, 마치 조용한 의자에 앉아 "나는 너의 이야기를 듣고 있다."라고 말하듯 다정하게 우리 곁에 있다.

이 책은 우리가 배운 이론 속의 '정신질환'이나 '진단명' 이전에, 한 사람의 마음이 어떻게 아프고 또 어떻게 회복해 나가는지를 삶의 언어로 풀어낸 책이라고 생각한다. 그런 의미에서 정신건강론을 공부하는 여러분에게 『어른이 되면 괜찮을 줄 알았다』를 추천한다.

정신건강을 학문적으로 이해하는 것도 중요하지만, 사람의 마음을 공감하는 힘은 결코 교과서 속 문장만으로는 길러지지 않는다. 이 책은 정서적 고통을 겪는 사람들이 꼭 '환자'로 분류되지 않더라도, 그들에게는 누구보다도 다정한 이해자가 필요하다는 것을 일깨워 준다.

볼거리

“나이 들수록 (혼자가) 편합니다. (그게) 정상입니다.”

강연: 세바시 유튜브 채널: https://www.youtube.com/watch?v=sMdL9satPxo),
강연자: 하지현 정신과 의사

혼자 있는 게 불안하고, 다들 잘 지내는 것 같아 더 외롭다면… 이 강연을 꼭 들어보기를 추천한다. 건국대 정신건강의학과 교수이자 『고민이 고민입니다』의 저자 하지현 교수는 이 강연에서 중년기의 ‘고독’에 대한 오해를 짚으면서, 사실 그 고독은 우리 모두가 거쳐가는 정서적 독립의 과정이라고 말한다. 이 강연이 오롯이 중년에게만 해당되는 이야기는 아니다. 오히려 대학생인 지금, ‘혼자 있는 게 이상한 거 아닐까’, ‘나만 친구 없고 외로운 것 같아.’ 하고 느끼는 관계 불안과 비교감정을 겪는 이들에게 더 와닿는 이야기일 수 있다.

이 강연은 특히 이런 대학생에게 추천한다. ‘혼자 있는 시간이 불안하고 두려운 사람’, ‘대인관계에서 자꾸 자신을 깎아내리게 되는 사람’, ‘모든 인간관계에 에너지를 다 쏟고 지쳐버린 사람’, ‘타인의 기대에 맞추느라 나를 잃은 느낌이 드는 사람’.

대학생활은 관계, 진로, 독립성 사이에서 끊임없이 ‘나’를 흔들리게 만든다. 그럴수록 고요한 혼자만의 시간도 삶의 일부로 받아들일 수 있어야 한다. 그래서 이 강연은 그런 당신에게 이렇게 말한다. “그 불안은 이상한 게 아니라, 당연한 거예요. 그리고 당신은 지금도 충분히 괜찮아요.” 관계가 전부인 줄 알았던 당신에게, 혼자 있는 시간도 삶의 일부임을 깨닫게 해 주는 강연이다. “나의 고요도, 내 삶의 일부로 인정할 수 있을 때, 비로소 더 강해질 수 있습니다.” 인생에서 특히 중년 이후의 삶에서 ‘혼자 있는 시간’의 의미와 정신적 독립성에 대한 통찰을 제공한다.

CHAPTER

03 스트레스의 이해

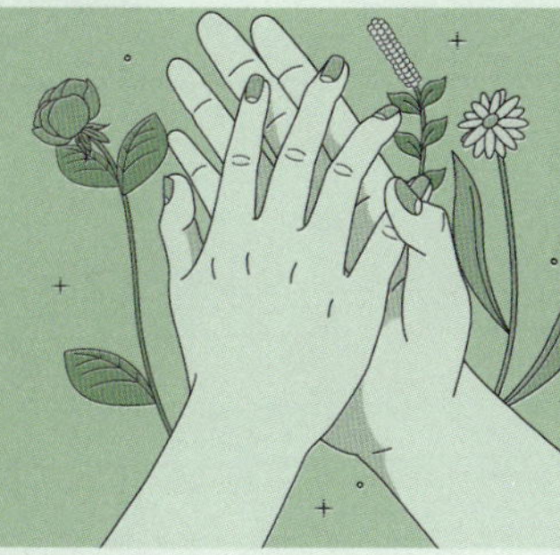

01 스트레스 개념

우리 현대인은 매일 매일을 살아갈 때 '스트레스'받는다는 생각과 말을 자주 할 때가 많다. 우리가 일상생활에서 인사로 전하는 '안녕하십니까?'에는 스트레스를 받지 않고 잘 지냈나요? 라는 말로 대체할 수 있을 정도이다. 지금까지 스트레스는 성인기에 겪는 현상으로 여겨졌으나, 최근에는 연령에 상관없이 태어나면서 죽을 때까지 지속되는 삶의 한 부분이라고 보는 관점이 보편화되고 있다.

스트레스(stress)라는 말의 어원은 '긴장하다', '팽팽한', '조인' 등의 뜻을 가진 라틴어에서 유래되었는데, 스트레스라는 용어는 물리학과 공학적 측면에서 어떤 물체나 인간에게 작용하는 힘인 압력, 강한 영향력을 가리키는 뜻으로 사용되다가 우리 생활에서 큰 불편을 주는 신체적, 정신적인 긴장 또는 그러한 긴장을 유발하는 것을 의미하게 되었다.

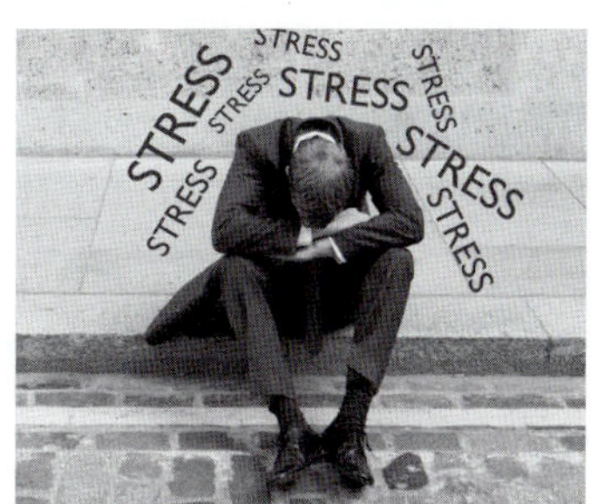

정신건강의 논의에는 '스트레스'라는 용어가 언제나 뒤따른다. 정신건강은 우리가 일반적으로

생활을 평소처럼 유지하며 심리적으로 사회적으로 더 나아가 영적으로 편안한 상황을 누리는 경우를 말한다. 이러한 평안한 상황이 흐트러지게 되고 이에 대한 적절한 반응을 하지 못하거나 역기능적으로 반응하게 되는 경우 우린 건강성을 잃게 되거나 위협받을 것 같은 '증상'을 나타내게 된다. 우린 이러한 반응들을 일으키는 상황들을 '스트레스'라 하고 스트레스는 상황에 따라 모든 사람에게 동일하게 적용되는 것이 아니라 개인의 성향이나 성격에 의해서 스트레스로 지각되기도 하며 그렇지 않기도 한다.

셀리에(Selye, 1976)는 스트레스를 신체의 특유 반응을 일으키는 원인적 자극의 총칭이라고 정의했으며, 라자루스(Lazarus, 1981)는 스트레스란 외적 또는 내적인 요구가 개인의 적응 자원보다 지나치다고 판단이 내려질 때 경험하게 되는 위험, 불안의 정서 상태라고 하였다. 이렇듯 스트레스는 환경과의 갈등에서 야기되는 것으로 개인의 신체 및 심리적 안정 상태를 위태롭게 하는 자극 조건인 동시에 개인의 정서체계 · 행동체계 · 생리적 체계에 변화를 가져오게 하는 것이며, 개인의 환경적 자극에 대한 적응 능력의 차이를 모두 포함한다. 현대 사회에서 스트레스는 삶을 건강하고 즐겁게 영위하기 위해서 피해야만 하는 것이 아니라 관리하고 대처해 나가는 것이 중요하다.

Tip! 스트레스의 세 가지 의미

스트레스의 개념은 반응으로서의 스트레스, 자극으로서의 스트레스, 상호작용으로서의 스트레스, 세 가지로 구분 · 정리되고 있다.

첫째, 반응으로서의 스트레스(stress as a response)는 신체적 반응에 초점을 두는 것으로서, 유해한 자극으로 인해 나타나는 신체 생리적 기능의 변화를 의미한다. 개인이 생활 속에서 겪는 자극이 한 개인의 적응능력을 능가하게 되면 스트레스 반응이 일어나는 것으로, 피로, 소화불량, 두통, 심장병, 암 등의 질병으로 연결되기도 하며 이러한 증상들은 시간의 경과에 따라 누적된다. 이는 스트레스를 자극원에 대한 반응으로 보는 견해이다.

둘째, 자극으로서의 스트레스는 스트레스를 유발하는 자극에 초점을 두는 것으로, 생활 속에서 좌절이나 갈등 그리고 우리의 생명이나 생활을 위협하는 것들로서 심리 환경적 자극, 생활변화로 인한 자극, 그 밖의 일상생활에서의 일들과 천재지변 등을 의미한다. 자극으로서의 스트레스는 특정한 사람만이 경험하는 것이 아니라 일상생활 속에서 누구라도 경험할 수 있는 보편적인 생활사건의 접근법에 의해 연구되고 있다. 개인에게 어떤 스트레스 자극이 가해져서 개인이 수용할 수 있는 한계가 지나치면 긴장하게 된다는 것으로 스트레스를 환경적 자극으로 파악하려는 것이다.
셋째, 상호작용으로서의 스트레스는 개인의 역동적인 심리과정을 중시하는 것으로 환경 내의 자극 특성과 이에 대한 반응 간의 매개체로서 개인의 특성을 강조하는 것이다. 상호작용으로서의 스트레스 개념은 환경에 영향을 주기도 하고 받기도 하는 개인의 역동적인 면을 강조한다. 어떠한 환경적 사건도 개인의 주관적 지각이나 평가와 독립되어 하나의 객관적인 스트레스원으로 작용할 수 없다는 관계론적 측면을 강조한 것이 된다.

02 스트레스 영향

우리가 일반적으로 사용하는 스트레스 용어는 부정적으로 인식되는 경우가 많으나 스트레스가 모두 부정적인 것은 아니다. 사람은 스트레스를 전 생애를 걸쳐 경험하고 오히려 스트레스를 배제한 생활은 불가능할 정도이며, 스트레스는 상황에 따라 부정적일 수 있고 긍정적일 수 있다고 할 수 있다.

스트레스는 어떤 사건이 일어났느냐의 문제보다 어떻게 받아들이느냐에 따라 그 영향이 크게 달라진다. 모든 사람이 같은 상황을 똑같은 방식으로 받아들이지는 않으며 이러한 스트레스의 개념은 개인에 의해 좌우된다는 점을 강조하고 있는 것이다.

스트레스는 심리적 및 신체적 건강상태나 과제 수행에 긍정적인 영향을 주는 긍정적 스트레스(eustress)와 부정적인 영향을 주는 부정적 스트레스(distress)로 구분할 수 있다. 긍정적 스트레스는 흥미 있고 즐거우며 우리에게 활기를 주는 유쾌한 변화 혹은 요구로 인식되고 부정적 스트레스는 과도하거나 불쾌한 요구에 의해 우리의 에너지가 소모되거나 탈진되는 요구로 여겨진다. 스트레스의 긍정적 효과는 자극을 받고 도전하려는 우리의 욕구를 자극하며, 개인적 성장이나 자기 향상을 증진시키는 기능을 하게 한다. 또한 스트레스를 경험함으로써 앞으로 경험하게 될 더 큰 스트레스에 대해 예방접종과 같은 면역기능이 생길 수도 있다. 이러한 점은 스트레스는 사건 자체보다는 사건에 대한 개인의 주관적 해석에 의해 좌우된다는 점으로 볼 수 있는 것으로 어떤 일에 대해 그 사건을 어떻게 받아들이느냐에 따라 더 많이 스트레스를 느끼기도 하고, 오히려 즐거워하는 사람도 있을 수 있다는 것이다.

따라서 최근에는 스트레스에 대해서 낙천적으로 대처하는가 혹은 염세적으로 대처하는가 하는 '개체가 스트레스를 어떻게 규정하는가'가 중요한 문제로 제기되고 있고 이러한 스트레스의 주관적인 대처에 관한 측면이 질병 발생에 중요한 영향을 미친다고 언급되고 있다. 스트레스는 우리가 살아가는 곳에 항상 존재하는 것이며, 스트레스의 영향을 어떻게 관리하느냐가 매우 중요할 따름이다.

Tip! 긍정적 스트레스! 유스트레스(eustress)

- 시험의 긴장은 스트레스로 작용하지만 시험 준비를 하게 하여 시험성적에 도움이 되는 요인으로 작용하게 된다.
- 친구와의 관계에서 신경 쓰임은 스트레스로 작용하지만 관계를 위해 노력하게 하는 요인으로 작용하게 된다.
- 과제 제출 요청은 스트레스로 작용하지만 과제수행을 촉진하는 역할을 하게 한다.
- 자신의 능력을 최대한으로 발휘하도록 만드는 경쟁적 스트레스는 다양한 작업환경이나 운동경기에서 볼 수 있다.
- 자명종 소리는 시끄럽지만 우리에게 직장으로 출근하게 하는 동기 역할을 한다.
- 몸무게가 약간 줄었을 때 체험하는 가벼운 배고픔은 자신에게 몸의 자신감을 주는 역할을 한다.

- 대학에서의 시험은 스트레스로 작용하는 요인이지만 졸업 후 좋은 직장에 취업하거나 사회생활에 도움이 되는 요인으로 작용한다.

03 스트레스 요인

우리는 일상생활에서 변화를 접하고 예기치 못하는 상황에 놓이기도 하면서 스트레스를 경험하게 된다. 어떤 스트레스는 일시적인 것으로 해소되기도 하지만 어떤 경우에는 심각한 문제로 발전되기도 한다. 우리는 건강한 삶을 살기를 희망하지만 주변 환경과 우리 자신의 특성으로 인해 불안정함을 느끼거나 힘든 경우를 경험하게 된다. 스트레스는 개인이 환경이나 사건, 혹은 신체적, 심리적, 정신적으로 상당한 부담을 받아 생기는 반응으로 이러한 스트레스를 일으키는 환경이나 그 어떠한 사건, 혹은 상황을 스트레스원이라 한다(김현정, 2006). 스트레스를 야기하는 요인은 외적인 환경조건으로부터 내적인 생리적 현상까지 다양한 자극으로 제기되는데, 본 절에서는 크게 외적 요인과 내적 요인, 심리적 요인, 그리고 생리적 요인으로 살펴보았다.

Tip! 일상생활에서 스트레스

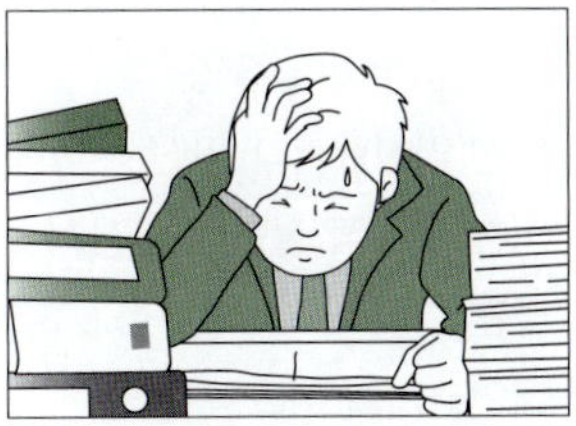

- 가사일: 식사를 준비하는 것, 집안을 청소하는 것, 빨래하는 것 등
- 시간의 압박: 할 일은 많고, 시간이 부족한 경우
- 미래에 대한 걱정: 직장, 취업 등
- 경제적 문제: 용돈, 생활비, 사소한 빚
- 환경문제: 소음이나 공기가 탁한 것, 먼지가 많이 나는 것
- 대인관계: 친구관계, 연애, 상사와의 관계, 부하와의 관계, 동료와의 관계

1) 외적 요인

우리에게 주어지는 생활변화는 그것이 긍정적이든 부정적이든 스트레스를 유발한다. 인간이 스트레스를 받는 외적 요인은 날씨, 시간, 사회의 빠른 변화, 직장에서의 업무 처리, 새로운 작업 혹은 환경의 변화 등 다양하다. 이러한 급작스러운 생활 변화는 제한된 에너지에서 갑자기 많은 에너지가 소모되기 때문에 건강 유지가 어렵고 질병에 노출될 가능성이 크다. 생활에서의 인간관계 어려움, 경제적 손실 또는 이득, 가족이나 배우자의 죽음, 복권 당첨 등 이러한 변화는 우리에게 적응을 요구하게 된다.

〈표 3-1〉 생활의 변화에 따른 스트레스

학생용 생활변화 질문지

- 자신의 스트레스가 어느 수준인지 다음을 체크 한 후 각 항목의 점수를 합하여 객관적으로 알 수 있다.
- 아래에 열거된 사건은 대학생들의 생활에서 일어나는 것들입니다. 지난 12개월 동안 당신에게 일어났던 일들을 왼쪽 난에 체크하시오.

생활사건	스트레스 가중치	지난 1년간 경험한 횟수	아니오
가까운 가족의 죽음	100		
수감(경찰서나 수용소)	80		
대학 입학이나 졸업	63		
임신(임신했거나 임신시킴)	60		
심한 개인적 질병이나 상해	53		
결혼	50		
대인관계의 어려움	45		
경제적 어려움	40		
친한 친구의 죽음	40		
친한 친구와의 말다툼(이틀에 한 번 이상)	35		

생활사건	스트레스 가중치	지난 1년간 경험한 횟수	아니오
가족과 중요한 의견의 불일치	35		
개인적인 습관의 변화(옷, 태도, 교제 등)	30		
생활환경(이사 등)	30		
상사나 교수와의 문제	25		
탁월한 개인적인 성취	25		
몇 가지 교과목의 실패	25		
기말시험	20		
데이트 횟수의 증가나 감소	20		
직업(연구) 조건의 변화	20		
전과, 편입	20		
수면 습관의 변화(수면의 양, 취침시간의 변화 등)	18		
수일간의 휴가(방학 포함)	15		
식사 습관의 변화(먹는 양 또는 식사시간 등)	15		
가족과의 재결합	15		
여가 활동의 변화	15		
사소한 질병이나 상해	15		
사소한 법규의 위반(교통위반, 불법횡단 등)	11		

[점수결과 해석]

- 150점 이하: 현재 당면하고 있는 생활변화의 정도는 그다지 높지 않다. 최근 생활변화로 인한 긴장과 스트레스를 느끼지 않고 있다.
- 151~300점: 이 점수 수준에 해당되는 개인은 생활변화에 의한 긴장의 정도가 고조되고 있는 상태이며, 300점에 가까울수록 지난 12개월 동안 꽤 심한 변화를 겪었다고 할 수 있다.
- 300점 이상: 지난 12개월 동안 생활에 큰 변화를 겪은 것이 분명하고 이 정도의 심한 생활의 변화를 잘 극복하기 위해 각별한 노력이 요망된다.

출처: 장연집 · 변광호(2005).

외적 스트레스 요인 가운데 가장 큰 부분은 외상적 사건(traumatic events)이다. 외상적 사건은 개인이 매우 충격적인 상황에 노출된 것을 의미한다. 외상적 사건은 엘리베이터에 갇히는 경험, 교통사고, 도둑의 침입, 가정폭력 등 다양하다. 그리고 개인의 의지와 상관없이 경험하게 되는 외부적 재난 역시 외상적 사건이다. 우리나라 대표 외상적 사건은 성수대교 붕괴(1994), 대구 지하철 방화사건(2003), 세월호 사건(2014) 등이라고 할 수 있다. 이러한 외상적 스트레스 사건을 경험한 개인은 위협적이었던 사고에 대한 반복적 회상이나 악몽에 시달리며, 외상적 스트레스 사건과 관련 있는 것들을 지속적으로 회피하는 반응을 보이기도 한다. 이러한 증상이 지속적으로 반복되면 외상 후 스트레스 장애(Post Traumatic Stress Disorder)라는 정신장애 진단을 받는다.

대다수의 사람들은 크나큰 재난들로 인한 외상적 사건을 크게 경험하지는 않지만 인생을 살아가다 보면 질병, 이혼, 진학, 결혼, 취업, 가까운 사람의 죽음과 같은 외적 환경의 커다란 변화를 겪게 되며 이러한 다양한 사건은 스트레스를 받는 주된 외적 요인으로 작용한다.

2) 내적 요인

내일 시험이라고 가정하자. 같은 상황이지만 학생에 따라 지각하는 스트레스의 정도는 다를 수 있다. 자신이 처한 그 상황을 어떻게 해석하는지에 따라, 상황이 예측된 것이었는지 아닌지에 따라 혹은 성격과 성향이 어떤지에 따라 다를 수 있다. 예를 들어 시험성적이 본인에게는 매우 중요하고 꼭 A를 받아야 하는 상황으로 해석하게 될 때 시험을 전혀 상관없는 것으로 받아들이는 학생보다는 지각하는 스트레스 정도는 클 것이다. 따라서 스트레스는 개인의 성격, 인지, 자아개념 등 내적 요인에 따라 다르게 영향을 미친다고 할 수 있다.

(1) 자아개념

자아개념(self-concept)은 자신에 대해 어떻게 생각하는지와 관련된다. 자아개념은 자신의 신체나 소유물 등에 대한 일반적인 평가에 근거하여 형성되는 신체적 자아(physical self), 자신에 대한 타인의 평가나 사회적 역할에 근거하여 형성되는 사회적 자아(social self), 자신이 어떤 성격을 가지고 있고 얼마나 능력 있는 사람인지에 대한 자신의 평가를 토대로 형성되는 심리적 자아(psychological self)로 이루어져 있다. 자아개념은 어떤 특정한 상황에서 극복할 수 있느냐 또는 없느냐를 지각하는 데 영향을 주며, 이에 따라 대응양식이 달라진다. 자아개념은 자기, 타인 그리고 세상에 대한 지각을 결정하기 때문에 부정적인 자아개념을 가진 사람은 긍정적인 자아개념을 가진 사람에 비해 스트레스를 더 가중하게 느끼게 된다. 이러한 부정적 자아개념은 스트레스를 가중시킬 뿐 아니라 질병에도 취약하게 만든다. 암환자를 대상으로 한 연구들은 암환자들은 그렇지 않은 사람에 비해 자기비하, 무력감 등이 높게 나타난다고 한다(장연집 외, 2007). 즉, 동일한 스트레스 상황에 노출되어도 자신에 대한 자아개념이 높은 사람들은 스트레스를 효과적으로 대처할 수 있으나, 자아개념이 낮으면 스트레스에 취약하여 심리적 문제가 심화될 수 있다.

(2) 성격유형

개인의 성향 혹은 성격에 따라 스트레스를 느끼는 정도는 달라진다. 정해진 시간까지 일이나 과제를 마치려고 하는 행동, 시간에 대한 강박이나 공격적인 행동, 너무 강한 성취적 행동, 한꺼번에 일을 욕심내고 동시에 일을 많이 하는 행동 등은 스트레스 요인이 된다. 심장전문의인 프리드먼(Friedman)과 로슨먼(Rosenman)은 관상성 심장병에 잘 걸리는 성격을 A 유형 성격이라고 불렀다. 여기서 관상성 심장병이란 성인 사망의 두 번째 원인으로 심장에 혈액을 공급하는 관상동맥이 좁아져 심장근에 대한 산소공급이나 영양공급이 중단되어 심근경색이 일어나는 질병이다. 일반적으로, 흡연, 콜레스테롤, 고혈압, 스트레스가 관상성 심장병의 주요 원인으로 알려져 있다. A 유형 성격의 사람들은 항상 시간에 쫓기는 기분을 느끼며, 타인에 대해 적개심에 가까운 경쟁의식을 보인다. 또한, 강한 성취동기를 가지며, 다면적인 행동, 즉 다양한 과제에 동시에 관여하길 좋아하고 이기적이고 자기중심적인 경향이 있다. 이러한 인지적 특성 외에도 타인에게 인정받으려고 하고, 물질적인 결과를 중시하며 반복적인 일을 할 때 짜증을 많이 내는 등 행동적 특성이 있다. A 유형 성격의 사람은 외부적인 스트레스를 동일하게 받아도 받아들이는 강도가 큰 차이가 나는데 이는 개인 내적인 성격의 차이가 스트레스를 유발시키는 요인과 관련이 있음을 보여 준다.

Tip! 심장병 환자들이 앉았던 의자 앞부분이 닳아 있다? A형 유형과 소파수리공

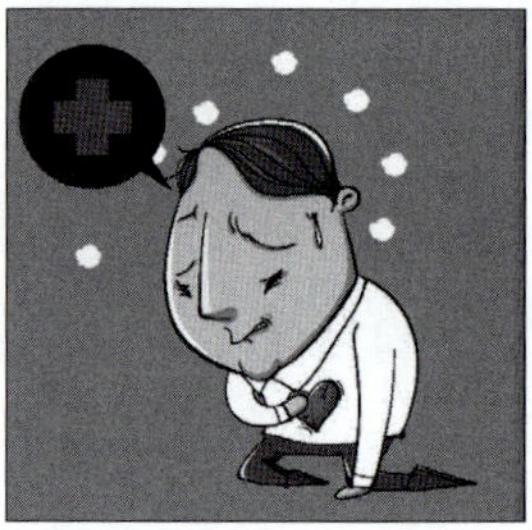

A 유형의 행동은 Friedman 박사의 사무실에 있는 의자를 수선하러 갔던 수선공에 의해 관찰되었다고 한다. 어느 날 가구 수선공이 진료실의 의자를 수선하기 위해 왔을 때, 수선공은 진료실의 의자가 앞부분만 흉하게 닳아 있다는 것을 알게 되었다. 그는 박사가 치료하는 환자가 도대체 어떤 환자들인가를 물었다고 한다. 의자의 천이 앞끝 쪽 부분만 헤어져 있었는데, 환자들이 의사에게 몸을 바짝 기울여 앉지 않고서는 의자가 이렇게 낡지는 않을 거라는 점을 환기시켜 주었는데, 심장병 환자들은 모두 의자의 뒤편까지 편안히 앉지 못하였기 때문이다.

출처: 장연집 외(2010).

〈표 3-2〉 A 유형 행동유형 평가 질문지

※ 다음 질문에 답하세요.

1. 나는 줄 서서 기다리는 것을 싫어한다.
   ① 항상 그렇다 ② 가끔 그렇다 ③ 거의 그렇지 않다 ④ 전혀 그렇지 않다

2. 시간을 절약하기 위해 오히려 시간에 쫓기고 있는 나 자신을 종종 발견한다.
   ① 항상 그렇다 ② 가끔 그렇다 ③ 거의 그렇지 않다 ④ 전혀 그렇지 않다

3. 나는 어떤 일을 하는 데 시간이 오래 걸린다고 생각되면 마음이 편치 못하고 당황하게 된다.
   ① 항상 그렇다 ② 가끔 그렇다 ③ 거의 그렇지 않다 ④ 전혀 그렇지 않다

4. 압력을 받고 있을 때는 화를 내기도 한다.
   ① 항상 그렇다 ② 가끔 그렇다 ③ 거의 그렇지 않다 ④ 전혀 그렇지 않다

5. 내 친구들은 내가 쉽게 흥분한다고 한다.
   ① 항상 그렇다 ② 가끔 그렇다 ③ 거의 그렇지 않다 ④ 전혀 그렇지 않다

6. 나는 경쟁적으로 할 수 없는 일은 좀처럼 하려고 하지 않는다.
   ① 항상 그렇다 ② 가끔 그렇다 ③ 거의 그렇지 않다 ④ 전혀 그렇지 않다

7. 어떤 해야 할 일이 있으면 세부적인 일이 구체적으로 계획되기도 전에 내가 제일 먼저 시작한다.
   ① 항상 그렇다 ② 가끔 그렇다 ③ 거의 그렇지 않다 ④ 전혀 그렇지 않다

8. 내가 실수를 하는 경우는 대개 충분한 생각과 계획 없이 무모하게 덤벼들기 때문이다.
   ① 항상 그렇다 ② 가끔 그렇다 ③ 거의 그렇지 않다 ④ 전혀 그렇지 않다

9. 나는 가능만 하다면 언제나 두 가지 일을 동시에 하려고 노력한다.
   ① 항상 그렇다 ② 가끔 그렇다 ③ 거의 그렇지 않다 ④ 전혀 그렇지 않다

10. 나는 뭐든지 적극적으로 추진해 나가지 않으면 죄책감을 느낀다.
    ① 항상 그렇다 ② 가끔 그렇다 ③ 거의 그렇지 않다 ④ 전혀 그렇지 않다

※ 채점결과

- 채점 : ①= 4 ②= 3 ③= 2 ④= 1
- 해석 : 합산 결과 총점이 26~40점에 속하는 사람은 A형과 유사한 행동 유형을 갖고 있는 것으로 볼 수 있으므로 A형 성격을 변화시키려는 노력이 필요함, 20~25점 사이는 보통수준이며, 20점 이하는 A형과는 별로 관계없는 것으로 보아도 무방함

출처: 나동석 외(2008).

(3) 인지

스트레스는 그 자극 자체보다 각 개인이 스트레스 상황을 어떻게 해석하느냐에 따라서 스트레스 지각 정도는 달라진다. 예를 들어 개인적 실패나 재난 상황에 대해 어떤 사람들은 자기 비난적인 평가틀을 가지고 그 상황을 극단적이거나 비난적으로 해석하는 반면에 긍정적 평가양식을 가지고 있는 사람은 그 사건을 있는 그대로 수용하며 긍정적인 의미를 찾아내어 평가하려는 경향을 나타낸다. 단적인 예로 사막을 걷다가 물이 반 담긴 물병을 보고 "물이 벌써 반밖에 남질 않았네."와 "물이 아직 반이나 남았네."라는 인식 차이를 들 수 있다.

샐리그만(Seligman)은 자신에게 일어난 부정적인 상황의 원인을 어떻게 인지하는가 하는 귀인양식을 설명하였다. 문제를 내부적인 요인으로 돌리는 것을 내부 귀인이라고 하며, 문제를 외부적인 요인으로 돌리는 것을 외부 귀인이라 한다. 예를 들어 길 가다가 넘어진 경우, 내가 왜 이것을 보지 못했지 라고 생각했다면 내부 귀인을 사용하는 것이며, 돌이 왜 여기 있지?, 길을 누가 이렇게 만들었어? 라고 생각한다면 외부 귀인 양식을 쓰는 것이다. 외부 귀인 양식을 주로 사용하는 사람은 스트레스에 민감하게 반응할 확률이 높다.

엘리스(Ellis), 벡(Beck) 등은 부적절한 인지로부터 인지적 왜곡이 일어날 수 있다고 한다. 많은 사건이 사실이 아니거나 아주 일부분만 사실인데, 비합리적 신념이나 인지적 왜곡으로 상황을 제대로 인식하지 못하고 단정 짓거나 잘못 인식하게 되는 경우가 많다. 이러한 인지적 평가는 정서와 행동에 영향을 주게 되며 부정적 생각은 부정적인 감정이나 신체적 반응으로 연결되어 나타난다. 부적절한 인지는 우리로 하여금 상황으로부터 스트레스를 자주 겪게 하거나 스트레스에 민감하게 반응하게 한다.

Tip! 부적절한 인지의 유형과 예

1. 전부 아니면 전무의 생각(All-or Nothing Thinking): 연속선상에 있는 수많은 가능성을 보지 않고 사물이나 사건을 절대적이고, 흑백의 범주로 본다. 양극단적 사고, 이분법적 사고다.
   - 계속 A 학점을 받던 학생이 한 과목에 B 학점을 받고 "나는 완전히 망했어." 라고 생각한다.
2. 장점 깎아내리기: 자신의 성취나 긍정적인 특성들이 중요하지 않다고 생각한다.
   - 비교적 일을 잘 처리했는데도 "제대로 되지 않았어, 이 정도는 누구나 할 수 있을 거야." 라고 생각한다.
3. 독심술(Mind reading): 사람들이 자신에게 부정적으로 반응한다고 속단하며 정말로 그런지 알아보려고 들지 않는다.
   - 강의를 하고 있는데 어제 밤새도록 술을 마신 학생이 꾸벅꾸벅 졸고 있는 것을 본 교수가 "내 강의가 지겨운가 보다, 난 왜 이리 설득력도 없고 말도 못하지?"라고 생각한다.
4. 명명하기: 근거 없는 이름 붙이기. 좀 더 합리적인 증거를 고려하지 않고, 자신에게나 다른 사람에게 고정적인 이름을 붙여 버린다.
   - "나는 패배자야.", "난 바보야."

출처: 김연희(2014).

3) 심리적 요인

(1) 과잉부담

과잉부담은 외부에서 주어지는 요구가 자신의 능력으로 감당하기 어려운 경우에 발생하는 것으로, 외부에 대한 상황이 과도한 부담으로 인식될 때 스트레스가 발생하게 되는 것이다. 과잉부담의 주요 요인은 우선 정해진 시간 내에 어떤 일을 해야 하는 시간적 압력, 자신에게 맡겨진 일로 인한 과중한 책임, 인터넷이나 미디어를 통해 우리에게 전해지는 과도한 정보, 그리고 부모나 주변 사람들의 지나친 기대 등을 들 수 있다. 학교에서 학업적인 면에서 우수해야 하고, 교우관계도 좋아야 하며, 취업을 위한 자격증 취득, 어학성적 등에 대한 부담은 지나친 자극이 되어 스트레스를 유발되게 된다.

(2) 결핍

결핍은 개인의 욕구를 만족시킬 수단이 제거된 상태를 의미한다. 과잉부담과 같은 지나친 자극뿐 아니라 지나치게 적은 자극도 스트레스를 일으킬 수 있다. 즉, 관계가 차단되면 고독감으로 인한 스트레스가 발생한다. 스트레스는 외부 또는 내부 압력이나 자극 정도가 심할 때만 경험하는 것이 아니다. 원하는 만큼의 자극이 없을 경우에도 스트레스를 받게 되며 이를 탈핍성 스트레스(Deprivational Stress)라 한다. 음식이나 물건에 대한 요구처럼 기본적인 것이든 정의와 존경에 대한 욕구처럼 추상적이든 간에 그 욕구가 충족되지 않는다면 스트레스가 유발된다. 결핍에는 신체적 고립, 정서적 고립 등이 있다. 신체적 고립은 어떤 집단이나 장소로부터 격리된 것을 의미하는 것으로 전학을 간 경우나 고향을 떠나온 경우 등 물리적 환경으로부터 격리된 경우 고립감을 느낄 수도 있다. 정서적 고립은 자신의 권리를 인정받지 못하고 개인의 존엄이 박탈될 때 나타날 수 있는 것이며 이는 강한 외로움을 느끼게 한다. 홀로 생활하는 노인이나 이혼한 사람들이 배우자와 함께 사는 사람들보다 사망률이 높은 이유도 여기서 찾을 수 있다.

(3) 갈등

갈등은 여러 가지 동기가 상충됨으로써 생기는 것이다. 갈등은 하나의 장애로 인하여 생기는 것이 아니라 대립되거나 서로 배타적인 관계가 있는 충동, 욕망, 목적이 동시에 존재하는 것을 말한다. 이러한 갈등은 욕구좌절을 초래하는데, 스트레스를 촉발하는 하나의 선택이 욕구충족을 주는 것과 동시에 다른 것에서 욕구좌절을 초래하기 때문이다. 레윈(Lewin)은 두 가지 욕구가 모두 긍정적인 유인성을 가지고 있는 경우, 즉 정적 유인가(+가)를 가진 두 자극 가운데 무엇을 어떻게 선택해야 좋을지 모르는 상황에 처할 때 접근-접근형의 갈등이라 불렀으며, 그 요구들이 부적 유인성(-가)을 가진 경우는 회피-회피형의 갈등으로, 양쪽다 피하고 싶은 상태를 말한다. 그리고 하나의 욕구는 정적 유의성을 가졌으나 다른 하나는 부적 유의성을 가진 경우를 접근-회피형의 갈등이라 하며, 두 가지 욕구에 각각 정적 유인성과 부적 유인성을 함께 가지는 것을 이중 접근-회피유형이라 하였다. 욕구들 간에 유인성 정도가 비교적 약할 때는 갈등으로 인한 스트레스는 큰 문제가 되지 않으나 강력할 것일수록 갈등이나 이로 인한 스트레스는 심하게 나타나게 된다.

Tip! 갈등 유형

- **접근-접근**: 한정된 돈으로 짜장면도 먹고 싶고, 짬뽕도 먹고 싶다./ 아르바이트를 해서 번 돈으로 옷도 사고 싶고, 등록금에도 보태도 싶고, 여행도 가고 싶다.
- **회피-회피**: 정해진 시간에 학교에 가면 발표가 있고, 집에 있어도 엄마의 잔소리가 있다./ 시험공부도 하기 싫고, 성적을 못 받는 것도 싫다.
- **접근-회피**: 일요일에 동창회는 가고 싶고, 교회는 가기 싫다./ 학벌은 좋으나 성격은 마음에 들지 않는다.
- **이중접근-회피**: A 직장은 거리는 멀지만 급여가 높고, B 직장은 거리는 가깝지만, 원하는 직무가 아니다.

(4) 좌절

좌절은 목표지향 행동이 차단되었을 때, 즉 우리의 욕구나 동기를 만족할 수 없을 때 일어난다. 특정한 목표를 향해 동기화된 사람이 어떤 이유로 인해서 그 목표를 이루지 못하면 스트레스가 생긴다. 좌절은 공격성을 느끼게 하여 좌절을 준 원래 대상에게 공격성을 직간접적으로 표현하기도 하고, 그와 유사한 상대나 심지어 자기 자신에게 표현하는 경우도 있다. 또한 좌절에 처하게 되면 아무리 과거에 성공적인 적응을 해 왔다고 하더라도 일상에서 보이는 행동에 비해 좀 더 와해되고 유아적이 될 수 있다. 기존에 해오던 방식도 제대로 활용하지 못하거나 타인의 도움을 받으려고 하거나 회피하게 된다는 것이다. 좌절한 사람은 문제해결 방법이 경직되어 있어서 단지 초조감만 보일 뿐이지 실제로 해결해야 할 목표에는 도달하지 못하는 것이 보편적이다. 그러나 좌절의 경험은 우리에게 인내와 새로운 도전을 요구하기도 하며 실패를 어떻게 극복하느냐에 따라 얼마든지 자기 성장의 기회가 될 수 있기도 하다(장연집 외, 2007).

4) 생리적 요인

스트레스 요인으로 작용하는 생리적 요인은 생리적 리듬과 영양섭취로 구분할 수 있다. 인간의 생리적 리듬은 신경계와 호르몬 체계가 지배하는 생물학적인 활동의 자연스러운 주기이다. 자신의 신체 리듬에 대한 지식은 자신의 기분, 감정 및 민감성을 잘 이해하고 기대하도록 하며, 앞으로의 변동까지도 예측할 수 있게 한다. 생리적 리듬이 깨지면 일상생활을 영위하는 데 스트레스로 작용하여 적응을 방해할 수 있다. 신체가 필요로 하는 영양분을 잘 섭취하는 것은 건강한 생활을 유지하는 데 도움을 주지만, 특정한 음식의 과다 섭취는 스트레스를 유발할 수도 있다. 만성적인 흡연 및 음주는 스트레스 반응을 증가시키는 동시에 질환 및 암의 발생률도 증가시킨다.

04 스트레스에 대한 반응

스트레스의 증상은 스트레스 반응으로 나타나는 결과로 스트레스 자극과 개인의 취약성 간의 상호작용으로 여러 스트레스 관련 질병이나 심리사회적 부적응을 일으킬 수 있다. 일반적으로 스트레스 증상에 대한 반응은 신체 생리적 반응, 심리적 반응으로 나타난다.

1) 신체 생리적 반응

스트레스는 신체적, 생리적 여러 반응을 야기한다. 이는 스트레스가 반복되면 신체조직에 영향을 주고 가벼운 스트레스라 할지라도 그것을 조절할 기능이 결여되면, 스트레스가 누적되어 심한 생리적 반응을 유발한다.

스트레스에 대한 신체·생리적 반응 현상은 일상생활에서 쉽게 살펴볼 수 있다. 화가 나면 소화가 안 된다든가, 혈압이 오른다든가, 소름이 끼친다든가, 숨이 가빠진다든가 하는 모든 것이 신체·생리적 반응이다. 스트레스 반응으로 분비되는 코르티코이드 호르몬은 심장 근육과 동맥의 손상을 가져오기도 하고, 스트레스 호르몬에 오랫동안 노출되면 뼈가 약화되어 골절 손상이나 골다공증도 생겨나게 한다.

셀리에(Selye, 1976)는 스트레스에 대한 반응은 스트레스의 다양성에도 불구하고 서로 유사하며 그에 대한 적응이 장기화되면 질병이 발생한다는 가설을 세웠다. 이것이 바로 '일반적응증후군(General Adaptation Syndrome: GAS)' 모델이다. 스트레스에 대한 일반적응증후군은 경고, 저항, 소진 세 단계로 진행되는데, 위협적이라고 인식되는 사건에 노출되면 첫째, 경고단계로 신체적 위협에 대항할 수 있도록 생리적 변화가 일어나는 시기로 정서적 흥분, 긴장과 같은 변화가 나타나게 된다. 두 번째 단계는 스트레스 자극에 대해 신체적 내적 평형을 이루려고 정상수준 이상의 반응을 나타내는 시기가 된다. 이러한 과정이 지속되면 탈진이 되는 세 번째 단계로 진행된다. 탈진의 경우 생리적 기능을 무력하게 만들고 신체가 적응하는데 과부담이 발생하게 된다.

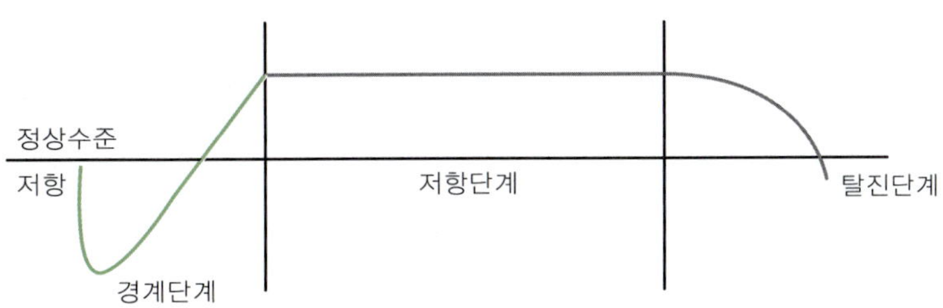

[그림 3-1] GAS가 일어나는 동안의 반응단계

출처: 이종목(2008).

스트레스가 지속되거나 장기간 노출되면 신체적, 생리적 측면에 중대한 위협을 야기하게 된다. 즉, 질병 발생의 원인이 되거나 질병의 피해를 확산시켜서 신체기능을 저하시키거나 성취의욕의 상실과 불안, 정서적 혼란을 유발하여 정신기능을 저하시키고, 이로 인해 사회적 관계를 위축시켜서 사회적 기능 저하와 손상을 초래한다. 스트레스와 관련된 질병에는 소화성 궤양, 관상동맥질환, 급사, 고혈압, 암, 만성두통, 천식 등과 같이 정신신체질환에 해당하는 것이 있고, 공황장애, 외상 후 스트레스 장애, 적응장애와 같이 신경증적 장애와 관련된 질환이 있다. 또한 스트레스는 면역기능을 저하시킬 뿐 아니라 약물의존이나 알코올 남용을 증가시키고 특히 미숙하고 약한 자아를 가진 사람이 스트레스 사건에 직면하면, 매우 경직되고 강박적이며 반복적인 방어기제에 의존하기 때문에 정신건강문제가 발생할 수 있다.

〈표 3-3〉 스트레스로 나타나는 질환과 증상

질환		증상
정신	급성 스트레스 반응	사회생활 위축, 집중력 감소, 인지능력 저하, 절망감, 감정통제 상실
	적응장애	공격적인 행동, 과음, 불안증, 우울증, 위법 행위, 대인관계 기피
	외상 후 스트레스 장애	수면장애, 분노발작, 집중력 감소, 소심해짐, 스트레스와 관련된 일을 기억 못 함
신체	심혈관 질환	심근경색증, 빈맥, 부정맥, 혈압 상승, 실신
	위장장애	오심, 구토, 소화불량, 궤양 치료 지연, 과민성 대장증후군
	근골격계 질환	요통, 근육통, 류머티즘 관절염, 두통
	내분비질환	당뇨 혈당조절 안 됨, 갑상선 질환
	호흡기질환	천식 악화, 만성 폐쇄성 폐 질환 악화
	피부질환	안면홍조, 가려움증, 아토피 피부염 악화

출처: 서울대학교병원 정신의학과(http://www.snuh.org/dept/np.).

2) 심리적인 반응

스트레스를 지속적으로 경험하거나 심한 스트레스를 경험하게 되면 정서적 균형을 상실하게 된다. 스트레스에 대한 심리적 반응은 다양하게 나타나는데 인지적 손상, 불안과 공포, 분노, 무력감이나 무가치감, 우울감, 외상 후 스트레스 장애 등의 모습을 보게 된다. 인지적 손상은 누구나 정서적으로 흥분하게 되면 지적 수행상의 손상이 일어난다. 중요한 일에 주의집중이 안 된다거나 자기-파괴적이 되거나 여러 가지 가능성을 포괄적으로 검토할 수 있는 능력이 현저하게 줄어드는 것 등이 된다. 시험불안 스트레스가 크면 집중이 잘되지 않거나 생각나지 않고 실수를 하는 경우가 종종 나타난다. 불안은 스트레스에 처하면 일반적으로 나타나는 반응으로 우리가 의식하지 못하고 두려워하는 충동이 어떤 계기에 의해 의식적으로 표출되려고 할 때 느끼는 정서 상태이다. 불안은 긴장과 근심, 걱정이 포함되어 있으며, 공포와 밀접한 관계가 있다. 특히 만성적인 불안은 정상적인 정서반응을 해치고 신체와 정신 기능을 손상시키며, 우울증뿐 아니라 대부분의 질병과 밀접한 관련이 있다. 공포는 긴박한 위험이 현존할 때나 실제의 위험이 예기될 때의 두려움으로, 어떤 구체적인 대상이 있을 때 경험하는 것이다. 두려움을 느낀다는 것은 그 위험상태에서 도망치고 싶다는 도피 욕구와 직결된 감정이다. 스트레스가 심하고 이에 대한 대처능력이 없다고 생각될 때 나타나는 반응이라고 할 수 있다. 분노는 스트레스에 대한 가장 흔한 정서적인 반응 중의 하나이며 공격행위로 발전되는 정서이다. 친구가 약속을 지키지 않으면 화가 나고, 자신이 바보 같은 짓을 할 때도 화가 난다. 무력감은 계속된 충격적인 경험과 스트레스를 거치게 되면 나타나는 것으로, 주위 상황이나 조건들을 스스로 통제할 수 없는 어려움으로 인식하고 희망과 삶의 의미를 잃는 데서 오는 것이 된다. 우리 주변에서도 자신이 처한 현실여건을 극복하려 해도 그 노력이 쓸데없는 것으로서 인식된 사람들은 그것을 운명으로 돌리며 자포자기하는 경우를 볼 수 있다. 우울과 무감동은 좌절감 등으로 인해 유발되는 스트레스 반응으로 희망이 없다고 느껴지며 우울해지는 것으로 매사에 의욕과 흥미를 잃고 포기하는 경우가 쉽게 나타나는 것을 알 수 있다. 외상 후 스트레스 장애는 생명을 위협하는 심각한 상황을 직접 경험했을 때 나타나는 것으로, 외상적 사건이란 전쟁, 지진 및 홍수, 자동차 사고, 범죄사고 등으로 생명을 위협하는 스트레스적 상황을 말한다. 주된 증상은 기억을 반복적으로 경험하는 것으로 꿈에 계속 상황이 재연되거나 그 사건이 현재에도 일어나고 있는 것 같이 행동하거나 느끼게 되고 그러한 사건을 상기시키는 것을 회피하거나 회상하지 못하기도 한다. 이러한 외상적인 사건으로 인해 심하게는 불면증, 분노폭발, 집중력감퇴, 놀람 반응 등 과민상태가 지속되기도 한다.

생각거리

1. 스트레스 심리적 요인은 무엇이 있는가?
2. 스트레스의 긍정적인 면과 부정적인 면은 어떻게 구분할 수 있는가?
3. 본인의 생활 사건들이 스트레스로 인식되는 경우는 어떠한 상황인가?
4. A 유형의 성격을 변화시킬 수 있는 스트레스 대처방법에 대해 토론해 보자.

읽을거리

미움받을 용기(2014)

[자유롭게 행복한 삶을 위한 아들러의 가르침]

저자: 기시미 이치로, 고가 후미타케　출판사: 인플루엔셜

이 책은 아들러 심리학에 관한 일본의 1인자 철학자 기시미 이치로와 베스트셀러 작가인 고가 후미타케의 저서로, 아들러의 심리학을 '대화체'로 쉽게 정리하고 있다. 아들러 심리학을 공부한 철학자와 세상에 부정적이고 열등감 많은 청년이 다섯 번의 만남을 통해 '어떻게 행복한 인생을 살 것인가'라는 질문에 답을 찾아가는 여정을 그렸다. 이 과정을 통해 행복한 삶의 열쇠가 어디에 있는지 알 수 있는 기회가 될 것이다.

볼거리

레인 오버 미(Reign over me)(2007)

[가정과 직장에서 중압감을 느끼는 이들에게 통찰과 모델링 제시]

감독: 마이크 바인더 **출연**: 아담샌들러, 돈치들, 제이다 핀켓 스미스, 리브타일러

이 영화는 9·11 테러로 가족을 잃은 한 남자가 우정을 통해 상처를 치유하는 과정을 그린 감동의 휴먼드라마다. 가족을 잃은 후 정신적인 고통에 지나치게 시달려 과거의 행복한 기억을 모두 잊은 채 모든 것과 단절하고 음악과 게임에 빠져 살던 주인공이 상처를 회복해나가는 과정을 보여 준다. 이 영화를 통해 스트레스적 상황에서 도움을 주는 이와 받는 이의 태도를 생각해 볼 수 있다.

CHAPTER

04 스트레스 대처

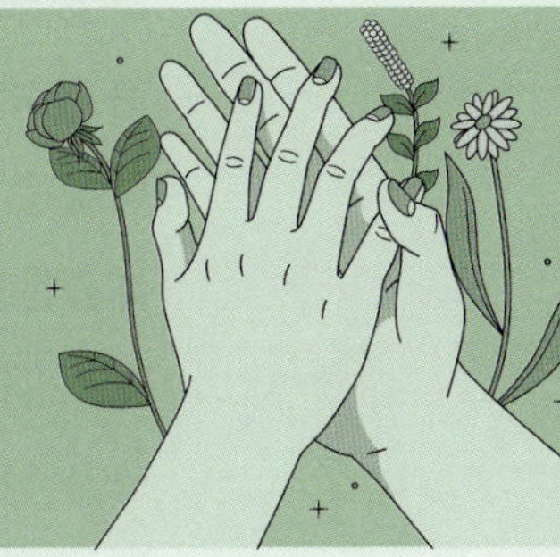

01 스트레스 대처 개념

“여러분은 스트레스를 받았을 때 어떻게 행동하는가?” 어떤 사람들은 친한 사람들을 만나 사정을 털어놓거나 위로를 받기도 하고, 어떤 사람들은 잠을 자거나 청소를 하거나, 노래를 부르거나 영화를 보러 가기도 한다. 아니면 직접 문제해결을 하기 위해 당사자를 만나러 가기도 한다. 스트레스는 그 자체로 우리의 생활에 영향을 미치는 것 같지만 사실상 스트레스를 어떻게 수용하고 해결해나가느냐에 따라 삶의 질이 달라지고 생활에 적응해 나가는 정도가 달라진다. 스트레스가 인간 생활의 불가피한 측면으로 인식되면서 정신건강에 차이를 가져오는 것은 스트레스 대처라는 인식이 확산되고 있다.

사람은 동일한 스트레스 상황에서 개인에 따라 그 정도를 다르게 인식하며 반응 또한 다양하게 나타낸다. 스트레스 상황에서 어떻게 행동하고 적응해 나가느냐에 따라 우리는 건강한 사람인지 적응적인 사람인지를 가늠할 수 있게 된다.

대처(coping)란 인간의 적응의 핵심적인 개념으로 자신이나 외부적 환경에서의 스트레스를 해결하려고 계속적으로 변화하는 지각적이고 행동하는 노력으로 볼 수 있으며, 어떠한 스트레스를 해결하기 위한 특정의 행동 반응을 대처방식이라고 한다. 펄린과 스쿨러(Pearlin & Schooler, 1978)는 자신이 가진 자원에 대해서 잠재적이고 위협적이고 부담이 된다고 생각하는 상황, 즉 스트레스 상황에 직면했을 때, 이러한 상황에 적응하기 위해 개인이 보이는 적응행동의 과정, 문제해결노력 또는 인지적 활동을 대처로 정의하고 있다. 라자루스와 포크만(Lazarus & Folkman, 1984)은 스트레스 대처를 개인이 그의 환경과의 관계에서 자신의 역량을 넘어서는 것으로 평가되는 구체적인 내적, 외적 요구를 다루기 위해 끊임없이 행하는 인지 행동적 노력으로 정의하였다. 따라서 스트레스 대처는 개인과 환경과의 관계에서 일어나는 스트레스 및 감정에 대한 어떤 처리와 관리를 의미하는 것으로 스트레스 상황에서 개인이 받는 피해를 최소화하기 위해 행하는 노력을 의미한다고 할 수 있다.

사람들은 스트레스가 되는 사건이 발생하게 되면 이에 대응하기 위해 그 상황에 대비하고 그 상황을 조절하기 위해 여러 대안을 세우고 긴장을 줄이기 위해 노력하는 등의 책략을 쓰게 되는데, 셀리에(Selye, 1985)는 개인이 가지는 스트레스에 대한 관심은 스트레스 자체에 관심이 있다기보다는 스트레스를 어떻게 관리하고 해결하느냐, 즉 대처를 어떻게 하였는가에 있다고 하였다. 즉, 스트레스 자체보다 스트레스 대처방식이 스트레스 경험의 영향을 중재하고 적응에 중요한 역할을 한다고 할 수 있다.

스트레스가 지속되면 불안이나 우울 등 심리적, 신체적인 부정적인 영향이 나타나기도 하지만 스트레스 상황을 효과적으로 대처하는 경험은 성장의 발판이 되기도 하기 때문에 스트레스 대처의 중요성은 강조되고 있다.

02 스트레스 대처에 영향을 주는 요인

스트레스를 어떻게 잘 대처해나가고 잘 관리해나가느냐는 환경과 조화와 균형 상태를 유지해나갈 수 있느냐의 문제로써 외부적인 환경요인과 내부적인 심리요인으로 나눠 볼 수 있다. 어떤 경우에는 외부적인 사건들이 너무 크고 감당하기 어려워 이에 대한 사회적 지원 및 주변적 도움이 필요한 경우가 있으며 어떤 경우에는 내부적인 심리요인으로 이에 대한 조절 및 강화가 필요할 수 있다. 스트레스 대처에 영향을 주는 요인으로는 외부적 요인, 내부 심리적 요인, 사회적 관계로 설명될 수 있다.

1) 외부적 요인

대부분 대학에서 시험은 중간고사와 기말고사로 정해진 기간과 일정에 따라 실시되고 있으며 학생들은 시험에 대해 준비할 수 있는 시간과 그에 따른 계획을 세울 수 있다. 그에 반해 수시시험 및 퀴즈는 강의일정 중 언제 일어날 수 있는지 알지 못하는 경우가 있다. 이 둘의 경우 여러분이 느끼는 긴장감과 스트레스 정도는 어떤 차이가 있을까? 그것은 준비하고 예견할 수 있는가의 차이로 볼 수 있다. 일반적으로 사람들은 무슨 일이 언제 어떻게 일어날 것인지를 예측할 수 있는 상황에서 스트레스를 덜 받으며 이에 대한 대처를 할 수 있는 준비를 하게 된다. 이처럼 상황 예측이 가능할 때 효과적인 대처방법을 강구할 수 있는 것으로, 예측 가능성은 적응적 행동에 영향을 준다고 할 수 있다. 또한 스트레스를 주는 사건을 자신이 통제할 수 없는 경우에 그 상황을 효과적으로 대처하기가 어렵다고 인식하게 되는데, 즉 자신이 처한 상황을 통제할 수 있다고 지각하는 정도, 통제성은 스트레스 반응과 밀접히 관련되어 있다(Lazarus, 1966). 따라서 스트레스 상황이 예측가능하거나 통제 가능한 외부적 상황에 따라 스트레스 대처 반응은 달라진다.

2) 내부 심리적 요인

스트레스는 자극 자체보다는 각 개인이 어떻게 해석하느냐, 즉 인지적 평가에 따라 그 강도가 달라지는데, 그 사건에 대한 인식이 극단적으로 부정적이거나 비합리적일 때 포기하거나 무기력감을 가지게 될 수 있다. 스트레스를 대처하는 데 부정적인 사고나 왜곡된 인지를 하는 사람이라면 스트레스 상황을 잘 넘기기보다는 더 심각한 상황으로 만들 수 있다. 비합리적 사고방식, 즉 "나는 언제나 최선을 다해야 한다. 나는 결코 실수를 해서는 안 된다." 등 언제나 이런 내부 규칙 또는 신념대로 살려고 하면 스트레스가 가중되고 부적절하거나 극단적 대처 방식을 선택할 경향이 높다. 따라서 어떤 상황에 처했을 때 자신이 어떤 생각 때문에 특정 감정이나 행동을 하고 있는지, 과연 그 생각에 근거가 있는지, 있다면 어느 정도 있는지, 다르게 생각한다면 어떻게 생각할 수 있는지 살펴볼 필요가 있다.

Tip! 비합리적 신념에서 합리적 신념으로

- 첫째, 늘 남으로부터 사랑과 인정을 받아야 한다.
  - 언제나 항상 사람으로부터 사랑과 인정을 받는다는 것은 신이 아니고서야..
  - 사랑과 인정을 받을 수 있는 경험들이 자주 있으면 좋겠다.
- 둘째, 모든 영역에서 유능하고 성취를 이루어야 한다.
  - 여러 영역에서 바라는 대로 목표를 이룰 수는 있으면 좋겠다. 그리고 때론 실수할 수도 있다. 실수를 통해서 더 나은 선택을 할 수 있지 않을까?
- 셋째, 일이 바라는 대로 되지 않는 것은 어마어마한 파멸이다.
  - 일이 뜻대로 되지 않는 것은 그 일에 대한 것이지 나의 모든 것이 끝난 것은 아니다. 실패가 아니라 그냥 실수이다.
- 넷째, 위험하거나 무서운 일은 늘 일어날 수 있어서 걱정스럽다.
  - 살다 보면 누구에게나 위험하거나 무서운 일은 일어날 수 있지만 그것으로 끝나는 것은 아니다. 해결은 우리의 선택이다.
- 다섯째, 사람은 다른 사람에게 의존해야만 하고 자신이 의존할 만한 더 강한 누군가가 있어야 한다.
  - 함께 해야 하는 일도 있지만 어떨 땐 충분히 혼자서 할 수 있는 일도 있고, 때때로 혼자서 해야 하는 일도 있다.

자아개념은 우리가 자신의 상황을 이겨내고 개척해나가는 스트레스 대처의 또 다른 중요한 요소가 된다. 자아개념은 내가 누구인지, 나는 어떤 능력을 갖추고 있으며, 좋은 점들과 고쳐야 할 점들은 어떤 것인지, 가정이나 학교, 사회에서 나의 위치와 나의 가치는 무엇인지 등에 대한 것이라 할 수 있겠다. 즉, 어떤 특정한 상황에서 자신을 무력하게 지각하는 사람은 스트레스를 심하게 느끼게 되며, 이에 따라 대응반응도 달라진다. 자아개념은 자신이 누구이고 어떤 일을 할 수 있는가에 관한 총체적인 인식으로 건강, 인간관계, 일, 학습, 그리고 그 밖에 우리가 하는 것들에 관해서 어떻게 생각하고 느끼고 수행하는가를 결정한다. 긍정적인 자아개념은 스트레스 상황을 회피하거나 압도당하기보다는 극복하거나 대처하는 방안을 찾는 태도를 갖도록 한다.

〈표 4-1〉 자아개념 평가

※ 당신이 일반적으로 행동하는 것을 잘 요약했다고 보는 번호를 쓰세요.

1: 항상 그렇다 2: 종종 그렇다 3: 좀처럼 그렇지 않다 4: 전혀 그렇지 않다

1. 나는 어려운 일에 직면하면 최선을 다하려 하며, 대개는 성공적이다. ( )
2. 나는 이성이 주위에 있을 때 마음이 편하다. ( )
3. 나는 나를 좋아하는 사람들이 많다고 느낀다. ( )
4. 나는 내 능력에 상당히 자부심을 가지고 있다. ( )
5. 나는 누군가가 나를 위해 결정해 주는 것과는 항상 반대로 행동하기를 좋아한다. ( )
6. 나는 윗사람이 옆에 있으면 안심이 되고 마음이 편안하다. ( )
7. 나는 낯선 사람들 앞에서는 지나치게 수줍어한다. *( )
8. 뭔가가 잘 안될 때 나는 자신을 비난하는 경향이 있다. *( )
9. 나는 실패를 하게 되면 당연히 느낄 수 있는 것 이상으로 우울해 하는 편이다. *( )

- * 표시는 역점수로 계산한다(7~9번).
- 해석: 10~19점은 강한 자아개념. 20~25점은 적당한 자아개념. 26점 이상 자아개념 강화가 필요함.

출처: 장연집 · 박경 · 최순영(2007).

자아개념과 더불어 개인의 의지가 포함된 성취동기가 어느 정도냐에 따라 스트레스 대처반응은 달라진다. 성취동기는 무엇이든지 보람 있는 일을 이루고자 하는 것이며, 머레이(Murray)가 처음 소개한 개념으로서 어떤 훌륭한 일을 열심히, 그리고 지속적으로 해내려는 의욕이다. 성취동기는 일에 대해 자신감을 갖게 하고, 일을 도전하게 하며, 보다 능률적으로 수행하게 하는 것으로 성취동기가 높을수록 스트레스 대처는 적극적일 수 있다.

3) 사회적 관계

인간과 인간의 상호관계를 사회적 관계라 하고, 이러한 사회적 관계는 사회생활을 해나가는 데 학습되는 행동으로 나타나며, 다른 사람에 대한 태도, 감정 등을 포함하는 행동으로 나타난다. 사람은 환경과 상호작용하면서, 다양한 경험을 하게 되는 동시에 자기가 처한 환경에 어떻게 대처해야 되는지 배우게 된다. 사회적 관계에서 경험하는 지지는 스트레스에 직면한 사람에게 이를 해결하는 데 도움이 될 수 있다. 이는 사회적 지지로 심리적 지지와 물질적 지지로 나누어진다. 심리적 지지에는 조언적 지지와 정서적 지지가 포함되는데 가까운 가족이나 친구, 선후배 등의 조언이나 관심은 스트레스를 해결하는 데 아주 중요한 역할을 한다. 물리적 지지는 스트레스를 겪고 있는 사람에게 필요한 재정적인 지원을 포함해서 서비스를 제공하거나 함께 힘든 일을 나눔으로써 스트레스를 겪고 있는 사람의 부담을 덜어주는 지지를 말한다. 이는 매우 실질적으로 도움이 되는 지지이기 때문에 아주 가까운 사람에게 받을 수 있지만 당면한 사람에게는 구체적인 도움이 된다. 사회적 지지는 친구, 가족, 동료, 이웃 등이 될 수 있고 주변에서 일어나는 사건을 제대로 평가하도록 도와주기도 하며 실제적인 도움을 줄 수도 있고 관련 정보를 제공해 주기도 한다. 이러한 사회적 지지가 많을수록 또 그 범위가 넓을수록 스트레스 상황을 잘 대처할 수 있게 된다.

03 스트레스 대처 유형

스트레스를 발생시키는 상황은 매우 다양하며 그에 대한 대처방안도 다양하다. 로스와 코엔(Roth & Cohen, 1986)은 스트레스 대처방식을 접근적 대처와 회피적 대처로 분류하였다. 접근적 대처는 스트레스 상황과 이에 수반하는 정서를 직접적으로 다루려는 시도를 하는 것이고, 회피적 대처는 스트레스 요인을 무시하거나 회피하려는 것이다.

구트만(Gutmann, 1964)은 스트레스에 대한 대처양식을 능동적 대처양식, 수동적 대처양식, 신비적 대처양식으로 구분하였다. 능동적 대처양식은 자아기능이 강력하게 작용하여 외부환경과 주변의 모든 문제를 다른 사람의 도움 없이 스스로 능동적으로 통제함으로써 성취와 독립을 추구하는 대처양식이다. 이 방법은 성공적인 대처방법으로서 경험이나 관찰을 통하여 학습되며, 스트레스를 일으키는 대상을 직접 공격하거나 스트레스를 견뎌내면서 더욱 강하게 성장하고 발전하기도 한다. 수동적 대처양식은 외적 조건과 상황을 변화시키기보다는 자기 자신을 외부환경에 적합하게 변화시키려고 노력함으로써 외부세계에 순응하거나 타협하려는 대처양식이다. 이 방법은 스트레스의 근본 원인은 그냥 두고 자신을 환경에 적응시켜 나감으로써 스트레스를 경감시키려는 것이다. 이에 비해 신비적 대처양식은 문제해결을 위한 적극적인 노력보다는 모든 것을 신비나 우연에 맡기려 하고, 상황을 왜곡하여 문제를 객관적으로 보지 못하는 대처양식이다. 현실세계에서 만족을 얻기 어려울 때 공상을 통하여 정서적인 분출구를 찾고, 스트레스 원인으로부터 자신을 도피시킴으로써 불안을 감소시키려고 한다.

라자루스와 포크만(Lazarus & Folkman, 1984)은 스트레스 대처를 스트레스 상황에서의 내외적 요구들을 처리하기 위한 인지적 · 행동적 시도로 보고 대처방식을 문제중심적 대처와 정서중심적 대처로 분류하였다. 문제중심적 대처는 상황이나 문제 자체를 변화시키거나 관리하려는 적극적인 노력을 추구하는 것이고, 정서중심적 대처는 스트레스 상황에서 발생하는 정서적 문제를 완화시키려는 것이다. 일반적으로 환경 조건을 수정하기 위해 할 수 있는 것이 없다는 평가를 하게 될 때는 정서중심적 대처를 할 가능성이 더 큰 반면, 그런 조건들을 변화시킬 수 있다고 평가할 때는 문제중심적 대처를 할 가능성이 더 큰 것으로 본다(김자혜, 2012). 본 절에서는 문제중심적 대처와 정서중심적 대처 두 유형을 중심으로 스트레스 대처유형을 살펴보고자 하였다.

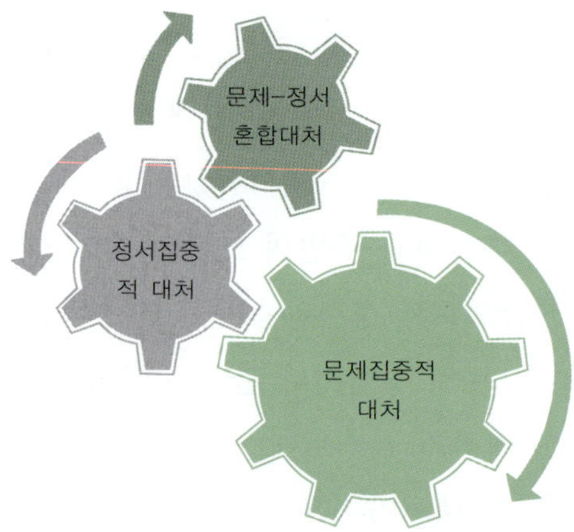

[그림 4-1] 스트레스 대처유형

1) 문제중심적 대처

문제중심적 대처는 개인이 처해 있는 문제, 즉 스트레스 상황에 초점을 맞추어서 이를 해결하려는 일련의 노력으로서 스트레스 상황의 조건들을 변화시킬 수 있다고 평가되는 수준의 스트레스가 있을 때 주로 사용한다. 자신이 직면한 스트레스 상황이나 문제 자체를 변화시키거나 관리하려는 적극적인 노력이나 행동에 중점을 둔다. 문제중심적 대처방식은 내부지향적 대처와 외부지향적 대처로 구분할 수 있다. 먼저 내부지향적 대처는 자신의 기대 수준을 바꾸거나 대안적인 만족을 추구할 수 있는 방법을 찾거나 새로운 행동기준을 개발하고 새로운 기술을 배우는 것과 같이 환경을 바꾸는 대신 자신에 관한 어떤 것을 변화시킴으로써 스트레스에 대처하려는 전략으로 자기주장적인 대응이 대표적 예이다. 외부

지향적 대처는 문제를 규정하고 대안적인 해결책을 제시하며, 이익과 부담의 관점에서 대안들을 비교·검토해 보고, 대안 중에서 선택하고, 선택된 대안을 실행에 옮기는 행동들로 이루어진다. 대표적인 예로 문제해결사용법을 들 수 있다.

(1) 자기주장적 대응

문제중심적 대처행동은 인간의 의식적인 사고과정을 포함하는 행동으로 좀 더 현실적이고 적극적으로 스트레스를 다루게 된다. 자기주장적 대응은 그 상황에서 일어나는 일에 대해 적절한 표현을 하는 것으로 문제중심적 대처행동에 포함될 수 있다. 적절한 분노의 표현은 건설적인 스트레스 대처가 되고, 분노 표현을 공격적으로 하는 것이 아니라 주장으로 하는 것이 된다. 자기주장적 대응은 상대를 공격하는 것이 아니라 문제를 다루는 것으로 상대방의 자존감을 희생시키지 않으면서 자신이 원하는 것을 얻는 것이다.

주장성은 사회적 유능감의 중요한 측면이며, 자기주장성 훈련은 사회적 기술 훈련의 필수적인 구성요소이다. 자기주장성은 사회적으로 적합한 방법으로 자신의 사고와 느낌, 원하는 바를 직접적이고 분명하게 표현하는 것을 말한다. '사회적으로 적합한'이란 말에는 위협적이거나 벌하는 행동이나 타인의 정당한 권리를 빼앗는 행동이 포함되어서는 안 된다는 것을 의미한다.

자기주장적인 대응은 수동적 행동은 물론 공격적인 행동과도 다르다. 수동적 행동은 사고와 감정을 즉각적으로 억누르고 이익을 얻으려는 타인을 수동적으로 따른다. 이런 사람들은 자신의 의견을 얘기할 때도 '~하지 않니? 그렇지 않니?'라는 표현을 주로 사용하여 상대방의 동의를 구하거나 비언어적으로 동의의 표시를 구한다. 수동적인 행동은 단기적으로는 타인과의 갈등을 피하려고 하는 듯 보이지만, 장기적으로는 좌절, 불안, 분노의 감정을 일으킨다. 결국 상대방은 그 사람에 대해 평가절하하고 존중하지 않는다.

공격적인 행동은 비난하고 위협적인 방식으로 사고와 감정을 직접 표현한다. 공격적인 행동은 단기적으로는 자신의 원하는 것을 얻을 수 있겠지만, 타인에게

모멸감과 분노를 느끼게 하고 결국 사람들로부터 소외되는 결과를 가져온다.

이와는 반대로 자기주장적인 대응은 조용하고 확신에 찬 태도로 의사소통하면서 분명하고 적절한 진술을 한다. 주장적인 사람은 직접적이고 솔직하기 때문에 사람들이 존중받는다고 느끼며, 그 사람에 대해 신뢰하게 되고, 자유롭게 표현할 수 있게 만든다.

Tip! 주장적인 행동의 기본 요소

1. 상대방에 대해 예절을 지키며 상대방의 말을 잘 경청한다.
2. 먼저 상대방을 공감적으로 이해한다.
3. 자신이 주장하는 이유를 간단하게 설명한다.
4. 서로가 받아들일 수 있는 타협안을 제시한다.
5. 자신의 마음속에 있는 바를 정직하게, 그리고 가급적이면 대화의 초반에 상대방에게 표현한다.
6. 상대방과 대화할 때 서두르거나 횡설수설하지 않는다.
7. 상대방이 알아들을 수 있도록 또렷하고 단호하게 그리고 자연스러운 억양으로 말한다.
8. 적절하게 시선을 맞추고 이완된 자세로 얘기한다.

출처: 홍경자(2006).

〈표 4-2〉 자기주장척도(Rathus assertiveness scale)

※ 질문을 읽고 보기에서 해당되는 번호를 찾아 쓰세요.

1: 매우 그렇지 않다　2: 다소 그렇지 않다　3: 그저 그렇다
4: 다소 그렇다　5: 매우 그렇다

1. 대부분의 사람들이 나보다 더 주장적이고 자기표현을 잘하는 것 같다.*
2. 나는 '부끄러움' 때문에 데이트를 신청하거나 받아들이는 데 망설여진다.*
3. 음식점에서 주문한 음식이 마음에 들지 않을 때, 종업원에게 음식에 대한 불만사항을 이야기한다.

4. 비록 나의 감정이 상하는 일이 있더라도 상대의 감정을 상하게 하지 않으려고 조심한다.*
5. 만약 판매원이나 점원이 나에게 여러 가지 물건을 보여 주면서 애를 썼다면 그것이 내가 꼭 원하는 것이 아니어도 '안 사요.'라고 말하기 어렵다.*
6. 누군가가 나에게 무엇인가 하기를 요청할 때 나는 그 이유를 알고 싶다고 말한다.*
7. 나는 유익하고 활발한 토론을 기대할 때가 많다.
8. 나는 대부분의 다른 사람들처럼 현 위치에서 더욱 발전하려고 애쓴다.
9. 자신을 정당화하기 위해, 사람들은 가끔 나를 이용하려고 한다.*
10. 나는 처음 보는 사람이나 낯선 사람들에게 말을 건네는 것을 좋아한다.
11. 나는 종종 마음에 끌리는 이성에게 무슨 말을 해야 할지 모를 때가 있다.*
12. 나는 공공기관이나 사무실로 전화하는 것을 주저한다.*
13. 개별면접보다 편지나 글로써 학교나 직장에 지원하는 것이 편리하다.*
14. 나는 구입한 물건을 바꾸는 것이 난처하다고 느낀다.*
15. 만약 가까운 가족(친척)이 나를 귀찮게 한다면 나는 괴로운 심정을 표현하기보다는 꾹 참는 편이다.*
16. 나의 말이 하찮게 들리지나 않을까 두려워하여 질문하는 것을 피해왔다.*
17. 나는 때때로 논쟁이 벌어지면 내가 정신 없을 정도로 동요되지 않을까 두려워진다.*
18. 만약 유명하고 존경받는 강연자가 내가 생각하기에 틀린 말을 한다면 내 생각이나 의견을 기꺼이 말할 것이다.
19. 나는 판매원과 물건 값에 대해 실랑이하는 것을 피한다.*
20. 내가 중요하고 가치 있는 일을 했을 때 나는 다른 사람들이 그것을 알도록 노력한다.
21. 나는 나의 감정에 대해 개방적이고 솔직하다.
22. 만약 누군가가 나에 대해 근거 없이 나쁜 소문을 퍼뜨리고 다닌다면, 가능한 한 빨리 그 사람을 만나서 확인하겠다.
23. 나는 '아니요'라고 거절하기 어려울 때가 있다.*
24. 나는 나의 감정을 표현하기보다는 억누르는 편이다.*
25. 나는 음식점이나 상점의 형편없는 서비스에 대한 불만을 얘기한다.
26. 누군가가 나에게 잘했다고 칭찬을 하면 즉시 무슨 말을 해야 할지 망설여진다.*
27. 극장이나 강연회에서 옆에 앉은 사람들이 크게 말하면 조용히 해달라고 요구하거나 다른 곳에 가서 이야기하라고 부탁할 것이다.
28. 줄을 서 있는데 누군가가 새치기를 한다면 나는 그 사람과 다툴 것이다.

29. 나는 나의 의견을 즉각적으로 표현한다.
30. 나는 어떤 말도 즉시 이야기할 수 없을 때가 많다.*

* 표시는 역전환 점수
해석: 전체 30문항으로 되어 있으며 각 문항은 5점 척도로서 최저 30점부터 최고 150점까지이고 점수가 높을수록 자기주장적이라는 것을 의미한다.

출처: Rathus(1972, 하영석 외, 1983 번안).

(2) 문제해결사용법

문제해결사용법은 먼저 문제를 명료화하게 되며 그다음 행위의 과정을 탐색하고 그 행위들의 평가를 하게 되며 우선순위를 선택하여 행위를 하게 된다. 먼저 문제 정의로 문제의 출처를 파악한 후 이에 대한 해결책을 강구할 수 있도록 간단명료하게 문제를 진술한다. 두 번째 단계에서는 생각할 수 있는 가능한 한 많은 대안을 검토해 보는 것으로 대안설정을 하게 한다. 대안설정에서 브레인스토밍 기법 등이 활용된다. 세 번째 단계는 각 대안에서 나타날 수 있는 결과들을 예견해 보고 그 대안들을 평가하게 된다. 그다음 네 번째 단계에서 결과들을 예견해 보고 나서 문제를 가장 잘 해결하고 관련자의 욕구를 잘 충족시켜줄 수 있는 방법을 선택하게 된다. 마지막 단계로 그 방법이 최선은 아니므로 자신이 선택한 결정에 대해 재평가 준비도 하게 된다.

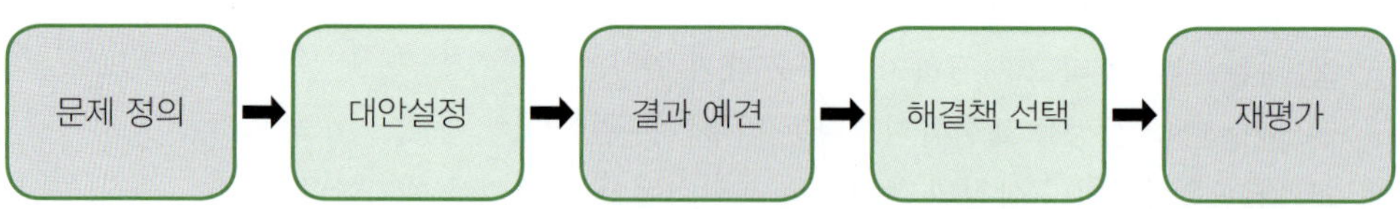

[그림 4-2] 문제해결단계

2) 정서중심적 대처방식

정서중심적 대처는 스트레스를 유발하는 상황 자체를 변화시키기보다는 그 상황에서 경험하게 되는 정서적 고통을 감소시키기 위해 스트레스의 원인을 회피하거나 스트레스 상황을 인지적으로 재구성하는 대처반응이다. 어떤 문제를 잊기 위해 술 마시거나 화내거나 신체적 운동을 하거나, 상황이 대수롭지 않다고 최소화시키고 문제를 회피하는 경우가 된다.

이를 위한 방법들로는 회피, 소망적 사고(일어난 스트레스에 대하여 행동이나 생각을 바꾸려고 하는 것), 거리 두기(스트레스를 유발하는 곤란한 상황을 잊어버리려고 노력하는 것), 긴장해소(스트레스로 인하여 발생한 불안, 갈등, 긴장을 없애기 위하여 운동, 오락 등의 다른 일에 몰두하는 것), 사회적 지지추구(다른 사람의 동정과 이해 지지를 얻으려고 노력하는 것) 등이 있다. 이와 같은 방법들은 스트레스 상황에서 발생하는 정서적 고통을 감소시키려는 노력이나 행동에 초점을 둔다.

Tip! 정서 중심적 대처 기술

- **소망적 사고**: 기왕에 일어난 일이니 나의 행동이나 생각을 바꾸려고 노력한다.
- **거리 두기**: 곤란하고 어려운 상황에 대해 모든 것을 잊어버리려고 노력한다.
- **긴장 해소**: 스트레스로 인한 불안, 갈등을 없애기 위해 다른 일에 몰두한다.
- **고립**: 다른 사람이 알지 못하게 내 마음속에 숨겨 둔다.
- **사회적 지지 추구**: 다른 사람의 동정과 이해 지지를 얻으려고 노력한다.
- **책임 수용**: 스트레스를 유발한 문제를 일으킨 사람이 자신이라는 것을 깨닫고, 이를 받아들이려고 한다.

대표적인 정서중심적 대처는 방어기제를 활용하는 것이 된다. 방어기제는 어려움, 힘든 일에 직면하거나 스트레스 상황에서 직접적으로 대응하여 해결을 시도하기 어렵거나 위협적, 불안, 갈등, 좌절 등의 상황에서 자신을 보호하기 위해 무의식적으로 사용하는 것이 된다. 우리는 모두 때때로 방어기제들을 사용하며 이것은 스트레스 상황을 직접적으로 처리할 수 없을 때 우리에게 심리적인 안정을 가져다준다. 방어기제 활용은 특정 방어기제에 지나치게 의존하지 않고 적절하게 사용한다면 훌륭한 대응방법이 된다. 일반적으로 사람들이 사용하는 방어기제를 유형에 따라 기만형 기제, 대체형 기제, 도피형 기제 등 세 가지 범주로 구분하고 있다(임승권, 2002). 기만형 기제는 자신의 불안이나 위협이 되는 스트레스를 자기의 감정이나 태도를 변경시킴으로써 그것에 대한 인식을 변화시키는 무의식적 기제이다. 대체형 기제는 욕구충족 과정에서 장애가 나타날 때 스트레스를 경험하게 되며, 아울러 달성할 수 있는 다른 목표를 설정하여, 그것을 달성함으로써 스트레스를 해소시키고 자기를 방어해 나가려는 것이다. 마지막으로 도피형 기제는 현실적인 것이 아니라 현실에서 탈출하여 비현실적인 세계로의 도피를 통해 만족을 추구하거나 혹은 스트레스를 해결하려는 기제들이다.

〈표 4-3〉 방어기제의 유형

기만형의 기제	합리화	실망을 주는 현실에서 그럴듯한 구실을 붙이는 것을 말함 "저 포도는 아직 익지 않아서 안 먹어."
	억압	의식하기에는 너무나 고통스럽고 충격적이어서 무의식적으로 억눌러 버리는 것을 말함
	억제	욕구불만에 의해서 긴장을 해소하기 위하여 자기의 감정이나 부당하다고 생각하고 있는 원망 등을 의식세계에서 생각조차 하지 않으려 하는 기제임
	투사	자기의 자아에 내재해 있으나 받아들일 수 없는 것들을 다른 사람의 특성으로 돌려버리는 것임. 자신의 심리적 속성이 타인에게 있는 것처럼 생각하고 행동하는 것임
대체형의 기제	치환	자신이 원했던 원래의 목표나 인물 대신 그것을 대치할 수 있는 다른 목표나 인물에게 에너지를 쏟아놓는 기제임
	반동형성	반대되는 행동을 함으로써 오히려 금지된 충동이 표출되는 것으로부터 자신을 조절하거나 방어함
	승화	자아로 하여금 충동의 표현을 억제하지 않고 충동의 목적이나 대상을 변화시켜 문제가 있는 충동을 건전하고 건설적인 방법으로 다루는 기제임
도피형의 기제	퇴행	이미 성장하여 그 성장단계를 지나왔음에도 불구하고 불안이 예상될 때는 무의식적으로 이미 지나온 과거의 단계로 다시 돌아감으로써 예상되는 불안에서 벗어나려는 방어수단이다.
	부정	위협적인 현실에 눈을 감아버림으로써 불안을 방어해 보려는 수단임

3) 문제-정서혼합 대처방식

일반적으로 사람들은 스트레스 상황에서 문제중심적 대처와 정서중심적 대처를 통합하여 사용하는 경향이 있다. 문제중심적 대처는 스트레스 상황의 조건들을 변화시킬 수 있다고 평가되는 중간 수준의 스트레스에서 자주 사용되는 반면 정서중심적 대처는 높은 수준의 스트레스 하에서 위협을 주는 조건들을 수정하기 위해서 자신이 아무것도 할 수 없다고 평가 내렸을 경우에 더 많이 사용될 수 있다. 일이나 직업에 관한 상황, 무엇인가를 할 수 있거나 정보가 더 필요하다고 여겨지는 상황, 변화가 가능하다고 여겨지는 문제에서는 문제중심적인 대처방식을 사용하고, 건강에 관한 문제, 자존심 및 다른 사람과 관련된 스트레스 상황, 받아들일 수밖에 없다고 생각되거나 원하는 바를 보류해야 할 상황이라고 여겨질 때, 그리고 변화가 불가능하다고 여겨지는 문제에 대해서는 정서중심적인 대처를 하는 경향이 있다.

문제중심적 대처와 정서중심적 대처는 대처 과정에서 서로를 촉진할 수도 있고, 방해가 될 수도 있다. 문제-정서혼합 대처의 기술에는 성장지향(스트레스를 받은 상황으로부터 자신의 성장에 도움이 되는 효과를 찾으려 하는 것), 직면 허가(스트레스를 일으키고 있는 상황을 바꾸기 위해 어려움에 맞서 공격적으로 행동하는 것) 등이 있다.

〈표 4-4〉 스트레스 대처양식 검사

다음은 충격적인 사건을 경험했을 때 취할 수 있는 행동들입니다. 귀하께서는 다음과 같은 대처 행동을 얼마나 사용하는지 해당하는 점수를 기재해 주시기 바랍니다.

전혀 안함	조금 사용	보통 사용	많이 사용
1	2	3	4

문항	점수
1) 믿음이나 종교에서 위안을 찾으려 한다.	
2) 어떤 대책을 세워야 할지 곰곰이 생각한다.	
3) 긍정적인 시각을 갖기 위해 다른 측면에서 그 문제를 보는 것을 시도한다.	
4) 내 상황에서 할 수 있는 무언가에 노력을 집중한다.	
5) 기분이 나아지기 위해 술을 마신다.	
6) 나의 부정적인 감정을 표현한다.	
7) 그 일에 대해 농담을 사용한다.	
8) 그 일이 일어났다는 사실을 믿기를 거부한다.	
9) 자신을 비난한다.	
10) 기도나 명상(묵상)을 한다.	
11) 마음을 분산시키기 위해 일을 하거나 다른 활동을 한다.	
12) 상황이 나아지도록 행동을 취한다.	
13) 다른 사람의 위안이나 이해를 받아들인다.	
14) 그 일에서 무언가 좋은 측면을 찾아내려고 노력한다.	
15) 무엇을 할지에 대해 다른 사람의 조언이나 도움을 구한다.	
16) 무엇을 할지에 대해서 계획을 세우려 노력한다.	
17) 다른 사람의 도움이나 조언을 받아들인다.	
18) 그 일에 대처하기 위해 노력하는 것을 포기한다.	
19) 그것에 대해 덜 생각하기 위해 영화를 보러 가거나 TV 시청, 독서, 수면 등과 같이 무엇인가를 한다.	
20) "그것은 사실일 리가 없어."라고 나 자신에게 말한다.	
21) 괴로운 감정에서 벗어나기 위해 무슨 말이든 한다.	
22) 문제가 발생한 것에 대하여 스스로를 자책한다.	
23) 문제를 다룰 때 유머를 사용하곤 한다.	
24) 그 일을 극복하기 위해 술을 마신다.	

25) 그 일에 대처하기 위해 무엇인가 시도하는 것을 포기한다.	
26) 다른 사람의 정서적 도움을 받아들인다.	
27) 그 일이 일어났다는 현실을 받아들인다.	
28) 그 문제와 함께 살아가는 법을 배운다.	

- **해석 :** 각 하위항목의 문항점수를 합산함, 점수가 높을수록 스트레스 대처노력을 많이 하고, 해당 하위항목의 스트레스 대처양식을 많이 사용한다는 것을 의미함
- **하위영역**
  - 문제중심적 대처 : 2, 4, 12, 15, 16, 17
  - 정서중심적 대처 : 1, 3, 7, 10, 13, 14, 23, 26, 27, 28
  - 역기능적 대처 : 5, 6, 8, 9, 11, 18, 19, 20, 21, 22, 24, 25

출처: Carver(1997, 주성아, 2009 번안); 김자혜(2012), p. 21-22.

04 스트레스 대처 지원체계

우리의 스트레스 대처를 지원하기 위한 사회체계로는 이를 수행하는 정신건강 전문직과 정신건강 관련 시설로 나눠 살펴볼 수 있다.

1) 정신건강 전문직

적응지원 전문직 체계로 정신건강전문요원을 들 수 있는데, 정신건강임상심리사, 정신건강간호사, 정신건강사회복지사 및 정신건강작업치료사이다. 정신건강전문가는 정신건강 현장의 전반에 걸쳐 활동하고 있으며 정신의료기관, 정신재활시설, 정신건강복지센터, 자살예방센터, 정신요양시설, 중독 관련 기관 등에서 활동하고 있다. 이들의 법적 근거와 자격기준, 업무의 범위와 한계(시행령 제12조 제1항)는 다음과 같다.

〈표 4-5〉 전문요원의 업무 범위 및 한계(제12조 제1항 관련)

종별	업무의 범위 및 한계
공통	• 정신재활시설의 운영 • 정신질환자 등의 재활훈련, 생활훈련 및 작업훈련의 실시 및 지도 • 정신질환자와 그 가족의 권익보장을 위한 활동지원 • 법 제44조 제1항에 따른 진단 및 보호의 신청 • 정신질환자 등에 대한 개인별 지원계획의 수립 및 지원 • 정신질환 예방 및 정신건강복지에 관한 조사·연구 • 정신질환자 등의 사회적응 및 재활을 위한 활동 • 정신건강증진사업 등의 사업 수행 및 교육 • 그 밖에 가목부터 아목까지의 규정에 준하는 사항으로 보건복지부 장관이 정하는 정신건강증진 활동
정신건강 임상심리사	• 정신질환자에 대한 심리평가 및 심리교육 • 정신질환자와 그 가족에 대한 심리상담 및 심리 안정을 위한 서비스
정신건강 간호사	• 정신질환자의 간호 필요성에 대한 관찰, 자료수집, 간호 활동 • 정신질환자 등과 그 가족에 대한 건강증진을 위한 활동의 기획과 수행
정신건강 사회복지사	• 정신질환자 등에 대한 사회서비스 지원 등에 대한 조사 • 정신질환자 등과 그 가족에 대한 사회복지서비스 지원에 대한 상담·안내
정신건강 작업치료사	• 정신질환자 등에 대한 작업 수행 평가, 정신질환자 등의 신체적·정신적 기능 향상을 위한 작업치료 • 정신질환자 등과 가족에 대한 작업치료 교육과 작업치료 서비스 기획·수행

출처: 「정신건강복지법 시행령」 제2조(개정 2022. 4. 5).

〈표 4-6〉 정신건강전문요원의 자격기준(제2조)

등급	정신건강임상심리사	정신건강간호사	정신건강사회복지사	정신건강작업치료사
1급	1. 심리학에 대한 석사학위 이상을 소지한 사람(석사 이상 학위 보건복지부장관이 정하는 임상심리 관련 과목을 이수한 경우에 한함)으로서 법 제17조 제1항에 따른 정신건강전문요원 수련기관(이하 '수련기관'이라 함)에서 3년(2급 자격 취득을 위한 기간은 포함되지 아니함) 이상 수련을 마친 사람 2. 2급 정신건강임상심리사 자격 취득 후 정신건강증진시설, 보건소 또는 국가나지방자치단체로부터 정신건강증진사업등을 위탁받은 기관이나 단체에서 5년 이상 근무한 경력(단순 행정업무 등 보건복지부장관이 정하는업무는 제외함)이 있는 사람 3. 「국가기술자격법 시행령」 제12조의2 제1항에 따른 임상심리사 1급 자격 소지자로서 보건복지부장관이 지정한 수련기관에서 3년(2급 자격 취득을 위한 기간은 포함하지 아니함) 이상 수련을 마친 사람	1. 「의료법」에 따른 간호사면허를 취득하고, 간호학에 대한 석사학위 이상을 소지한 사람으로서 보건복지부 장관이 지정한 수련기관에서 3년(2급 자격 취득을 위한 기간은 포함하지 아니함) 이상 수련을 마친 사람 2. 2급 정신건강간호사 자격을 취득한 후 정신건강증진시설, 보건소 또는 국가나지방자치단체로부터 지역사회정신건강증진사업을 위탁받은 기관이나 단체에서 5년 이상 근무한 경력(단순 행정업무 등 보건복지부 장관이 정하는 업무는 제외함)이 있는 사람 3. 2급 정신건강간호사 자격 소지자로서 간호대학에서 5년 이상 정신간호 분야의 조교수 이상의 직에 있거나 있었던 사람	1. 사회복지학 또는 사회사업학에 대한 석사학위 이상을 소지한 사람으로서 보건복지부장관이 지정한 수련기관에서 3년(2급 자격 취득을 위한 기간은 포함하지 아니함) 이상 수련을 마친 사람 2. 2급 정신건강사회복지사 자격을 취득한 후 정신건강증진시설, 보건소 또는 국가나 지방자치단체로 부터 정신건강증진사업 등을 위탁받은 기관이나 단체에서 5년 이상 근무한 경력(단순 행정업무 등 보건복지부 장관이 정하는 업무는 제외함)이 있는 사람	1. 「의료기사 등에 관한 법률」에 따른 작업치료사 면허를 취득하고, 작업치료학에 대한 석사학위 이상을 취득한 후 수련기관에서 3년(2급 자격취득을 위한 기간은 포함하지 아니 한다)이상 수련을 마친 사람 2. 2급 정신건강작업치료사 자격을 취득한 후 정신건강증진시설, 보건소 또는 국가나 지방자치단체로부터 정신건강증진 사업 등을 위탁받은 기관이나 단체에서 5년 이상 근무한 경력(단순행정업무 등 보건복지부장관이 정하는 업무는 제외한다)이 있는 사람

등급	정신건강임상심리사	정신건강간호사	정신건강사회복지사	정신건강작업치료사
2급	1. 심리학에 대한 학사학위 이상을 소지한 사람(학위취득과정에서 보건복지부 장관이 정하는 임상심리 관련 과목을 이수한 경우로 한정함)으로서 수련기관에서 1년(1급 자격 취득을 위한 기간을 포함함) 이상 수련을 마친 사람 2. 「국가기술자격법 시행령」 제12조의2 제1항에 따른 임상심리사 2급 자격을 소지한 사람으로서 수련기관에서 1년(1급 자격 취득을 위한 기간을 포함함) 이상 수련을 마친 사람	1. 「의료법」에 따른 간호사 면허를 가진 자로서 수련기관에서 1년(1급 자격 취득을 위한 기간을 포함함) 이상 수련을 마친 사람 2. 「의료법」에 따른 정신전문 간호사 자격이 있는 사람	「사회복지사업법」제11조 제2항에 따른 사회복지사 1급 자격소지자로서 수련기관에서 1년(1급 자격 취득을 위한 기간을 포함함) 이상 수련을 마친 사람	「의료기사 등에 관한 법률」에 따른 작업치료사 면허를 가진 사람으로서 수련기관에서 1년(1급 자격취득을 위한 기간을 포함한다) 이상 수련을 마친 사람

출처: 정신보건법 시행령 제2조(개정 2022. 4.5.).

정신건강임상심리사는 심리학적 이론과 훈련을 통하여 심리진단, 임상적인 문제에 대한 학습이론과 행동수정의 원리를 적용한 인지-행동치료, 개인치료와 집단치료, 그리고 성격, 정신병리 및 치료기법에 대한 연구, 교육 및 자문의 역할을 행한다. 정신건강간호사는 환자와의 접촉이 가장 많고, 의료인의 신뢰를 바탕으로 환자와 관계를 맺고 병실생활의 일상적인 생활과 동료 환자들과의 관계 형성을 돕는다. 또한 간호학의 전문적인 지식과 기술을 바탕으로 신체의 치료와 더불어 환자를 위한 치료적 환경을 조성한다. 정신건강사회복지사는 사회복지의 입장에서 정신적·정서적 장애를 가지고 있는 사람들을 대상으로 사회복지실천방법을 가지고 서비스를 제공한다. 정신건강사회복지사는 지역사회 내에서 정신장애인이나 잠재적인 클라이언트의 사회적응과 사회복귀에 더욱더 깊은 관심을 가지고 서비스를 제공한다. 정신건강작업치료사는 정신장애인의 신체적·정신적, 그리고 발달과정에서 저하된 기능 향상을 위한 치료적 활동(작업)을 실시하고, 최대한 독립적인 일상생활을 영위할 수 있도록 돕고, 능동적으로 사회생활에 참여하도록 돕기 위한 활동을 한다.

〈표 4-7〉 정신건강요원 현황

(단위: 명)

연도	합계	정신건강간호사		정신건강임상심리사		정신건강사회복지사		정신건강작업치료사	
		1급	2급	1급	2급	1급	2급	1급	2급
2023	19,439	3,544	5,999	2,104	1,482	3,026	3,161	17	106

출처: 국립정신건강센터(사전정보공표-정신건강 전문양성 현황).

2) 정신건강 관련 기관

우리나라 정신건강 관련 기관은 정신건강복지센터, 중독관리통합지원센터, 자살예방센터, 정신재활시설, 정신요양시설, 정신의료기관 등으로 나누어 볼 수 있다.

첫째, 정신건강복지센터는 정신질환의 예방과 치료, 정신질환자의 재활과 정신건강 친화적 환경 조성으로 국민의 정신건강을 증진시키는 데 목적이 있다. 지역 정신건강 문제에 대한 현황을 파악하고, 자살예방 게이트키퍼 양성, 정신질환자 당사자 및 가족의 인권교육을 진행하고 있다. 또한 지역사회 내 중증 정신질환자에 대한 상담, 프로그램, 사례관리, 병원연계 위기개입 등을 실시하고 자살 고위험군 조기발견 및 상담, 프로그램, 사례관리 등을 실시한다. 아동 및 청소년 대상 정신질환 조기발견과 정서행동 특성화 검사 및 사후관리, 병원연계 및 치료비 지원 등의 사업을 수행하고 있다.

둘째, 중독관리통합지원센터는 지역사회 중심의 통합적인 중독관리체계 구축을 통해 중독자 조기발견, 상담, 치료, 재활 및 사회복귀를 지원하여 안전한 사회환경 조성 및 국민의 정신건강을 도모하고, 중독문제가 있는 노숙인 등 사회적 취약계층의 자활을 위한 상담, 치료, 재활지원 서비스를 제공하는 데 목적이 있다. 주요 사업으로는 중독 조기선별 및 단기치료를 통한 고위험군 발굴 및 단기 개입 서비스 제공, 중독질환의 사례관리, 위기관리 상담, 재활 프로그램, 신규 발견된 고위험군과 이용하고 있는 회원 가족 대상의 가족교육 및 프로그램 등을 실시하고 있다. 또한 아동, 청소년, 직장인 대상 중독폐해 예방교육사업과 인식 개선 및 홍보사업을 실시하며 지역 특성을 고려한 서비스 기획, 지역사회 자원 조정 및 중재 등을 하고 있다.

셋째, 자살예방센터는 사회의 자살률 증가를 막고 생명존중 문화 조성을 위해, 중앙정부 및 지방자치단체의 자살예방사업을 전문적으로 지원하고 민·관 협력 네트워크를 구축하여 사회 각계의 자살예방 활동을 지원하고 있다. 주요 사업으로는 자살예방 네트워크 구성 및 자살예방교육, 자살예방 인식 개선 및 홍보, 자살 고위험군 및 시도자 사례관리, 자살위기 응급출동, 자살 시도자 치료비 지원, 고위험군 멘토링 사업, 게이트키퍼 교육, 생애주기별 자살예방교육, 고위험군 프로그램 운영, 유가족 지원사업 등이 있다.

넷째, 정신재활시설은 정신의료기관에 입원하거나 정신요양시설에 입소하지 아니한 정신질환자의 사회복귀 촉진을 위하여 사회적응훈련과 직업훈련 등 재활서비스를 제공한다. 사회복귀시설의 종류에는 생활시설(입소생활시설, 주거제공시설), 재활훈련시설, 중독자 재활시설, 생산품 판매시설, 종합시설 등이 있다. 생활시설은 가정에서 생활하기 어려운 정신질환자 등에게 주거, 생활지도, 교육, 직업재활훈련 등의 서비스를 제공하며, 가정으로의 복귀, 재활, 자립 및 사회적응을 지원하는 시설이다. 재활훈련시설은 정신질환자 등에게 작업, 기술지도, 직업훈련, 사회적응훈련, 취업지원 등의 서비스를 제공하는 시설이다. 시설 유형으로는 주간 재활시설, 공동생활가정, 지역사회전환시설, 직업재활시설, 아동·청소년 정신건강지원시설 등이 있다. 중독재활시설은 알코올 중독, 약물 중독 또는 게임중독 등으로 정신질환자 등을 치유하거나 재활을 돕는 시설이며, 생산품판매시설은 정신질환자 등이 생산한 생산품을 판매하거나 유통을 대행하고, 정신질환자 등이 생산한 생산품이나 서비스에 관한 상담, 홍보, 마케팅, 판로 개척, 정보제공 등을 지원하는 시설이다. 종합시설은 정신재활시설 중 2개 이상의 정신재활시설이 결합되어 정신질환자 등에게 생활지원, 주거지원, 재활훈련 등의 기능을 복합적 · 종합적으로 제공하는 시설이다.

〈표 4-8〉 정신건강복지센터 서비스 내용

구분	광역	기초
기본 사업	• 광역단위 사업기획 및 운영 업무 – 지역 정신건강 연구조사 및 확산 – 지역자원 연계 및 협력체계 구축 – 정신질환 · 정신건강 인식 개선 등 홍보 · 캠페인 • 기초 · 중독센터 지원 업무 – 직원대상 교육 프로그램 운영 및 센터 교육 과정 지원 – 지역 맞춤 프로그램 기획 · 개발 및 확산 – 센터 평가 업무 및 컨설팅 지원 • 지역사회 정신건강 위기대응사업 – 위기개입팀 운영 – 정신건강 위기대응 지역협의체 구성 · 운영 지원 – 정신건강위기상담전화(1577–0199) 운영 • 재난정신건강서비스 지원 업무 – 광역단위 재난심리 지원 업무	• 중증정신질환자 관리사업 – 중증정신질환자 조기발견 – 중증정신질환자 사례관리 – 중증정신질환자 재활지원 – 보건복지부 정신질환자 치료비 지원사업 – 정신건강심사위원회 업무지원 • 지역사회 정신건강 위기대응사업 – 정신건강 위기개입 업무 – 정신건강 위기대응 지역협의체 구성 · 지원 – 정신건강위기상담전화(1577–0199) 운영
특화 사업	• 찾아가는 심리지원 사업 • 청년 정신건강 조기중재사업 • 중독관리 지원사업	• 아동 · 청소년 정신건강서비스 • 청년 정신건강 조기중재사업 • 찾아가는 심리지원 • 기초단위 재난심리지원 업무 • 지역사회 정신건강 교육 · 홍보 · 협력체계 구축 • 중독관리 지원 업무

출처: 보건복지부(2025), 정신건강사업안내.

다섯째, 정신요양시설은 정신의료기관과는 달리 서비스의 주 대상은 만성 정신장애인으로 가족의 보호가 어려운 만성 정신질환자를 정신요양시설에 입소시켜 요양보호함으로써 이들의 삶의 질 향상 및 사회복귀를 목적으로 하고 있다. 서비스는 크게 요양보호, 작업치료, 사회복귀훈련으로 나뉘는데 요양보호는 환자의 건강 유지와 정서 함양 및 효과적인 요양을 위하여 일정표에 의한 적절한 운동과 오락 등 규칙적인 생활 제공 및 급식 등이며, 작업치료와 사회복귀훈련은 작업지도원에 작업치료 일지에 따라 1일 6시간, 1주간 30시간 이내에 제공하고 있다.

여섯째, 정신의료기관은 급성 정신질환자를 정신의료기관에 입원 또는 통원 치료를 함으로써 재활 및 사회복귀를 도모하는 데 목적이 있다. 「의료법」에 의한 의료기관 중 주로 정신질환자의 치료를 행할 목적으로 「정신건강복지법」상 시설 기준에 적합하게 설치된 정신병원 · 정신과 의원 및 병원급 이상의 의료기관에 설치된 정신과가 가능하며, 설치자는 국가 또는 지방자치단체, 의료법인, 비영리법인, 정부투자기관, 지방공사, 한국보훈복지의료공단 및 의사가 된다.

생각거리

1. 스트레스에 대처하는 방법으로 자신이 자주 활용하는 것은 무엇인가?
2. 스트레스를 받을 때 효과적으로 대처할 수 있는 방법에 대해 토론해 보자.
3. 다음 상황에서 당신은 어떻게 하겠는가?

> 이성 친구와 함께 보고 싶어 하였던 공연 티켓을 간신히 구했다. 퇴근 시간이 되어 막 출발하려고 하는데 갑자기 중요한 일이 생겨서 팀원 전원이 야근을 해야 한다고 한다. 이때 당신은 어떻게 하겠는가?

읽을거리

하버드 회복탄력성 수업(2021)

[우울, 불안, 번아웃, 스트레스에 무너지지 않는 멘탈 관리 프로젝트]

저자: 게일 가젤 옮김: 손현선 출판사: 현대지성

저자는 강도 높은 업무 환경에서 극심한 스트레스와 우울증, 번아웃에 빠진 의사들을 상대로 회복탄력성 원리를 적용해 놀라운 효과를 거두었다. 회복탄력성을 위해 필요한 마음 근육을 6가지 키워드(대인관계, 유연성, 끈기, 자기조절, 긍정성, 자기돌봄)로 명쾌하게 정리했다. 직접 상담한 다양한 사례를 소개하며 독자가 자기 상황에 직접 적용하도록 돕는다.

스트레스 Re Action(2010)

[영화 드라마 속 주인공들의 스트레스 리액션 따라잡기]

저자: 송민경 출판사: TENDEDERO

『스트레스 REACTION』은 영화와 드라마 속에 숨어 있는 '스트레스 리액션의 좋은 예'들을 찾아서 구성한 책이다. 책장을 넘기면, 나와 비슷한 처지에 놓인 적이 있는 화면 속 주인공들과 함께 갑갑한 현실을 유쾌하게 헤쳐 나갈 수 있는 방법들이 펼쳐진다. KBS 개그콘서트와 SBS 라디오 프로그램 작가 출신인 저자는 철저한 자료조사를 바탕으로 이미 검증된 스트레스 해소법과 영화, 드라마 주인공의 사례를 맛깔나게 버무려 놓았다. 거기에 국제표현미술치료협회 소속 아티스트의 재치 있는 일러스트가 곁들여져 주인공들의 행동을 보고 따라 하는 재미도 선사한다.

CHAPTER

05 현대사회의 주요 이슈

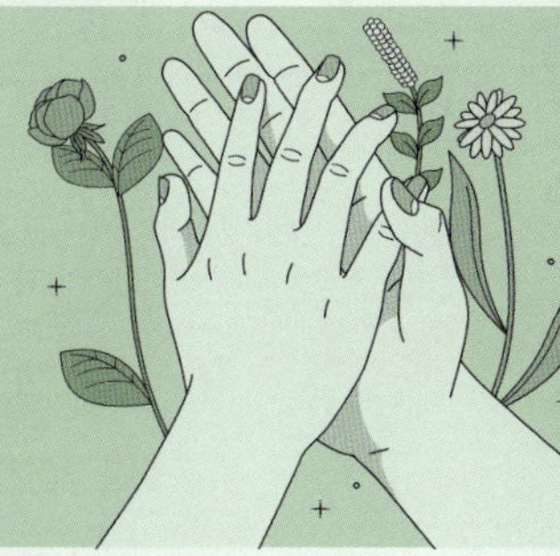

이 장에서는 오늘날 한국 사회에서 나타나는 다양한 정신건강의 문제 중에서 주요 이슈를 중심으로 살펴본다. 2024년도에 발표한 국가 정신건강현황 보고에 따르면, 한국인의 정신건강 문제와 관련된 주요 이슈로는 우울증 및 자살 위험 증가, 중독 문제는 심각한 정신건강 이슈로 부각되고 있다(국립정신건강센터, 2024). 특히 알코올, 마약류, 도박, 디지털 미디어 중독과 같은 4대 중독은 개인의 삶뿐만 아니라 가족과 사회 전반에 걸쳐 광범위한 영향을 미치고 있다. 따라서 이 장에서는 현대사회의 주요 정신건강 관련 이슈로 제기된 4대 정신건강문제 중 자살과 중독을 중심으로 설명하고자 한다.

01 자살

최근 우리 사회는 인구 10만 명당 자살로 사망하는 사람이 27명에 이르며(2024년 기준), 2003년 이후 OECD 국가 중에서는 자살률 1위라는 오명을 안고 있다. 청소년들의 자살에서부터 유명 연예인, 근로자, 노인, 정치인에 이르기까지 자살에 대한 뉴스를 쉽게 접하는 세상에 살고 있다. 실제 건강보험공단 건강보험정책연구원의 보고서에 의하면 우리나라 사망원인 중 자살은 2024년 기준 4위를 차지하고 있으며, 특히 10~30대 사망원인 1위에 달한다. 자살로 인한 직·간접 사회적 손실 비용이 연간 5조 4,000억 원에 달하고 있다(뉴스위크, 2023. 2. 14.). 이로 인해 자살은 사회적 문제로까지 대두되고 있으며, 국가적 차원의 대응으로 2011년 3월 31일 제정, '자살예방 및 생명존중 문화 조성을 위한 법률'이 제정, 2025년 기준 제4차 자살예방기본계획이 시행되고 있다.

자살은 한 개인에게 국한된 사건이 아니다. 자살한 당사자뿐만 아니라 남겨진 유가족과 친구, 동료 등 주변에 매우 파괴적인 영향을 미친다. 주변의 남겨진 사람들은 전형적으로 공포, 분노, 죄책감, 우울감을 느끼게 된다. 또한, 문제를 미리 인식하지 못한 책임감뿐만 아니라 상실과 공허감으로 고통을 받는다(정영숙 외 편역, 2004). 따라서 이 절에서는 자살에 대한 구체적인 이해를 돕기 위해 자살의 개념, 현황, 원인 등을 중심으로 살펴본다.

1) 자살의 개념과 종류

일반적으로 자살은 자신의 목숨을 끊으려는 의도적인 행동이라고 정의할 수 있다. 자살의 어원은 라틴어의 sui(자기 자신을)와 caedo(죽이다)라는 두 낱말의 합성어이다. 여기서 알 수 있듯이, 자살이란 그 원인이 개인적이든 사회적이든, 당사자가 자유의사(自由意思)에 의하여 자신의 목숨을 끊는 행위를 말한다(한국정신보건사회복지사협회 편, 2012).

세계보건기구(WHO)에서는 자살을 '자신의 생명을 의도적으로 끊는 행위'로 복합적인 사회적, 문화적, 생물학적, 심리적, 환경적 요인에 의해 영향을 받는 심각한 공중보건 문제라고 정의한 바 있다. 자살의 유형은 대표적으로 에밀 뒤르켕의 연구에서 제시된 세 가지 유형이 있다. 또한 미국 국립정신건강연구소(NIMH)는 자살을 "자신의 생명을 종료하려는 의도를 가지고 자해를 가하여 사망에 이르게 하는 행위"로 정의한다. 이와 같이 자살은 의도(intent)를 중심으로 정의되며, 단순 사고사나 비의도적 사망과는 다른 개념이다. 자살의 정의와 관련된 명시적 법 정의는 없으나 우리나라의『자살예방 및 생명존중문화 조성을 위한 법률』에서는 자살위험자, 자살유발정보 등과 같은 관련 용어를 통해 자살예방정책을 수립하고 있다.

뒤르켕(Durkheim)은 자살의 정의를 '자신의 행위가 어떠한 결과를 낳으리라는 것을 알면서 희생자 자신이 행하는 긍정적 또는 부정적 행위로부터 직접적 또는 간접적으로 초래되는 죽음'이라고 하였다. 또한, 뒤르켕은 자살에 대하여 이기적 자살, 이타적 자살, 아노미적 자살, 숙명론적 자살 등으로 구분하여 설명하였다. 이기적 자살은 한 개인이 사회적으로 올바르게 통합되지 못한 채 오직 자기 자신에게만 의지하게끔 고립되었을 때 발생하는 것이다. 이타적 자살은 개인이 집단과 강하게 통합되어 있는 상태에서 발생하는 것으로 예를 들면, 노사분규 등의 시위 현장에서 발생하는 분신자살 등이 이에 속한다. 아노미적 자살은 개인의 사회적 위치가 급격히 변화하여 그 새로운 변화에 대처할 수 없을 때 발생하는 것으로 예를 들면, 경제적 파산 등에 의해 자살하는 것이 이에 속한다. 마지막으로 숙명론적 자살은 개인이 선택하거나 통제할 수 없는 강력한 사회적 속박하에 개인의 삶이 종속되어 있어 자포자기적으로 살아갈 경우 발생하는데, 예를 들면 전쟁 중 포로가 되었거나 원치 않는 결혼을 강요받을 때 발생하는 경우이다(http://www.chmhc.or.kr/sub/sub02_03_5.php).

최근에는 자살유형에 대한 다양한 연구들을 통해 심리적·정신의학적·사회학적·실증적 요인을 중심으로 자살유형을 설명하고 있다. 심리정신의학적 기준에 따라 급성 스트레스형, 만성 스트레스형, 정신과적 문제형, 자해 및 자살시도 혼합형 등으로 구분하고 있다(육성필 외, 2023). 급성 스트레스형은 평소 자살 취약성이 없었던 사람이 특정 촉발 사건을 겪으면서 자살에 이르게 되는 유형이다. 만성 스트레스형은 과거 특이한 정신과적 문제가 현저하게 나타나지는 않았지만 만성적으로 스트레스 및 생활사건이 누적되는 과정에 특정 촉발/기여 사건에 의해 자살행동을 하는 유형이다. 정신과적 문제형은 정신과적 진단을 오랜 기간 받고 인지 및 기능상 손상이 심한 상태에서 정서적 불안정이 높아지면서 자살행동을 하는 경우이다. 마지막으로 오랜 기간 비의도적 자해와 자살시도로 인해 치명상을 입고 자살에 이르게 되는 경우이다.

Tip! 자살에 대한 오해와 편견

1. 자살이라는 단어를 이야기하면 '자살에 대한 생각이 머리에 떠오르게' 될까 봐 또는 '자살을 부추길까 봐' 아무 말도 안 하는 것이다.
   직접적으로 "자살에 대해 어떻게 느끼는가?, 자살을 생각해 본 적이 있는가?"라고 묻는 것이 오히려 자살 위험성을 줄일 수 있다. 자살충동에 대해 표현 하도록 기회를 주고 긴장감을 해소할 수 있도록 해야 한다.

2. 자살하려는 사람에게 "너무 심각하게 생각하지 마세요."라고 가볍게 말하거나, 자살은 잘못된 것이라고 강조하면 벌을 주는 것처럼 느껴지며, 치료와 전문적 도움을 강요하는 경우가 있다.
   하지만 이것은 자살문제의 심각성과 치료받으려는 생각을 감소시키고 자기존중감을 더 상하게 할 수 있다. 또한 아무도 도와주지 않을 것이라고 생각하여 문제를 혼자서 해결하려고 할 것이며 치료에 대한 잘못된 생각을 가지게 한다.

3. 스스로 자살한다고 이야기하거나 위협하는 사람은 절대 자살하지 않는다.
   관심을 얻으려고 자살에 대한 이야기를 한다고 오해하는 경우가 많은데 이것은 많은 사람이 가지고 있는 편견이다. 이러한 사람들 중 10% 정도가 실제로 자살을 한다. 자살에 대한 이야기를 할 때는 문제를 축소하지 말고 있는 그대로 받아들이라. 대화하지 않으면 더 위험해질 수 있다.

4. "자살을 할 거면 빨리해 버리고 더 이상 나를 힘들게 하지 마" 하면서 화난 감정을 표현한다.
   이런 말은 부정적인 영향을 주고 자살 위험성을 증가시킬 수 있기 때문에 절대 하지 않아야 한다. 전문가의 도움을 받아 보라고 제안하고 조용히 걱정하는 것이 필요하다. 화난 감정을 표현하고 후회한다면 바로 사과하고 당신이 정말로 걱정하고 있으며 관심이 있다는 것을 알려 주도록 하라.

5. 급한 자살위기는 지나갔고 증상이 나아졌기 때문에 자살 위험이 없다고 생각해 버리는 것이다.
   한 연구에서는 자살시도나 우울증으로 병원에 입원했다가 퇴원한 뒤 90일 안에 자살하는 경우가 80% 이상일 정도로 많다고 보고하고 있다. 상태가 호전되었다고 해서 자살 위험이 완전히 없어졌다고 생각해서는 안 된다.

6. 심한 우울 증상을 보이는 사람은 자살할 힘이 없다.
   자살자들 대부분은 자살 행동 전에 우울 증상을 보인다. 심한 우울증을 앓고 있는 사람은 우울 증상이 나아지기 시작할 때 자살 행동이 많이 일어난다.

출처: 서울시자살예방센터(https://suicide.blutouch.net:6004/page/suicide_help.php).

2) 현황

자살사망자 현황을 살펴보면, 매년 꾸준히 증가하고 있다. 2023년 기준 전국 자살 관련 통계는 자살에 의해 사망한 총사망자 수는 13,978명으로, 2022년도 대비 1.72명(8.3%) 증가하였으며, 자살사망률(10만 명당 명)은 27.3명으로 전년 대비 8.5%('22년도 25.2명)인 것으로 나타나 2018년 이후 가장 높은 수치를 보이고 있다(보건복지부, 2024).

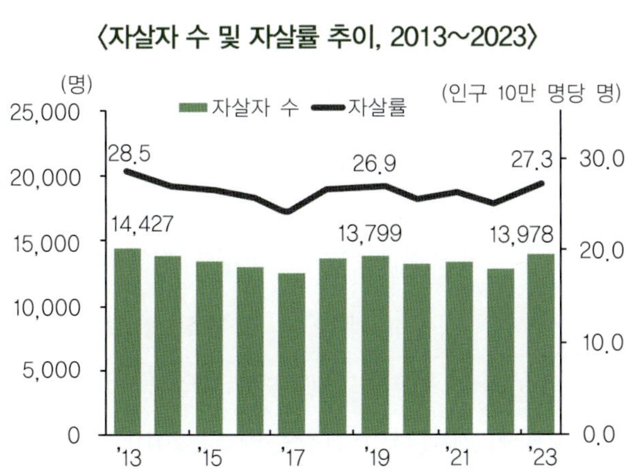

구분	자살사망자 수	자살률
2013	14,427	28.5
2014	13,836	27.3
2015	13,513	26.5
2016	13,092	25.6
2017	12,463	24.3
2018	13,670	26.6
2019	13,799	26.9
2020	13,195	25.7
2021	13,352	26.0
2022	12,906	25.2
2023	13,978	27.3

[그림 5-1] 연도별 자살사망자 수 및 자살률 추이, 2013~2023

출처: 한국생명존중희망재단(2025). 2025년 자살예방사업 안내.

성별에 따른 자살률의 추이를 살펴보면, 2023년도 기준, 전년 대비 남성과 여성의 자살률이 모두 증가하였으며, 남자가 여자보다 2배 이상 높다. 2022년 기준 성별 연령표준화 자살률은 남자의 경우, 충남(39.6명), 제주(36.9명), 강원(35.4명) 순이고, 여자의 경우, 대전(16.7명), 충북(16.6명), 충북(16.6명)의 순이다. 연령별 자살자 수는, 50대(212%)가 가장 많고, 40대(19%), 60대(16.5%), 30대(13.4%)의 순으로 나타났다. 반면 연령대별 자살률은 80세 이상(59.4%), 70대(39.0%), 50대(32.5%) 등 연령이 높을수록 자살률은 높은 것으로 나타났다. 특히, 10대의 경우, 전년도('22년도) 자살률은 7.9명(10.4%)으로, 자살률 증가 폭이 큰 것으로 나타났다(보건복지부 보도자료, 2024).

지역별로 살펴보면, 인구 10만 명당 자살자 수는 2022년 기준으로 경기가 3,117명으로 가장 많았으며, 연령표준화 자살률(인구 10만 명당)은 충남 27.4명, 강원 24.8명, 충북 23.8명 순으로 높았다. 서울은 17.9명으로 연령표준화 자살률이 가장 낮고, 가장 높은 충남과는 1.5배의 격차를 보였다(한국생명존중희망재단, 2024).

최근 5년간(2019 ~ 2024년) 연령표준화 자살률은 2022년 기준, 충남(27.4명), 강원(24.8명), 충북(23.8명) 순으로 높게 나타났다. 충남의 경우, 2018년부터 2020년까지 연령표준화 자살률이 가장 높았으나, 2021년에는 감소했다가 2022년 다시 증가하여 가장 높게 나타났다. 2022년 자살 증가 폭이 가장 큰 세종은 2020년과 2021년에 전체 시·도 중 연령표준화 자살률이 가장 낮았으나 2022년 증가하여 여섯 번째 순위로 나타났다.

3) 원인

자살의 원인에 대한 최근 연구들에서는 정신과적 요인, 생물학 및 의학적 요인, 외상적인 삶의 경험, 환경 및 사회문화적 위험요인과 보호요인 등이 서로 복합적으로 상호작용한 결과로 보는 경향이 지배적이다(강은정 외, 2010; 한국정신보건사회복지사협회 편, 2012). 특히, 2023년 자살률 증가는 사회적 고립 및 경제난 심화 등 코로나19가 남긴 후유증이 본격적으로 나타났으며, 최근에는 고령층의 경제적 박탈감과 만성질환, 청년층의 정신건강 문제로 인한 자살률 증가가 두드러지고 있다. 더불어 자살을 하나의 선택지로 인식하는 경향이 높아지고 있음을 보여 준다(보건복지부 보도자료, 2024. 10. 4.).

실례로 2023년 기준 자살의 주요 원인을 살펴보면, 정신과적 문제(5,308명, 37.7%), 경제생활 문제(3,656명, 25.9%), 육체적 질병 문제(2,291명, 16.3%), 미상(963명, 6.8%), 가정문제(692명, 4.9%), 기타(408명, 2.9%), 직장 또는 업무상의 문제(395명, 2.8%), 남녀문제(256명, 1.8%)가 있었다. 즉 자살의 원인이 되는 요인은 정신과적 문제(우울증, 불안장애 등 정신질환 및 심리적 고통)이 가장 크고, 다음으로 경제생활문제(실직, 채무, 생활고 등)이 높으며, 특히 60대 이상에서 이로 인한 자살원인의 증가 폭이 가장 큰 것으로 나타났다. 이는 은퇴, 경제적 박탈감 등에 따른 것으로 추정해 볼 수 있다. 육체적 질병의 경우, 만성질환, 통증 등에 따른 자살로 고령층에서 높게 발생하였으며, 가족관계, 직장, 업무, 학업, 사별문제 등도 자살의 원인으로 나타나고 있다(그림 5-2).

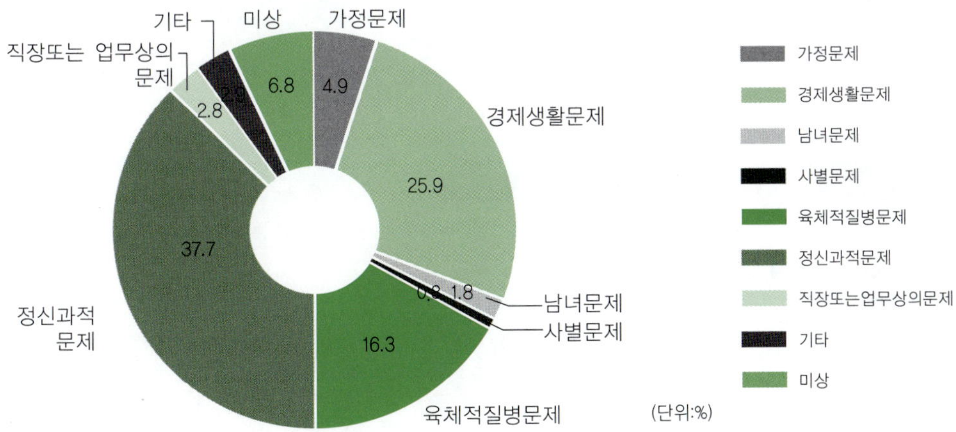

[그림 5-2] 자살원인(동기)별 자살 현황

출처: https://kfsp-datazoom.or.kr/korea02.do

한편, 자살의 원인과 관련하여 최근 발표된 심리부검을 통한 자살 경로를 살펴보면, 연령이나 성별에 따라 자살 경로의 주요 고빈도 위험요인이 파악되었고 직업군별 자살 경로의 몇 가지 패턴이 도출되었다. 예를 들면 피고용자의 경우 직무 변화와 업무 부담, 직장 대인관계 문제로 이어지는 경로에서 자살의 위험이 높아지며, 자영업자는 만성적인 사업 부진이나 정신건강 문제가 경제 문제에 동반됨에 따라 자살위험이 높아진다(그림 5-3). 또한 자살 경로의 위험요인 가운데 '자살 시도'나 '우울장애' 등이 고빈도 요인으로 드러나, 자살시도에 대한 개입이나 정신장애에 대한 치료적 접근은 자살 사망 전 구조를 위한 매우 중요한 기회인 것으로 드러났으며, 자살예방을 위해 이러한 고위험 대상군에 대한 적극적이고 집중적인 개입 강화가 필요한 것으로 보고 있다(중앙자살예방센터, 2020).

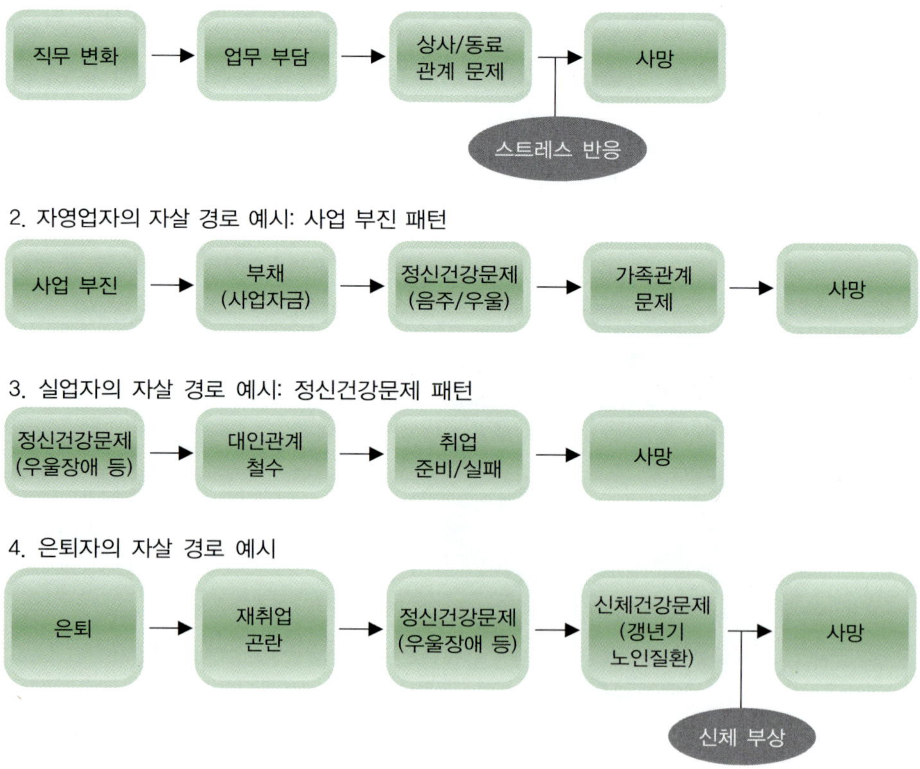

[그림 5-3] 주요 직업군별 자살 경로의 예시

출처: 중앙자살예방센터(2020).

(1) 정신과적 요인

국내외 자살자들의 질환 유형이나 자살자에 대한 심리적 부검(psychological autopsy), 자살시도자에 대한 면담 등을 토대로 한 연구 결과들에서는 정신장애가 자살의 중요한 위험요인으로 꼽고 있다. 또한 자살자나 자살시도자에 대한 통계에서도 자살은 정신과적인 질환과 밀접한 관계가 있음을 알 수 있다. 실제, 자살 사망자들은 자살 직전에 정신과적 질환으로 인한 의료 이용이 이전보다 50% 이상 증가하고 수면제와 항정신병 약물 복용 등이 크게 증가한 경향을 보인다(세계일보, 2015) 자살의 60%는 기분장애의 경과 중에 나타나며, 나머지는 조현병, 알코올 중독, 약물 중독, 인격장애 등과 동반되어 나타난다. 그러나 정신과적인 장애가 있는 사람들이 모두 자살한다고 보기는 어렵다. 정신과적 요인이 자살 가능성을 높이기는 하나, 두 가지 이상의 위험요인(알코올 중독, 학대경험, 신경학적 질환 등)이 공존할 때 자살의 위험을 증가시킨다. 특히 노인층의 자살의 경우, 정신장애, 특히 우울증, 알코올 남용이나 의존 등이 노인자살에서 가장 중요한 요인으로 알려져 있다(육성필 외, 2011).

(2) 생물학 및 의학적 요인

자살을 시도하거나 자살로 죽은 사람에 대한 생물학적 연구결과에서는 자살은 뇌척수 내의 5-HIAA(5-hydroxyindoleacetic acid: 5-하이드록시인돌초산) 수준과 관련이 있는 것으로 나타났다. 즉, 뇌척수액 내의 세로토닌 대사산물인 5-HIAA의 농도가 감소되면 폭력적 자살로 사망하거나 자살시도 가능성이 크다. 특히, 신경세포에서 분비되는 신경전달물질인 세로토닌은 우울증의 원인물질로 자살 관련 연구에서 꾸준히 제기되고 있는 자살 관련 요인이다. 국내 자살자 중 대부분 우울증을 앓고 있는 경우가 많으며, 같은 수준의 우울증 정도를 지닌 사람이라도 세로토닌의 활성도 감소가 낮은 사람이 자살에 더 취약하다(경향신문, 2013). 그 외 도파민, 노르에피네프린과 같은 신경전달물질, 신경내분비계 등의 생물학적 변화도 충동성 또는 자살수행과의 관련성이 있는 것으로 보고 있다.

신체적 질병 또한 자살을 유발하는 요인이다. 암이나 에이즈, 헌팅턴병, 다발성 경화증, 소화성 궤양, 신장 질환, 척추 손상, 루푸스 등의 질병은 자살로 인한 사망의 위험성을 높이는 요인으로 알려져 있다. 특히 노인들의 경우, 건강 악화로 인한 여러 가지 두려움(질병 예후, 가족 의존에 대한 부담감 등) 등은 자살 생각을 높이는 스트레스 요인으로 작용한다.

(3) 외상적인 생애 경험

살아가면서 겪게 되는 몇 가지 사건들은 매우 충격적이고 위협적이어서 강한 스트레스를 경험하게 된다. 가까운 사람의 죽음이나 상실, 이성 친구와의 결별, 대인관계의 갈등과 단절, 전학이나 이사로 인해 발생하는 문제, 시험이나 진로 실패 등은 심한 우울함이나 절망감, 고립과 외로움 그리고 정신적 충격을 가져다 주며 자살 위험을 증가시킬 수 있다.

(4) 사회 및 환경 요인

자살의 위험을 증가시키는 사회적, 환경적 요인들로 자살수단의 접근성, 지역적 특성, 고용 및 기타 경제적 요인, 보건의료서비스의 접근성, 인터넷 보급 등을 들 수 있다(노용환 외, 2013).

첫째, 자살수단에 대한 접근성에 따라 자살 위험이 증가한다. 예를 들면, 총기 소지가 가능한 미국의 경우 자살자의 약 3분의 2가 총기로 자살하며 농촌에서는 농약을 자살수단으로 한 자살이 많다.

둘째, 지역적 특성은 도시 지역보다는 농어촌 지역에서, 수도권 지역에 비해 비수도권 지역에서 자살률이 더 높다는 것이다. 이는 농촌이 도시보다 사회적으로 고립되었으며, 의료서비스에 대한 접근성이 낮은 데서 그 연유를 찾기도 한다.

셋째, 고용 및 기타 경제적 요인은 경기 불황과 높은 실업률이 나타나는 시기에 자살도 증가한다는 것이다. 실제 우리나라의 지난 20년간 자살 실태를 살펴보면, 직종별 비교에서 남녀 모두 무직인 경우에 자살률이 높다. 즉, 소득이 높을수록 자살 생각이 감소하는데, 특히 소득이 낮은 계층일수록 소득의 증가에 따른 자살 생각의 감소 효과는 매우 큰 것으로 나타났다.

넷째, 보건의료적 요인으로 노인자살의 경우 보건의료적 서비스 제공 정도가 자살에 영향을 미치는 것으로 알려져 있다. 특히, 우리나라의 경우, 알코올 중독 환자들이 우울증에 걸릴 확률이 높으며, 우울증으로 인한 자살이 높다는 점을 감안해 볼 때 적절한 보건의료적 서비스를 통해 자살예방에 큰 도움이 될 수 있음을 시사한다.

마지막으로, 인터넷 보급 환경요인으로 최근의 자살보도에 대한 경향을 살펴보면, 인터넷 웹사이트, SNS와 관련한 문제로 인한 자살 등이 이에 속한다. 예를 들면 인터넷 사이트 등을 통한 자살 방법, 자살자 모임, 악성 댓글, SNS상의 마녀사냥 등으로 인한 자살 등이다.

(5) 자살의 보호요인과 위험요인

자살에 관련된 연구들에서는 몇 가지 자살의 위험요인 등이 자살에 영향을 미치는 것으로 나타났다. 특히 청년기 자살의 경우, 위험요인으로 우울증, 약물 남용, 절망감, 자살시도 경험, 화목하지 못한 가족관계, 부모와의 사별, 사랑하는 사람과의 이별, 오랜 기간의 적응 문제, 문제해결력 부족, 낮은 자아존중감, 반사회적 행동, 젊은 스타의 자살을 미화시키는 대중매체, 총이나 흉기를 쉽게 구할 수 있는 것 등이 속한다. 반면에, 자살의 보호요인은 인지적 요인으로 자신감, 융통성, 대인 간 문제해결 능력, 희망이며, 사회적 요인으로 사회적 지원, 사별이나 이별에 대한 경험 없음, 개인 문제 또는 가족 문제를 의논할 수 있을 때 등이다.

이상, 자살의 원인에 대해 살펴보았다. 최근 우리나라에서 급증하고 있는 자살의 원인은 한 가지 원인에 의한 것이기보다는 다양한 원인이 상호 복합적으로 작용한 결과라고 볼 수 있다(그림 5-4). 특히 자살을 예방할 수 있는 보호요인 시스템의 부족, 위험요인에 대한 대처 시스템의 부족 등은 국가 차원에서의 집중적인 시스템 구축의 필요성을 시사한다.

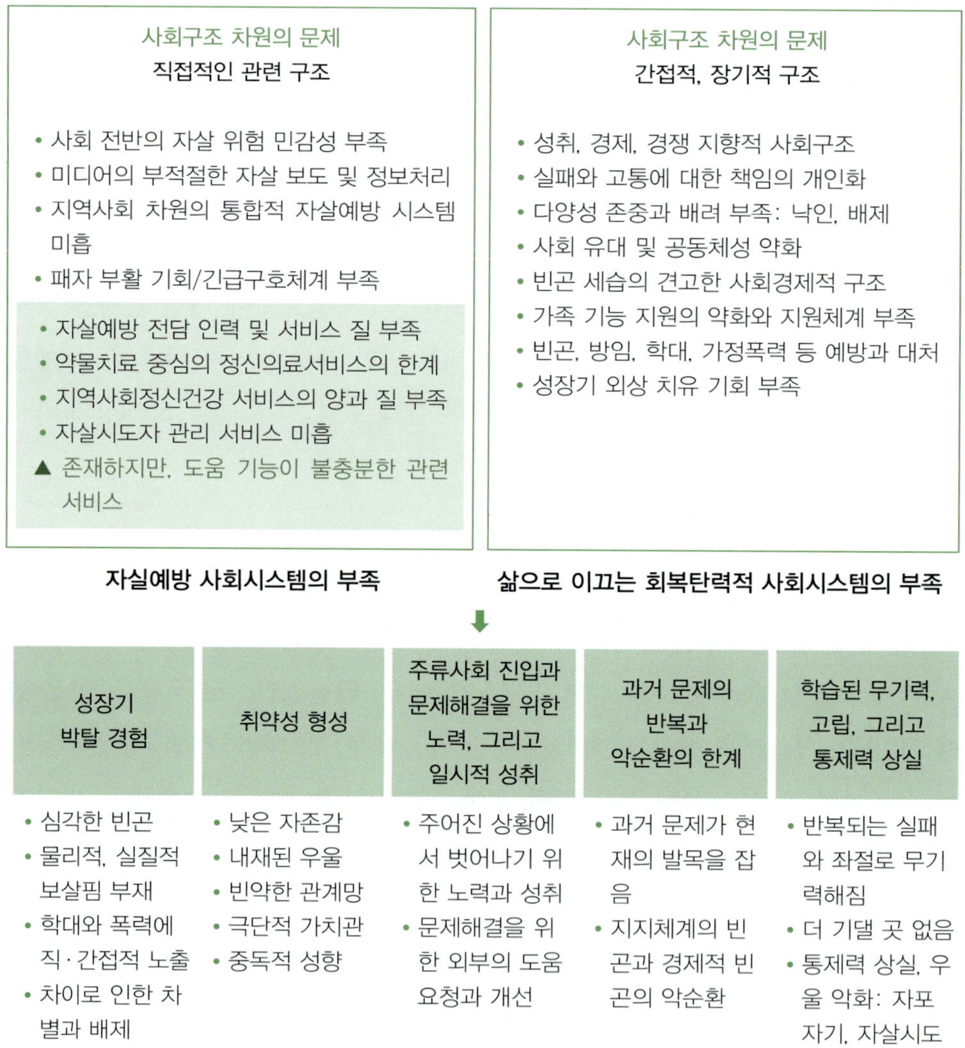

[그림 5-4] 도시빈곤층 자살의 경로 모형

출처: 충남광역정신건강복지센터. http://www.chmhc.or.kr/busi)ness/page2.php.

Tip! 자살 징후

- 자살이나 타살충동, 심각한 자살/타살 의도를 보인다.
- 자살이나 상해의 위협, 타인을 학대한 가족력이 있다.
- 과거에 자살을 시도한 바 있다.
- 자살에 대한 구체적인 계획을 세우고 있다.
- 최근에 죽음, 이혼, 별거로 인하여 사랑하는 사람을 상실하였다.
- 가족의 일부가 상실이나 학대, 폭력, 또는 클라이언트가 경험한 성적 학대로 인하여 불안정한 상태이다.
- 특히 충격적인 이별을 경험한 그 날에서 벗어나지 못하고 있다.
- 정신병력이 있다(약물치료를 중단했을 수도 있다).
- 약물이나 알코올 남용의 경험이 있다.
- 최근에 신체적, 심리적 충격을 겪었다.
- 의학 치료의 실패, 만성 통증, 장기 질환을 경험한 적이 있다.
- 혼자 살고 있거나 외부와 단절되어 있다.
- 우울한 상태이거나 우울증에서 회복 중 혹은 최근에 우울증으로 입원한 적이 있다.
- 소중한 소유물을 나눠주거나 개인적인 물품들을 정리한다.
- 무감동, 위축, 고립, 안절부절, 공황, 불안, 사회적 행동이나 수면, 식사, 학습, 업무습관의 변화와 같이 행동이나 기분이 갑작스럽게 변화한다.
- 지속적인 무력감과 절망감을 경험한다.
- 이전의 신체적, 정서적, 성적 학대 경험에 대해 집착하고 괴로워한다.
- 정상적인 정서적 행동으로 볼 수 없는 분노, 공격성, 외로움, 죄의식, 적대감, 애도, 낙담 중 "심각한 수준의 정서가 한 가지 이상"이다.
- 경제적 손실로 위협받고 있다.
- 망상적 사고를 보인다.
- 성적 관심을 처리하는 데 어려움이 있다.
- 계획하지 않은 임신을 했다.
- 가출하거나 수감된 적이 있다.
- 대화 중에서나 글에서 또는 책, 예술작품, 그림 등에서 우울함이나 죽음, 자살에 관한 주제나 내용이 등장한다.
- 자신이 사라진다고 해도 아무도 그리워하지 않을 것이라는 말을 하거나 암시를 준다.
- 만성 혹은 급성 스트레스를 겪고 있다.

* 위의 목록 중 4~5가지의 위험요소를 나타내면 자살 잠재성을 지닌 고위험군으로 보아야 한다.

4) 개입

(1) 정책

정신보건사회복지 실천현장에서 활용할 수 있는 자살위기에 대한 개입방법은 다양하다. 이는 자살의 원인이 다양하며, 자살의 위험요인에 대한 충분한 통찰력이 필요하며, 자살이 사회 전체에 미치는 영향이 크기 때문에 광범위하고 통합적인 관점에서 개입이 이루어져야 하기 때문이다(한국정신보건사회복지사협회 편, 2012).

우리나라의 자살률이 OECD 국가 중에서도 최고 수준에 달함에 따라 정부 차원에서 2004년부터 자살예방 대책 기본계획을 수립하여 추진하고 있으며 2011년「자살예방 및 생명존중문화 조성을 위한 법률」이 제정되었다. 2018년에는 최초로 국정과제에 "자살예방 및 생명존중 문화 확산"을 포함하였으며 이후 이에 대한 성과가 입증된 구체적인 해결방안을 담은 '자살예방국가행동계획'(2018~2022년)을 수립한 바 있다. 이후 정부는 효과적인 자살예방을 위해 자살예방법에 따라 5년마다 자살예방 기본계획을 수립하고 있으며, 최근에는「제5차 자살예방기본계획」('23~'27년)을 발표('23.4)하였다. 또한,「자살 위기극복 특별위원회」를 출범('23.2)하여 '모두가 소중한, 자살 없는 사회'를 구현하기 위한 정책(3개 분야, 8개 주요 정책)을 도출하였다. 이 외에도 자살예방 상담 기능을 109 번호로 통합·시행('24.1)하고, 자살예방을 위한 다양한 노력을 계속하고 있다(한국생명존중희망재단, 2024).

정부에서는 효과적인 자살예방정책을 기획하고 추진하기 위하여「자살예방 및 생명존중문화 조성을 위한 법률」에 근거해 전담부서로 보건복지부 산하에 '자살예방정책과'를 신설하고, 자살예방기본계획 수립, 자살예방교육, 자살고위험군 발굴·지원, 유족 지원, 자살예방 홍보 등 자살예방 정책 전반을 총괄·집행하고 있다. 국가자살예방사업은 자살로부터 안전한 사회 구현이라는 비전하에 자살사망자 수 감소, 지역맞춤형 자살예방정책 강화, 고위험군 집중관리 등의 정책목표를 수립하고 5대 추진전략을 세워 추진하고 있다(그림 5-5).

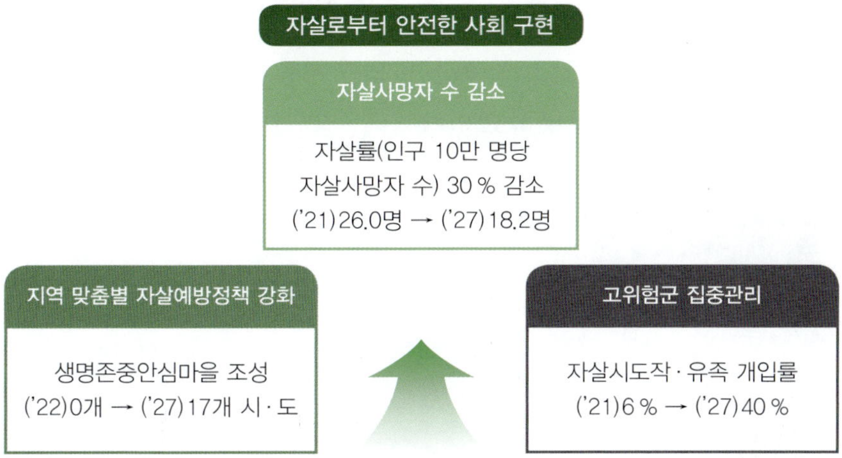

〈5대 추진전략 및 15대 핵심과제〉

추진전략	① 생명안전망 구축	② 자살위험요인 감소	③ 사후관리 강화	④ 대상자 맞춤별 자살예방
단계별	환경개선	발굴, 개입, 치료, 관리	회복지원·자살 확산 예방	전주기
대상별	전국민	정신건강위험군	자실시도자·자살유족	전국민
핵심과제	1. 지역맞춤형 자살예방 2. 생명존중문화 확산 3. 정신건강 검진체계 확대 개편	1. 치료 및 관리 강화 2. 위험요인 관리 강화 3. 재난 후 대응체계 강화	1. 자살시도작 사후관리 2. 유족 사후관리 3. 사후 대응체계 구축	1. 경제위기군맞춤형 지원 2. 정신건강위기군맞춤형 지원 3. 생애주기별·생활터별 맞춤형 지원

추진전략	⑤ 효율적 자살예방 추진기반 강화
핵심과제	1. 자살예방 정책 근거기반 마련 2. 정책 추진 거버넌스 재정비 3. 자살예방 인프라 강화

[그림 5-5] 자살예방기본계획 비전 · 목표 및 추진전략

출처: 한국생명존중희망재단(https://www.kfsp.or.kr/home/kor/contents.do?menuPos=27).

우리나라는 2025년 지역사회 내에서 자살예방사업을 기획, 수립, 조정, 수행하는 기관으로 전국 6개의 독립자살예방센터와 17개소의 광역정신건강복지센터, 246개소 기초정신건강복지센터를 운영하고 있다. 이 기관들을 통해 고위험군에 대한 응급위기 대응체계가 구축되어 있는데, 24시간 핫라인 전화상담(전국 동일

번호 1577-0199)과 보건복지부에서 개통한 자살예방 전문상담을 위한 자살예방 상담전화 109 및 sns 상담(마들랜)을 운영, 응급 시 출동 서비스가 가능하도록 인근의 응급기관 등과 협력 · 연계, 생명사랑위기대응센터 등을 통해 응급실에 내원한 자살시도자의 정서적 안정을 촉진, 필요한 치료 및 상담서비스 등을 연계하여 자살 재시도 및 자살을 예방하고 있다.

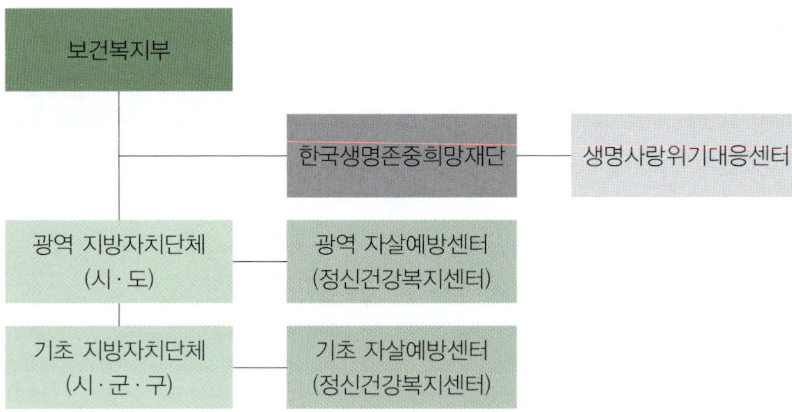

[그림 5-6] 자살예방 전달체계도

출처 :한국생명존중희망재단(2025). 2025년자살예방사업안내.

(2) 상담개입

대체적으로 자살 생각을 가지고 있거나 자살시도 경험이 있거나 상담자에 의해 자살 위험이 있는 것으로 평가된 내담자들을 대상으로 한 위기 개입방법은 크게 세 가지로 나눌 수 있다(이소우 외, 1999).

① 응급적 개입방법

이는 내담자의 자살 시도가 매우 임박한 것으로 판단될 때 그리고 상담을 통한 개입이 그러한 응급상황을 다루기에 적절하지 않은 것으로 판단될 때 동원하는 방법이다. 이는 전문가 혼자서 문제를 해결하기보다는 다른 전문가의 자문을 통해 해결책을 모색하거나 다른 전문가에게 의뢰하는 방법이다. 이 밖에 내담자와 자살하지 않겠다는 약조를 하거나 입원 조치 등이 있다.

② 단기적 개입방법

이는 내담자의 자살 문제를 상담과정 중에서 다루는 방법으로서 내담자의 자살 위험에 대한 즉각적이고 직접적인 개입방법들이다. 이는 내담자의 자살 문제를 직접적으로 다루는 것으로 자살동기를 탐색하고 자살 결심을 다루기, 절망감 다루기, 현실적 문제의 해결 찾기 등을 전략이 있다. 마지막으로 중·장기적 개입 전략과 방법으로 생활 환경의 변화에 초점을 둔 환경적인 개입과 내담자의 심리적 자원을 개발하고 강화하는 전략이다.

③ 클라이언트의 불안 다루기와 치명성 정도 줄이기

또 다른 개입방법으로는 자살 위험에 처한 내담자의 위기 면접 및 개입에서 다루어야 할 내용은 클라이언트의 불안을 다루는 것과 (자살에 이르는) 치명성의 정도를 줄이는 것이다. 클라이언트가 경험하는 불안은 '세 가지 불가능(The Three I's)'에서 비롯된다. 즉, '피할 수 없고', '견딜 수 없고', '멈출 수 없다'고 생각하는 상황으로 인해 불안을 경험한다(한인영 외 공역, 2008). 따라서 위기 면접 및 개입에서 위기개입 전문가는 클라이언트가 경험하고 있는 '불가능'의 원인인 불안에 초점을 다루는 것이다. 즉, 자살시도나 자살 위험의 치명성 정도에 직접 초점을 맞추는 것이 아니라 클라이언트가 경험하는 '세 가지 불가능(The Three I's)'의 원인인 불안에 초점을 맞추는 것이다. '세 가지 불가능(The Three I's)'에 대한 불안 정도가 낮아지고 클라이언트가 자신의 삶에 어느 정도 통제력이 회복될 때, 자살 위험의 치명성은 감소될 수 있다.

02 중독

중독(addiction)은 특정한 행동이 자신이나 주위에 폐해를 초래해서 이를 조절하려 하지만 통제력을 잃고 반복하는 행동을 의미한다. 또한, 중독은 중독의 대상인 물질이나 특정행동에 대한 기억의 활성화가 중추신경계에 영향을 미쳐 부적응적인 인지, 행동적 결과를 초래하는 것을 의미하기도 한다(한국중독심리학회, http://www.addictpsy.or.kr/sub01.php).

중독의 개념은 2000년 이후 계속 확대되는 추세에 놓여 있으며, DSM-5에서는 물질관련 및 중독장애로 구분하고 있다(권석만, 2014). 이러한 중독들로 인한 중독질환은 의존성, 금단 증상, 내성 등과 같은 임상적 증상과 징후를 나타낸다. 또한, 이들 다양한 중독은 개인에 대한 피해에 그치지 않고 가족, 사회, 국가 전체에 피해를 가져온다는 측면은 동일하다(한국정신보건사회복지사협회 편, 2012). 본 절에서는 DSM-5에서 다루고 있는 중독장애 중 알코올-관련 장애, 도박장애를 중심으로 다루고자 한다(권석만, 2014).

1) 알코올 관련 장애

우리가 흔히 알코올 남용과 알코올 의존을 알코올 중독으로 부르고 있으나 이는 정확한 개념이라 할 수 없다. DSM-5에서는 알코올 중독이라는 용어 대신에 알코올-관련 장애라는 용어를 사용한다. 여기서 말하는 알코올 관련 장애는 알코올의 사용으로 인해 발생하는 다양한 심리적 장애를 말하며 크게 알코올 사용 장애와 알코올 유도성 장애로 분류된다.

(1) 알코올 사용 장애

알코올 사용 장애(Alcohol Use Disorder)는 과도한 알코올 사용으로 인해 발생하는 부적응적 문제를 말한다. 알코올 사용 장애의 진단기준은 DSM-5의 11개 기준 중 2개 이상에 해당하면 알코올 사용 장애로 진단한다(표 5-1). 기존의 DSM-4에서는 알코올 남용과 알코올 의존으로 구분하여 진단하였으나, DSM-5에서는 모두 통합하여 진단한다. 또한, 그 심각도를 세 등급으로 구분하는데, 경도(mild, 진단기준의 2~3개 해당), 중등도(moderate, 진단기준의 4~5개 해당), 중증도(severe, 진단기준의 6개 이상 해당)로 나누어 진단한다(권석만, 2013).

〈표 5-1〉 알코올 사용 장애의 진단기준(DSM-5)

심각한 기능손상이나 고통을 유발하는 알코올 사용의 부적응적인 패턴이 다음 중 2개 이상의 형태로 12개월 이상 나타나야 한다.

1. 알코올을 흔히 예상했던 것보다 더 많은 양 또는 더 오랜 기간 마신다.
2. 알코올 사용을 줄이거나 통제하려는 지속적인 노력을 기울이지만 매번 실패한다.
3. 알코올을 획득하고 사용하고 그 효과로부터 회복하는 데 많은 시간을 허비한다.
4. 알코올을 마시고 싶은 갈망이나 강렬한 욕구를 지닌다.
5. 반복적인 알코올 사용으로 인해 직장, 학교나 가정에서의 주된 역할 의무를 수행하지 못한다.
6. 알코올의 효과에 의해서 초래되거나 악화되는 사회적 또는 대인관계적 문제가 반복됨에도 불구하고 지속적으로 알코올을 사용한다.
7. 알코올 사용으로 인해서 중요한 사회적, 직업적 또는 여가 활동이 포기되거나 감소된다.
8. 신체적 위험이 존재하는 상황에서도 반복적으로 알코올을 사용한다.
9. 알코올에 의해서 초래되거나 악화될 수 있는 지속적인 신체적 또는 심리적 문제가 있음을 알면서도 알코올 사용을 계속한다.
10. 내성(tolerance)이 다음 중 하나의 방식으로 나타난다.
    a. 원하는 효과를 얻기 위해서 현저하게 증가된 양의 알코올이 필요하다.
    b. 같은 양의 알코올을 지속적으로 사용함에도 현저하게 감소된 효과가 나타난다.
11. 금단(withdrawal)이 다음 중 하나의 방식으로 나타난다.
    a. 알코올의 특징적인 금단 증후군이 나타난다.
    b. 금단 증상을 감소하거나 피하기 위해서 알코올(또는 관련된 물질)을 마신다.

알코올 남용은 의존과 중독이 되기 이전단계로 학교나 직장, 자녀양육 등 알코올과 관련하여 본인과 타인의 삶의 행복과 안녕을 해칠 정도의 음주행동을 말한다. 초기에는 쉽게 생각할 수 있으나, 차츰 정신적 · 신체적 · 사회적 기능에 장애가 오고 지속적으로 진행되어 심각해지면 알코올 의존, 즉 중독에 이를 수도 있는 것으로 보고 있다.

알코올 의존은 알코올 남용이 심해진 상태로, 내성이 생기고 금단 증상이 나타나며 조절력이 상실된 단계를 말한다. 알코올 의존은 다른 정신장애에 비하여 유병률이 높고 재발률 또한 높으며 신체적 · 정신적 · 사회적 · 영적 합병증도 함께 동반하는 심각한 정신장애의 문제로 알려져 있다. 이는 알코올 의존자 자신뿐만 아니라 가족의 정신도 황폐화시키며 사회적으로도 범죄, 음주운전, 가정폭력, 아동학대 등과 같은 문제를 유발하게 되기 때문이다(전수미, 2014). 알코올 의존은 진행성 질병으로 누구나 처음부터 의존되지 않는다. 술을 먹다 보면 자신도 모르는 사이에 알코올이 삶의 일부분이 되는데, 외롭고 우울하고 스트레스를 받고, 술이 없어지면 자신감과 의욕이 없어져서 일상생활을 유지하기 힘들지만, 꾸준한 상담과 치료를 하면 회복이 가능한 것으로 알려져 있다(http://www.gracc.or.kr).

Tip! 알코올 의존(AUDIT-K) 자가 체크리스트

: 지난 1주일간 본인이 느끼고 행동한 것을 가장 잘 나타낸다고 생각하는 칸에 체크

번호	문항
1	술은 얼마나 자주 마십니까? ☐ 전혀 마시지 않는다. ☐ 월 1회 이하 ☐ 월 2~4회 ☐ 1주일에 2~3회 ☐ 1주일에 4회 이상
2	평소 술을 마시는 날 몇 잔 정도나 마십니까? ☐ 1~2잔 ☐ 3~4잔 ☐ 5~6잔 ☐ 7~9잔 ☐ 10잔 이상
3	한 번 술을 마실 때 소주 1병 또는, 맥주 4병 이상 마시는 음주는 얼마나 자주 하십니까? ☐ 전혀 없다. ☐ 월 1회 미만 ☐ 월 1회 ☐ 1주일에 1회 ☐ 매일 같이
4	지난 1년간, 술을 한 번 마시기 시작하면 멈출 수 없었던 때가 얼마나 자주 있습니까? ☐ 전혀 없다. ☐ 월 1회 미만 ☐ 월 1회 ☐ 1주일에 1회 ☐ 매일 같이
5	지난 1년간, 당신은 평소 할 수 있었던 일을 음주 때문에 실패한 적이 얼마나 자주 있었습니까? ☐ 전혀 없다. ☐ 월 1회 미만 ☐ 월 1회 ☐ 1주일에 1회 ☐ 매일 같이
6	지난 1년간, 술 마신 다음날 아침에 다시 해장술이 필요했던 적이 얼마나 자주 있었습니까? ☐ 전혀 없다. ☐ 월 1회 미만 ☐ 월 1회 ☐ 1주일에 1회 ☐ 매일 같이

번호	문항
7	지난 1년간, 음주 후에 죄책감이 들거나 후회를 한 적이 얼마나 자주 있었습니까? ☐ 전혀 없다. ☐ 월 1회 미만 ☐ 월 1회 ☐ 1주일에 1회 ☐ 매일 같이
8	지난 1년간, 음주 때문에 전날 밤에 있었던 일이 기억나지 않았던 적이 얼마나 자주 있었습니까? ☐ 전혀 없다. ☐ 월 1회 미만 ☐ 월 1회 ☐ 1주일에 1회 ☐ 매일 같이
9	음주로 인해 자신이나 다른 사람이 다친 적이 있었습니까? ☐ 전혀 없다. ☐ 있지만, 지난 1년 내에는 없었다. ☐ 지난 1년간 있었다.
10	친척이나 친구, 또는 의사가 당신이 술 마시는 것을 걱정하거나 술 끊기를 권유한 적이 있었습니까? ☐ 전혀 없다. ☐ 있지만, 지난 1년 내에는 없었다. ☐ 지난 1년간 있었다.

- 점수 계산: 각 문항 당 첫 번째 칸부터 순서대로 0점, 1점, 2점, 3점, 4점.
- 정상: 남: 0~9점/여:0~5점
- 위험: 남 10~19점/여 6~9점
- 알코올 남용 또는 의존단계: 남 20점 이상/여: 10점

출처: 충청남도광역정신건강증진센터(http://www.chmhc.or.kr/sub/sub02_).

(2) 알코올 유도성 장애

알코올 유도성 장애(Alcohol-Induced Disorder)는 알코올의 섭취나 사용으로 인해 나타나는 부적응적인 후유증을 말하며, 알코올 중독과 알코올 금단 증상이 이에 속한다.

알코올 중독(Alcohol Intoxication)은 과도하게 알코올을 섭취하여 심하게 취한 상태에서 부적응적 행동, 예를 들면 부적절한 공격적 행동, 정서적 불안정, 판단력 장애 등이 나타나는 경우를 말한다. 중독의 증상은 내성, 금단, 집착, 강박적 사용 등과 같은 특성을 보인다.

첫째, 내성은 금단과 함께 중독성 질환의 신체적 의존을 대표하는 두 가지 증상 중 하나이다. 내성이란 물질에 대하여 신체가 적응한 결과로, 술에 취하기 위한 알코올 용량이 반복된 음주를 통하여 늘어나는 경우 혹은 같은 용량의 술을

마셔도 이제는 취하지 않는 경우 등으로 이해할 수 있다. 흔히 '술을 자주 마시면 술이 는다'라는 말이 이에 속한다.

둘째, 금단은 물질을 지속적으로 사용하다가 갑자기 중단하는 경우 나타나는 복합적이고 다양한 증상군을 일컫는 용어이다. 금단으로 진단하려면 알코올 섭취를 중단한 이후 몇 시간 또는 며칠 이내에 적어도 다음 증상 중 2개 이상의 증상이 나타날 때 가능하다. 주로 자율신경계 기능 항진, 손 떨림 증가, 불면증, 오심 및 구토, 일시적인 환시, 환청, 환촉 또는 착각, 정신운동성 초조증, 불안, 대발작, 이로 인한 사회적 또는 직업적 영역에서 임상적으로 심각한 고통이나 장애를 나타내면 금단으로 진단할 수 있다. 금단증후군은 알코올 섭취를 줄인 후 5~10시간 이내에 발생하며 2~3일째에 가장 악화되고 4~5일째에 호전된다. 2~5%에서는 경련, 진전성 섬망[금주 후 48시간 이내 진전, 심한 초조, 자율신경계의 과 활동(맥박, 혈압, 호흡의 증가)이 동반되는 섬망]이 나타날 수 있다.

셋째, 집착은 술을 계속 마시기 위해 중요한 사회적 및 직업적인 기능이 줄어들고, 취미 생활도 포기하며, 술을 구하는 데 많은 시간을 할애하고, 술을 마시기 위해서라면 자신이 해야 할 일을 뒤로 미루고 책임을 다하지 않는 상태를 이야기한다.

마지막으로 강박적 사용은 알코올 중독자들은 습관적 행위로 인하여 문제가 발생하고 후유증이 발생됨에도 불구하고, 지속적으로 물질을 사용하거나 행위를 반복하는 것을 말한다. 술에 취한 상태가 지속되어 직장에 출근하지 못한다거나, 음주 때문에 가족 간의 불화가 악화되는데도 계속 술을 마시는 상태를 의미한다(국가건강정보포털 의학정보, 2015).

(3) 알코올 유병률 및 관련 장애

우리나라 국민의 알코올 관련 장애는 높은 유병률 수치에 비해 그 위험성에 대한 인식은 낮다고 볼 수 있다. 현재 우리나라 국민들의 음주 시작 연령은 갈수록 낮아지고 있으며, 2020년 1일 평균 14.1명이 알코올과 관련하여 사망하며,

음주로 인한 사회경제적 비용은 2019년 기준 15조 806억에 달하고 있다(한국건강증진개발원, 2024). 또한, 2020년 우리나라 15세 이상 1인당 알코올 소비량은 7.9L로, OECD의 평균(8.4L)보다 적지만 크게 상이하지 않다. 2022년도 기준 성인의 고위험 음주율은 전체 14.2%(남자 21.3%, 여자 7.0%), 월간폭음률은 전체 37.4%(남자 48.8%, 여자 25.9%)로, 2022년 코로나19 사회적 거리두기 해제에 따라 상승하는 추세이다. 연령별로 볼 때, 성인의 고위험음주율은 40~50대에서 높으며, 청소년의 경우, 전체 청소년의 13.0%이고, 청소년 음주자 중 위험음주율은 42.9%로 학년이 올라갈수록 위험 음주율이 증가하고 있다.

알코올은 개인의 건강뿐만 아니라 나아가 가정, 사회, 국가의 건강에 이르기까지 미치는 영향이 크다. 세계보건기구(WHO)에서는 과도한 음주로 인해 발생 하는 문제점을 신체적 · 심리적 · 사회적 문제 등 크게 세 가지로 분류하고 있다(배은지, 2013; 한문덕, 2014 재인용).

- **신체적 문제**(그림 5-7)
  - 반복적이고 지속적인 음주로 신체의 모든 조직과 기관에 심각한 영향을 미침
  - 알코올 중독은 간장애(간염, 지방간, 간경변 등), 위염, 위궤양 등 위장관계 장애, 췌장염, 당대사장애, 심근병증, 성기능장애 등의 심각한 질병 야기함
- **심리적 문제**
  - 지속적인 음주로 인해 부정적 정서나 정서조절의 어려움을 가지며, 이로 인한 대인관계 문제가 발생함
  - 알코올 중독 환자들의 경우, 감정처리 능력 부족과 정서적 불안정성 행동화라는 미성숙 방어기제에 익숙하며 이러한 부정적인 심리적 방어기제들은 재발의 악순환과 알코올 중독의 회복을 더 어렵게 만듦
  - 사회적 역할 수행이나 대인관계 유지를 위해 심각한 중독 문제에도 불구하고 치료에 거부감을 가지며 이로 인해 재발이 됨

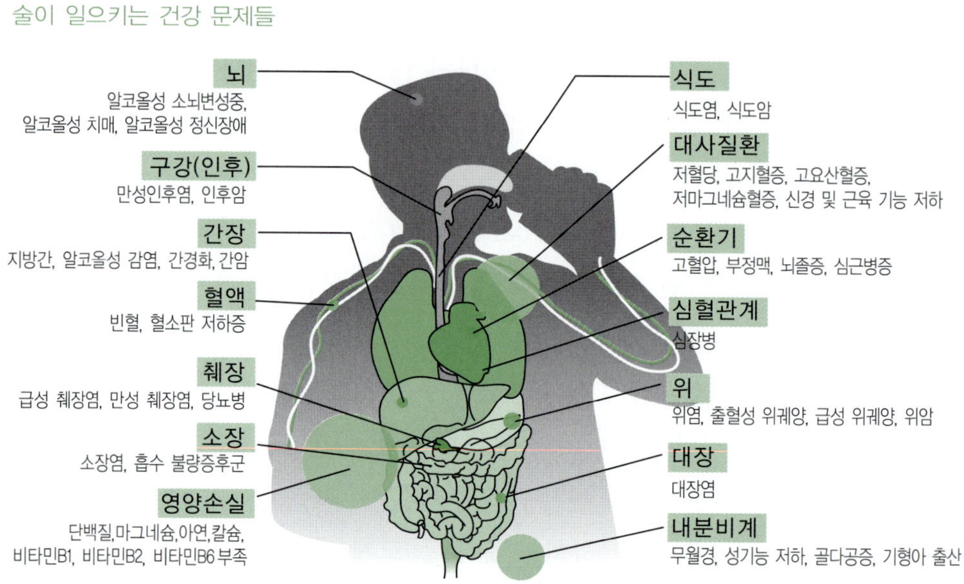

[그림 5-7] 술이 일으키는 건강문제들

출처: 시사저널(2011. 02. 07). 노진섭 기자.

- **사회적 문제**
  - 알코올 중독은 반복적 음주로 인해 가정과 사회 전반에 악영향을 미침
  - 가족 내 역기능 가정폭력으로 인한 가족해체, 교통사고 혹은 범죄행위와 같은 여러 법적 문제를 일으킴

(4) 개입

우리나라는 알코올 중독 예방 및 치료적 개입을 위한 정책으로 주류 관련 정책, 음주 폐해 예방 및 알코올 중독 관리(보건복지부)를 추진하고 있다. 특히 성인의 절주와 청소년, 임산부 금주를 통한 음주폐해 예방을 위해 교육 및 홍보, 음주문제 예방, 음주조정환경 개선, 모니터링 체계 및 거버넌스 구축 등을 실시하고 있다. 또한 보건소를 통해 지역사회 음주폐해예방사업을 실시하고 있으며, 지역사회 중독관리통합지원센터를 통해 지역사회 중독자를 조기발견, 상담, 치료,

재활 및 사회복귀를 지원하고 있다.

알코올 중독을 위한 개입은 다각적으로 이루어진다. 알코올 중독자에 대한 개입기법은 단기개입, 동기강화치료 및 인지행동치료, 자조모임, 가족치료 및 가족개입, 지역사회 기반 개입 등을 활용한다. 이 외에도 약물치료, 행동적 자기관리 프로그램, 사후관리 및 지지체계 구축 등 다양한 개입기법이 병행된다. 효과적인 개입을 위해서는 개인의 동기수준, 가족 및 사회적 환경, 중독의 심각도에 따라 맞춤형 접근이 필요하다. 먼저, 알코올중독에 대한 치료와 재활은 입원치료, 약물치료, 재활치료로 이루어진다.

- 입원치료: 술을 끊으면 심각한 금단증상이 생길 수 있기 때문에 대개 알코올의 해독은 입원치료를 통해 이루어지는 것이 안전하다. 환자 개인의 신체상태에 대한 검사 및 진단과 더불어 중독자는 대부분 영양결핍이 동반되므로 영양공급이 필수이며, 내성과 금단증상을 줄이기 위한 정신과적 약물 투여도 병행한다. 대개 2~3주 정도면 알코올의 해독치료는 마무리되지만 전문적인 약물치료 효과성을 위해서는 최소 3개월 이상의 입원치료를 필요로 하기도 한다.
- 약물치료: 갑자기 음주를 중단하는 경우 금단증상을 경험할 수 있기 때문에 약물에 의한 해독치료가 필요하다. 해독치료는 금단 시 나타나는 증상의 완화나 해소를 위해 필요에 따라 입원세팅 혹은 외래세팅에서 시행한다. 이 경우, 투여하는 약물은 해독치료(금단증상을 예방하고 치료), 항갈망제(음주충동을 감소시키고 폭음을 예방하는 효과), 기타 알코올중독으로 인한 신체적·정신적 합병증을 치료하기 위한 약물을 투여한다.
- 재활치료: 자신이 알코올에 의한 문제가 심각하다는 철저한 인식이 필요하나 알코올중독환자의 사고의 특징(인지왜곡)으로 인해 자신의 문제는 덮어두고 남을 탓만 하려는 경향(부정, 합리화)이 많다. 따라서 환자가 술에 대해 무기력하고 조절능력이 없음을 인정하도록 해야 하고 알코올중독이 병(가족병)이라는 사실과 어떤 병인지, 그리고 이 병에서 회복되는 유일한 길은

완전한 금주(단주) 유지뿐이라는 점을 인식하도록 하게 한다. 알코올중독은 금주 상태에서 사소한 위험 상황에서도 쉽게 재발할 수 있고 다양한 방법을 통해 재발요인을 사전에 차단하고 인지행동치료, 대처기술훈련, 동기 강화 등을 한다(http://www.djjgamc.or.kr).

2) 도박장애

DSM-5에서는 비물질 관련 장애에 도박장애를 포함하고 있다.

(1) 도박장애의 정의 및 특성

도박장애는 비물질 관련 장애의 대표적 장애로, 돈을 걸고 더 많은 돈이나 재물을 따기 위해서 결과가 불확실한 사건에 내기를 거는 행위를 말한다. 이러한 도박은 경쟁을 포함하는 놀이로서 금전을 추구하는 행위이며, 그 결과가 언제나 불확실하다는 속성을 가지고 있다(한국도박문제관리센터, https://www.kcgp.or.kr.).

도박장애는 도박으로 인하여 본인, 가족 및 대인관계의 갈등과 재정적 · 사회적 · 법적 문제가 발생하고 있음에도 불구하고 자신의 의지로 도박행위를 조절하지 못하고 지속적으로 도박을 하게 되는 것으로 말한다. 도박장애는 알코올 사용장애와는 다르게 외적으로 드러나는 신체적 증상이 분명하지는 않다는 차이점이 있지만 개인뿐만 아니라 경제적 빈곤, 이혼, 가정해체 등 가정과 사회에 심각한 경제적 · 정서적 악영향을 미친다(이홍표, 2002).

도박장애의 진단은 DSM-5의 기준에서 12개월 동안에 다음 항목 중 4개 이상의 도박 행동이 지속적이고 반복적으로 일어나서 사회적 · 직업적 부적응을 초래할 때 진단된다(권석만, 2014).

〈표 5-2〉 도박장애의 진단기준(DSM-5)

1. 원하는 흥분을 얻기 위해서 점점 더 많은 액수의 돈을 가지고 도박을 하려는 욕구를 지닌다.
2. 도박을 줄이거나 중단하려고 시도할 때는 안절부절못하거나 신경이 과민해진다.
3. 도박을 통제하거나 줄이거나 중단하려는 노력이 거듭 실패로 돌아간다.
4. 도박에 집착한다(예: 과거의 도박경험을 계속 떠올리고, 다음번에 돈을 걸었을 때 승산을 예상하거나 계획하고, 도박을 해서 돈을 벌 수 있는 방법을 생각한다).
5. 정신적인 고통(예: 무기력감, 죄책감, 불안감, 우울함)을 느낄 때마다 도박을 하게 된다.
6. 도박으로 돈을 잃고 나서 이를 만회하기 위해 다음 날 다시 도박판으로 되돌아간다.
7. 도박에 빠져 있는 정도를 숨기기 위해서 거짓말을 한다.
8. 도박으로 인해서 중요한 대인관계, 직업, 교육이나 진로의 기회를 위태롭게 하거나 상실한다.
9. 도박으로 인한 절망적인 경제 상태에서 벗어나기 위해 다른 사람에게 돈을 빌린다.

도박장애의 특성은 통제력의 장애, 심리적 의존, 내성, 금단 등이 나타난다. 즉, 도박중독이 되면, 자신이 선택한 도박행위를 자발적으로 통제할 수 있는 능력이 결여 또는 상실이 되는 통제력의 장애, 삶의 중심이 도박이 되면서 도박보다 더 중요한 삶이 있음에도 불구하고 도박에 집착하는 심리적 의존, 각성이나 흥분 유발을 위하여 도박에서 배팅의 금액이 증가하는 내성이 생기며, 도박을 하지 않으면 불안하거나 예민해지고 신경질적이게 되는 금단 현상을 보인다.

Tip! 도박중독의 증상

1. 지속적으로 도박과 관련된 생각과 말을 합니다.
2. 자신이 가용할 수 있는 것 보다 더 많은 시간과 돈을 도박에 사용합니다.
3. 도박을 통제하는 것에 어려움이 있거나 비합리적인 신념으로 도박을 합니다.
4. 도박을 하지 않을 때 상실감이나 공허감을 느낍니다.
5. 현재의 재정적인 문제나 상실한 돈을 도박을 통해서 회복할 수 있다고 생각합니다.
6. 도박으로 대박을 맞으면 도박하는 것을 통제할 수 있을 거라는 생각을 합니다.
7. 도박을 위한 자금 마련을 위해서 범죄행위 혹은 물건을 팔거나 돈을 빌리는 행동을 합니다.
8. 도박으로 인해서 다른 경제적인 문제가 발생하고 배팅 금액이 증가하고 빚이 증가합니다.
9. 빈번히 돈을 다 잃을 때까지 도박을 합니다.
10. 동일한 흥분을 느끼기 위해서 더 많은 시간과 돈을 도박하는 데 사용합니다.
11. 도박의 결과로 인해서 매우 극단적인 감정 변화를 경험합니다.
12. 부정적인 감정, 분노, 불안 및 우울의 감정이나 개인적인 문제에서 벗어나기 위해서 도박을 합니다.
13. 도박을 하는 동안 발생한 일 또는 도박으로 인해서 죄책감이 있습니다.
14. 도박하는 것으로 인해서 다른 사람들에게 비난을 듣습니다.
15. 돈이나 도박으로 인해서 가족이나 친구와 논쟁을 합니다.
16. 다른 사람과 도박에 대한 이야기를 하는 것을 거부하거나 그것을 덮기 위하여 거짓말을 합니다.
17. 가족이나 부모에게 과거의 지각으로 인해서 빚과 관련된 부분을 숨깁니다.
18. 도박을 하기 위해서 가족모임이나 사회활동에 참여하지 않습니다.
19. 도박 때문에 가족이나 가정의 책임을 거부합니다.
20. 도박 때문에 학교나 직장을 가지 않습니다.
21. 도박으로 인해서 의식주 등의 기초생활과 관련된 부분이 문제가 생깁니다.
22. 항상 휴일계획은 도박을 할 수 있는 곳으로 계획합니다.
23. 도박을 하지 않으면 불안해합니다.

출처: 한국도박문제관리센터 본부상담센터(http://su.kcgp.or.kr/02/page1.aspx#).

또한, 도박장애는 도박중독의 수준에 따라 몇 가지 유형으로 구분될 수 있다(그림 5-8). 즉, 도박으로 인한 문제가 어느 정도 연속적으로 나타나는가에 따라 사교성 도박자, 위험 도박자, 문제성 도박자, 병적 도박자 등 네 가지 유형으로 구분할 수 있다.

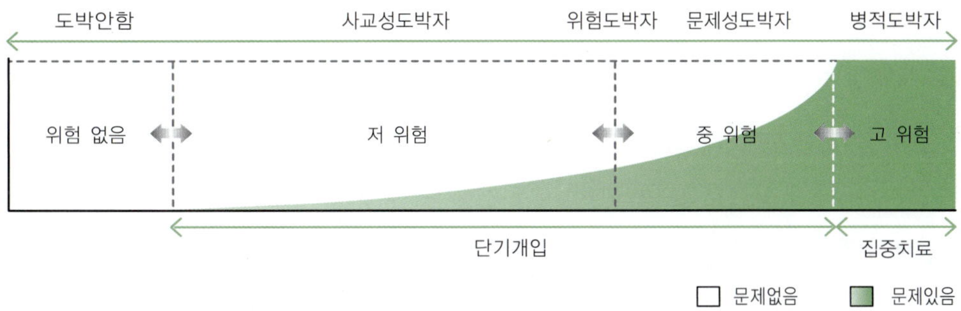

[그림 5-8] 도박문제의 연속성과 중독수준

출처: 한국도박문제관리센터 본부상담센터(http://su.kcgp.or.kr/02/page1.aspx#).

'사교성 도박(social gambling)'은 동료와 함께 즐기는 여가로서 도박을 하는 단계를 의미한다. 이러한 연유로 일부 학자는 유희성 도박(recreational gambling)으로 개념화하기도 한다. 이것의 특성은 도박을 하는 시간과 돈을 통제할 수 있고, 도박의 목적이 돈을 따는 것이나 승리가 아니라 오락 또는 친목에 있다. 대부분의 도박 경험자들은 사교성 도박자에 속한다고 보면 된다. 이후 사교성 도박을 통해 느끼는 쾌감을 재현하고자 '위험 도박'으로 진행하게 된다. '위험 도박자'는 사교성 도박에서 문제성 도박으로 가고 있는 도박자로 문제성 도박이나 병적 도박으로 발전될 수 있다. '문제성 도박(problem gambling)'은 '병적 도박'을 포함하는 개념으로 사용되기도 한다. '문제성 도박자'는 도박이 삶에 문제를 일으키고 있는 도박자로서 도박을 하는 시간과 돈을 제한하는 데 어려움이 있다. 또한 이들은 도박자 자신이나 가족, 친구, 동료 등 타인이나 지역사회에 사회적, 경제적으로 해로운 결과를 초래한다. 마지막으로 '병적 도박'은 통상 도박에 대한 통제력을 완전히 잃은 상태를 의미한다. 그래서 '병적 도박자'는 도박 참여에 대하여 자신의 경제적 능력을 벗어나도록 참여하는 경우가 많으며, 가족과 사회에 부정적인 영향을 끼치게 된다. 이렇게 도박의 부정적인 측면이 있다는 점을 알면서도 도박에 지속적으로 참여하게 되기 때문에 병적 도박은 참여자 개인과 가족기능, 직업 역량을 위협하는 도박행동으로 정의되고 있다(APA, 1994; 송진아, 2008 재인용, http://su.kcgp.or.kr).

(2) 도박중독 원인

도박을 처음 접하게 되는 경로나 과정은 도박장애를 경험하는 사람의 수만큼 다양하다. 대체적으로 도박을 하는 동기는 쉽게 돈을 따고자 하는 금전적인 동기, 게임 자체에서 맛볼 수 있는 흥분을 얻고자 하는 동기, 현실의 압박감과 우울감 등으로부터 회피성 동기, 사교 및 친목을 위한 사교 동기, 이미 도박으로 손실된 돈과 시간을 되찾고자 하는 투자와 보상의 심리, 게임에서 이길 수 있다는 비합리적 신념 등에 의해 행하게 된다.

도박중독이 발생하는 이유에는 도박 자체의 매력을 비롯하여 생물학적·유전적 요인은 개인적 요인, 사회적 요인 등 복합적인 요인이 관여하고 있다(그림 5-6). 생물학적·유전적 요인은 유전, 성별, 정신장애 등에 의해 중독이 발생하는 것을 말한다. 그 외 최근에 주목받고 있는 요인 중 하나는 '도파민(dopamine)' 분비에 관한 것으로 도박을 할 때 도파민이 크게 상승하여 그 쾌감과 즐거움에 중독되어 지속적인 도박중독에 빠지는 것으로 보기도 한다.

개인적 요인은 성장기 외상, 최초 경험, 스트레스 대처 전략에 의해 중독이 발생하는 것을 말한다. 즉, 자신의 삶의 현실에 대해 불만족이 클수록, 자신에 대한 불만이 많을수록, 자존감이 낮을수록, 스트레스가 심할수록, 우울감을 해소할 수 있는 기회나 방법이 부족할수록 도박에 의지할 가능성이 높아지는데, 이는 도박을 도피의 수단으로 인식하기 때문이다.

마지막으로 사회적·환경적 원인으로 도박중독은 도박에 대한 사회적 태도, 사회적 통제, 접근 가능성과 상관관계를 갖는다는 것이다. 즉, 도박중독은 도박에 대하여 사회적으로 긍정적이거나 부정적인 태도 여하, 도박에 대한 허용과 규제를 어느 정도로 하는가에 따라서 도박에 대한 접근 가능성이 얼마나 쉽게 접근할 수 있느냐에 따라 발생한다는 것이다(이홍표, 2002; 송진아, 2008 재인용).

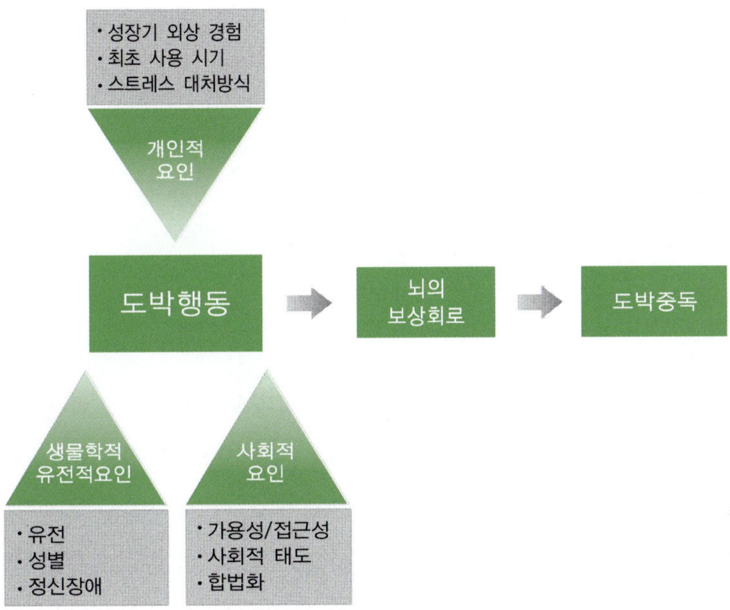

[그림 5-9] 도박중독의 원인

출처: 한국도박문제관리센터(https://www.kcgp.or.kr).

(3) 유병률 및 증상

우리나라의 도박 유병률은 OECD 국가 중에서도 월등히 높은 비율을 차지한다. 2010년 사행산업통합감독위원회의 보고서에 따르면, 2009년 우리나라 도박중독으로 인한 사회·경제적 총비용은 약 78조에 이르고 있으며, 도박중독자 1인당 사회·경제적 비용은 26,310,000원(유병률 6.1% 기준)으로 나타났다. 인구는 정체되어 있으나 도박중독으로 인한 비용은 지난 10년 간 지속적으로 증가하는 모습을 보이고 있어 이는 우리 사회 전체가 도박중독 문제로 인하여 향후 커다란 비용을 지출해야 되는 상황이 도래하게 됨을 의미한다(사행산업통합감독위원회, 2010).

그러나 높은 유병률에 비해 도박중독자들이 문제를 스스로 해결하고자 하는 도움을 요청하는 경우는 드물다. 그 이유는 첫째, 반복적이고 과도한 도박행동이 심리적 장애라는 병식이 없어, 원금을 회복하거나 부채를 갚고 나면 도박을 그만둘 수 있다고 지각하고 있기 때문이다. 두 번째로는 도박중독으로 인한 낙인찍히는 것에 대한 두려움이 강하고, 기타 상담센터에 대한 정보 부족, 접근성 부족, 치료비 부담과 상담서비스가 도움이 되지 않을 것이라는 치료에 대한 부정적 인식 등으로 인해 도박중독자들이 문제해결을 위한 도움 요청을 하는 데 어려움이 있다(이홍표 · 김태우, 2010).

(4) 개입

도박중독에 대한 치료에 있어서는 본인의 의지도 중요하나 가족의 대처도 중요하다. 도박중독의 경우, 가족들은 도박중독자가 도박을 끊으면 마술처럼 모든 것이 변화되고 아예 도박하고 싶은 생각까지 없어질 것이라고 기대하기 때문이다. 도박중독자가 회복을 결심하고 실행에 옮기는 데 성공하더라도 이후에 실수하거나 재발하는 경우가 많고, 도박을 하지 않더라도 도박할 때 습관(거짓말, 무책임, 남의 탓 등)이 남아 있거나 술과 다른 대상에 중독되기도 한다(사행산업통합감독위원회 중독예방치유센터, 2010). 따라서 도박중독의 경우, 개인적 차원에서 치료법과 가족의 대처가 병행해야 한다.

먼저 개인적 차원에서 치료법은 크게, 약물치료, 인지행동치료, 대안치료, 단도박 자조 모임 참여 등을 실시한다. 약물치료의 경우, 도박에 대한 충동이 강하거나 금단 증상이 심할 경우 입원 또는 약물치료가 필요할 수 있다. 가장 흔히 쓰이는 것은 항갈망제이며, 도박에 대한 욕구를 감소시키는 것이다. 인지행동치료는 자신의 심리내적 상태 또는 신체 상태를 깨닫는 것에 익숙해져서 도박 관련 사고와 행동의 변화를 도모하는 것이다. 대안치료는 도박을 대체할 수 있는 적합한 대안활동을 탐색하며 건전한 정서 함양과 치유를 도모하고, 도박문제 극복을 위한 바람직한 대처방식을 배우는 것이다. 마지막으로 단도박 자조 모임 참여는 익명의 도박중독자들의 모임으로서 도박으로부터 생긴 문제를 극복하기 위해 서로의 문제를 해결하고 다른 사람들도 도와주는 자조 모임이다.

가족의 대처는 도박자의 삶에 가족이 미치는 영향이 크다는 점에서 매우 중요하다. 도박자의 도박문제를 부추기거나 도움이 되지 않는 가족들의 행동을 주의하고, 도박자가 도박을 끊고자 할 때 가족이 동참하는 방법 등을 이해하는 것이다(http://su.kcgp.or.kr/Upload/Board/b008/잃어버린 나를 찾는 희망안내서 2.pdf).

생각거리

1. 우리나라 청소년들의 높은 자살률에 영향을 미치는 요인들에 대해 개인적, 미시적, 거시적 체계 차원에서 논의해 보자.
2. 중독의 유형과 원인에 대해 살펴보고, 이에 영향을 미치는 요인들에 대해 개인적, 미시적, 거시적 체계 차원에서 논의해 보자.
3. 알코올 사용 장애의 유형과 원인에 대해 살펴보고, 이에 영향을 미치는 요인들에 대해 개인적, 미시적, 거시적 체계 차원에서 논의해 보자.

읽을거리

중독에 빠진 뇌(2014)

저자: 마이클 쿠하　출판사: 해나무

중독이 뇌에 미치는 영향에 대하여 일반인이 이해하기 쉽도록 쓰인 책으로 우리 사회가 약물 중독에 대한 관심을 가질 수 있도록 촉구한다. 이 책에서는 약물 중독이 얼마나 정신적·신체적·사회적으로 심각한 문제를 일으킬 수 있는지를 알 수 있으며, 더 나아가 어떻게 하면 중독으로부터 벗어나 뇌를 건강하게 유지할 수 있는지에 대해서도 배울 수 있을 것이다.

볼거리

우아한 거짓말(Thread of Lies, 2014)

[왕따로 인한 자살에 대한 영화]

감독: 이한 **출연**: 김희애, 고아성, 김유정

이 영화는 14세 소녀가 학교폭력으로 인해 자살한 이후의 이야기를 중심으로 다루고 있다. 내용은 동생의 죽음 이후 언니가 동생의 죽음 속에 담긴 실마리를 찾아가는 이야기가 주를 이룬다. 이 영화에서 말하고자 하는 폭력은 뉴스에 등장하는 집단폭행과는 다르며, 육체적인 폭력보다 훨씬 섬세하고 정서적인 폭력이 더 무섭고 심각한 폭력이라는 것을 깨우쳐 준다.

CHAPTER

06 정신건강의 이론적 관점

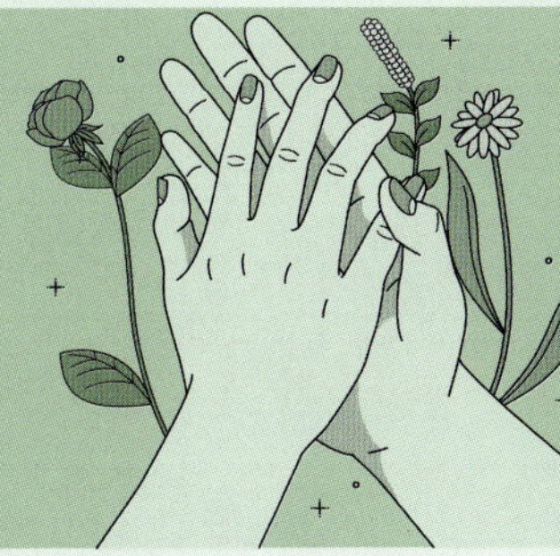

1장에서 살펴본 바와 같이 정신건강의 문제에 대한 연구의 역사는 정신건강의 문제를 이해하고 설명하는 이론이 발전하는 과정으로 볼 수 있다. 즉, 정신건강의 문제를 오늘날처럼 과학적인 접근법을 통해 이해하게 된 것은 그리 오래된 일이 아님을 의미한다. 과학적인 접근법을 통해 정신건강의 문제를 이해하기 전에는 고대의 귀신론적 정신장애관을 비롯한 종교적 관점에서 인간의 정신건강을 이해하였다. 이후 초자연적인 원인론을 거쳐 18세기 후반에 계몽사상과 인본주의의 영향으로 정신질환에 대한 미신적 이해에서 벗어나 과학적 태도로 이해하려는 노력이 시작되면서 비로소 정신장애에 대한 과학적인 연구가 시작된 것이라 볼 수 있다.

최근 21세기에 이르러서는 눈부신 과학의 발전에 힘입어 정신건강과 정신장애에 대한 수많은 연구가 이루어지고, 이를 설명하는 다양한 이론들이 제기되었다. 최근에는 인간의 심리와 정신건강을 이해하는 관점, 즉 정신건강과 관련된 문제들을 바라보는 방식은 크게 다섯 가지 관점으로 접근하고 있다(그림 6-1)(장현갑 외 공역, 2004).

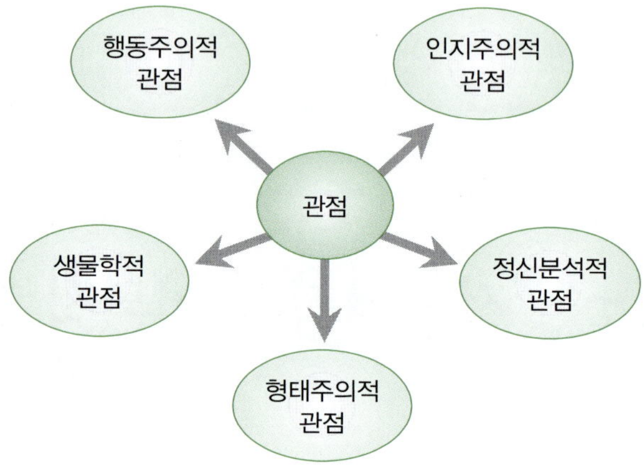

[그림 6-1] 정신건강의 이론적 관점

출처: 장현갑 외 공역(2004). p.9. 재구성.

이 다섯 가지 관점은 현대의 이상심리학(권석만, 2013)뿐만 아니라 정신건강과 정신의학 면에 있어서도 주요 접근법으로 사용하고 있다. 다만, 이들 접근법은 상호배타적이기보다는 동일한 복잡한 현상에 대해 서로 다른 측면에 초점을 맞춘 것이므로 절충적 접근이 필요하다. 사실 사람의 건강한 심리나 정신건강에 대한 분석은 다섯 가지 관점 외에도 많은 이론적 관점에서 가능하다. 각 관점마다 정신건강과 심리에 대한 서로 다른 설명이 있으나, 모든 이론을 종합해 봄으로써 인간에 대한 전체적인 이해가 가능할 수 있다. 따라서 이 장에서는 현대의 다섯 가지 심리학적 관점과 기타 건강과 정신의학에 대한 연구에 크게 공헌한 몇몇 이론을 중심으로 정신건강에 대한 관점, 접근법 등을 살펴보고자 한다.

01 생물학적 관점

생물학적 관점은 외적 행동을 신체 내부에서 일어나는 전기적 활동 및 화학적 활동과 연관시키고자 한다(장현갑 외, 2004). 즉, 인간의 외적인 행동은 뇌의 기능이나 호르몬, 신경전달물질 등 생리적, 화학적 특성을 통해 접근하려는 관점이다.

현대 이상심리학의 경우, 생물학적 관점은 이상행동과 정신장애의 원인을 신체적 또는 생물학적 측면에서 규명한다. 이 관점에 따르면 모든 정신장애는 신체질환과 마찬가지로 신체적 원인에 의해서 생겨나는 일종의 질병이며, 이러한 질병은 생물학적 방법에 의해 치료되어야 한다고 가정한다.

이 관점에서는 특히, 정신장애를 유발할 수 있는 주요한 생물학적 원인으로 유전적 요인, 뇌의 구조적 결함, 뇌의 생화학적 이상에 초점을 두고 있다(권석만, 2013). 예를 들면, 생물학적 관점에서 보는 우울증은 뇌에서 생산되는 신경세포간의 전달을 가능하게 해 주는 화학물질인 신경전달물질의 수준이 비정상적으로 변화한 결과로 이해한다(장현갑 외, 2004). 또한, 공격성의 경우, 생물학적 관점에서는 감정 조절과 행동 억제 등을 담당하는 전두엽의 기능이 공격성과 관련이 높으며, 호르몬 중에서는 세로토닌(serotonin)이나 테스토스테론(testosterone) 등의 호르몬과 노르에피네프린(norepinephrine) 등의 신경전달물질 등이 공격성에 영향을 미치는 것으로 본다(한국심리학회, 2014).

1) 유전적 요인

생물학적 관점에서는 유전적 요인이 정신장애를 유발한다고 본다. 이는 유전적 영향을 많이 받는 장애일수록 유전적 유사성이 높은 가족에게 같은 장애가 나타날 가능성이 높음을 의미한다. 따라서 유전적 요인은 정신장애에 걸리기 쉬운 취약성 또는 병적 소질에 영향을 미치고 있음을 의미한다.

인간발달에 영향을 미치는 요인 중 유전이냐 환경이냐 하는 주제는 인간의 발달에 관한 연구가 시작된 이래 지금까지도 지속적인 논쟁거리임엔 틀림없다. 그러나 생물학적 관점에서는 가계 분석, 쌍생아 연구, 염색체 연구 등을 통해 유전적 요인이 정신장애에 영향을 미치고 있음을 입증해오고 있다. 실질적으로 조현병이나 양극성 기분장애 등은 가계분석을 통해 유전적 요인이 높으며, 정신지체의 경우도 염색체 이상에 의한 것으로 알려져 있다(정명숙 외 공역, 2001).

결론적으로 동일한 정신장애가 가족에게서 많이 발생한다는 것이 반드시 유전적 요인에 의한 것으로 보기는 어렵다. 대부분의 정신장애는 단일 유전자에 의해 유발되기보다는 여러 유전자의 매우 복합적인 상호작용에 의해 영향을 받으며, 유전적 요인과 환경적 요인이 상호작용하여 발생하는 경우가 대부분이다.

2) 뇌의 구조적 손상

뇌는 전뇌, 중뇌, 후뇌의 세부분으로 나뉜다. 대뇌반구는 감각 자극의 처리와 운동 조절뿐 아니라 정보 처리, 학습, 기억 같은 고등 정신 기능을 담당한다. 대뇌반구의 아래쪽에는 시상과 시상하부가 있는데, 시상은 신피질과 중추신경계의 다른 부분 간의 정보를 처리하고 전달하며, 시상하부는 배고픔, 갈증, 성적 활동 같은 기본적 욕구를 조절한다. 따라서 이렇게 다양한 기능을 수행하고 있는 뇌의 비정상적 발달이나 손상은 다양한 지적 문제와 행동문제를 가져온다(정명숙 외 공역, 2001). 예를 들면, 두정엽을 감싸고 있는 피질의 뉴런 회로는 공간지각과 기억에 관여하는 기능을 수행하는데 이 부분이 손상되면 지도를 따라 그리거나 방금 본 물건의 위치를 기억하는 등의 능력이 와해된다.

한 실험에서, 뇌의 부위 중 공간지각에 관여하는 해마가 손상된 암컷 설치류는 뇌 손상으로 인하여 모성 행동이 와해되고 완전히 사라지는 결과를 통해 해마의 손상은 특정 행동에 영향을 미칠 수 있음을 시사했다. 또한, 조현병의 경우, CT 및 MRI 연구 결과에서는 뇌의 손상, 특히 전두엽, 내측 측두엽, 간뇌의 손상이 조현병 유발과 관련이 있는 것으로 본다(김현택 외 공역, 2000).

3) 뇌의 생화학적 이상

생물학적 관점에서는 정신장애가 뇌의 생화학적 이상에 의해서 유발될 수 있다고 본다. 신경계는 약 150억 개의 신경세포(뉴런, neuron)로 구성된 정보전달체계이다. 신경세포 간의 정보 전달은 화학적 물질인 신경전달물질(neurotransmitter) 에 의해서 이루어진다. [그림 6-2]를 보면, 하나의 신경세포들은 뇌의 한 부분에서 다른 부분으로 계속 연결되어 신경전달물질의 통로를 이루고 있다(권석만, 2013).

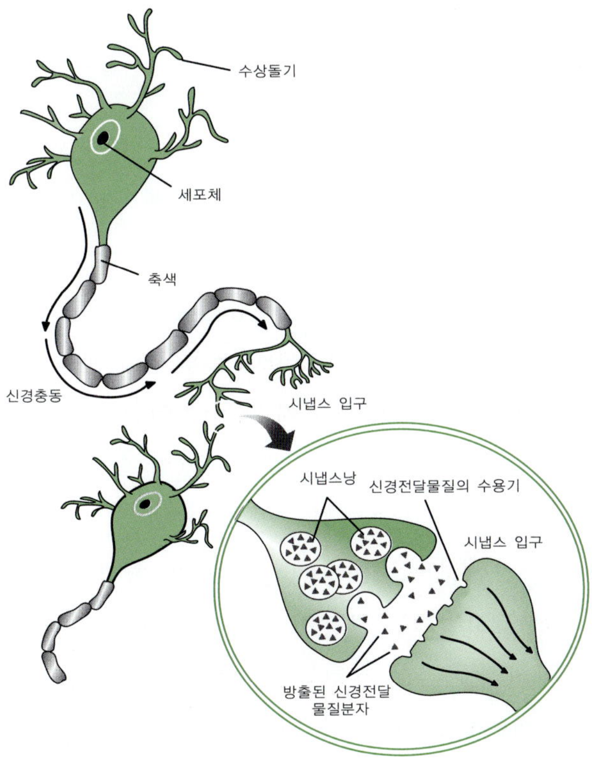

[그림 6-2] 신경세포 사이에서 신경정보가 전달되는 화학적 과정
*시냅스 부위에 신경전달물질이 방출되면서 충동이 한 세포에서 다른 세포로 전달되는 과정임.
출처: 정명숙 외 공역(2001). p.58.

정신장애는 이러한 신경전달과정에서 문제가 발생할 때 유발되는데, 특정한 신경전달물질이 너무 많이 또는 너무 적게 방출될 때 정신장애가 발생한다는 것이다. 또 특정 전달물질에 대한 수용기의 밀도와 민감성 혹은 수용기 부분에 차단 역할을 하는 다른 화학 물질의 유무가 신경전달에 영향을 줄 때 정신장애가 발생할 수 있다. 최근 연구에서는 우울증과 주의력결핍과잉행동장애 등 정신장애에 기여하는 신경전달물질 등이 밝혀지고 있는데, 도파민, 세로토닌, 노르에피네프린등이다(정명숙 외 공역, 2001).

02 정신분석적 관점

정신분석(psychoanalysis)은 프로이트(Freud, 1856~1939)와 그의 동료, 제자들이 발전시켜 온 이론으로 인간의 마음과 행동을 이해하려면 인간의 행동을 지배하는 무의식 과정을 연구해야 한다고 주장했다(한덕웅 외, 2004).

프로이트(Freud)는 인간을 비합리적이고 통제할 수 없는 무의식적 본능의 지배를 받는 존재로 보았다(이무석, 2006). 따라서 인간의 행동은 무의식적인 힘에 의해 영향을 받고 결정되는 것으로 보았기 때문에 인간의 자유의지와 능력, 발달에 대한 기본적인 신뢰에서 출발하는 사회복지 분야의 인간관과는 뚜렷이 구분된다(정은, 2010).

정신분석이론에서 정신건강은 이상에 불과하며, 병리적 관점에서 인간을 이해한다. 이 이론에서 정신병리는 본능적 충동의 양과 질, 자아방어의 충동표현 조절능력, 개인의 방어적 기능의 성숙 수준, 그리고 초자아의 승인 또는 죄의식의 정도와 밀접하게 관련되어 있다고 본다. 이는 충동이 과도하게 좌절되었을 때뿐만 아니라 과도하게 충족되었을 때에도 정신병리가 발생하는 것을 의미한다(권중돈, 2014). 프로이트(Freud)는 인간이 태어나면서부터 청년기까지 성장하면서 가정과 사회에서 본능적 충동이 적절하게 충족되지 못하고 억압되면 성격이 정상으로 형성되지 못하고 정신적 장애가 나타난다고 주장했다(한덕웅 외, 2004). 특히, 영유아기의 해결되지 않은 무의식적인 갈등은 성인기에 경험하는 정신건강문제의 중요한 원인이 된다고 보았다(권중돈, 2014).

정신분석이론에서는 이상행동을 자아의 기능이 약화되거나 손상되어 원초아의 충동이나 초자아의 충동에 의해 행동이 영향을 받는 경우를 말한다. 자아가 약화되면 건강한 방어기제의 사용이 어렵고 부적응적인 방어기제를 사용하게 된다. 정신분석에서는 이렇게 자아가 무의식적 갈등에 대처하는 방어기제가 부적응적인 것이 사용될 때 정신장애가 나타나는 것으로 본다(윤가현 외, 2005). 예를 들면, 초자아가 지나치게 엄격하게 원초아(본능)를 통제하는 경우, 다른 부분에서 큰 대가를 치르게 된다. 이는 본능을 통제하는 데 많은 정신 에너지를 써야 하기 때문에 현실을 다루는 데 쓸 수 있는 에너지가 부족하게 된다. 반면, 상대적으로 건강한 개인은 성격의 하위체계가 조화를 이루고 있으며, 외부세계와 적절한 교류를 할 수 있고, 자아 방어기제를 효과적으로 사용하고, 자아가 만족을 지연하고 자신의 성적 및 공격적 충동을 통제하는 능력을 가지고 있는 사람이다(권중돈, 2014).

정신분석 관점에서 정신질환이란 인격의 성장 과정에서 인간이 타고난 본성(nature)이 자랄 수 있는 환경을 잃었기 때문에 성장이 장애를 받았거나 왜곡된 것이라고 할 수 있다. 따라서 상실된 인간 본성을 회복시키기 위해서는 인간 본성이 가장 잘 성장할 수 있는 환경이 필요하다. 정신분석이론가들은 인간 본성을 치료할 수 있는 치료적 환경은 어머니의 사랑이 담긴 모성적 환경이라고 공통적으로 이야기한다. 다시 말하면 인간 본성은 어머니의 품과 같은 치료적 환경, 즉 비난받을 염려가 없고 안전하며, 강요받지 않고, 자발성을 인정받는 환경(김성희, 1999), 위니코트(Winnicott, 1965)의 안전한 환경(holding environment), 보울비(John Bowlby, 1958)의 애착이론 등은 모성적 환경의 치료적 효과를 말하고 있다(이무석, 2006 재인용).

결론적으로 프로이트(Freud)는 정신분석의 목적을 무의식의 갈등의 사슬을 벗어나서 사랑하며, 인생을 즐기고, 자기 일을 잘 수행할 수 있게 해 주는 것이라고 하였다. 이는 정신분석이 모든 문제를 해결해 준다기보다는 '신경증적 고통'을 '보통의 불행'으로 되돌려줄 뿐임을 의미한다(이무석, 2006).

03 행동주의적 관점

행동수정이론(Behavior Modification)은 1900년대 초 행동주의적 관점에 의해 시작되었으며, 1950년대에 접어들면서 프로이트의 정신분석에 회의를 느낀 많은 학자들이 행동주의적 접근방식의 연구를 시작하면서 발전되었고, 사회복지실천에서는 1960년대 행동수정모델로 소개되면서 점차 활용되기 시작하였다. 또한, 1970년 미시간대학교의 토마스(Thomas)가 주창한 것으로 학습이론에 기초를 두고 있다. 자극-반응으로 인간을 설명하려는 스키너(Skinner) 등의 고전적인 행동주의 이론에다 반두라(Bandura)와 같은 학자들의 사회학습이론이 접합되어 발달된 개입 모형으로서 지금까지의 어떤 모형보다도 이론적 뒷받침이 풍부하고 경험적 지지도가 높기 때문에 발전 전망이 낙관적이며 잠재력이 있다고 한다. 행동수정이론은 가시화된 행동만을 치료대상으로 삼기 때문에 사회복지실천개입의 성과를 객관적으로 평가할 수 있어 사회복지실천의 효과성을 보여줄 수 있는 과학적 이론으로 인식되고 있다(홍성례 외, 2014).

행동주의적 관점에서는 관찰 가능한 자극과 이로 인한 반응의 결과를 주목하며, 인간의 거의 모든 행동을 조건 형성과 강화의 산물로 간주한다. 예를 들면, 비만인 사람 중에는 특정한 자극(텔레비전 시청)이 있을 때에만 과식(특정한 반응)을 하는 사람들이 있는데, 이들을 위한 체중조절 프로그램을 구성할 때 많은 부분을 차지하는 것은 바로 그 특정한 자극의 회피를 학습하는 것으로 구성한다(장현갑 외, 2004).

따라서 행동주의 심리적 관점에서는 이상행동 또한 조건화에 의해 학습된 것으로 가정한다. 정신분석적 이론에서처럼 무의식적 동기에 의해 이상행동이 나타나는 것이 아니라 행동이나 습관이 형성될 때에 부적응적인 방향으로 강화를 받거나 부적응적인 자극과 연합된 경험을 했기 때문에 이상행동이 형성된 것으로 보는 것이다(윤가현 외, 2005).

행동주의 관점에서 부적응은 각 개인이 경험한 조건화 또는 강화와 벌의 역사에 의해 결정되는 것으로 본다. 즉, 행동주의 이론에서 부적응적 행동은 내면적 갈등의 산물이 아니라 단순히 특정 자극에 적합한 반응을 하지 못한 것뿐이라고 본다. 나아가 반두라(Bandura)의 경우에는 부적응 행동은 강화와 벌의 역사에 그 기원을 두고 있다는 점은 인정하지만 인지적 요인, 특히 자기강화와 자기효능감을 중시한다고 보았다. 어떤 사람이 특정 행동이나 상황이 부적 강화나 벌을 가져올 것이라고 예상하거나, 자기효능감이 낮다고 생각하게 되면 그는 회피행동을 하게 될 것이다. 이러한 회피행동 또는 방어행동을 지속적으로 사용하게 되는 개인은 낮은 자기효능감과 잘못된 강화의 역사를 계속해서 유지할 수밖에 없고, 그 결과로 부적응적인 행동 유형이 굳어진다고 주장하였다(권중돈, 2014).

행동주의 이론은 인간의 행동을 객관적으로 측정하고 행동의 학습과정을 실험적으로 입증함으로써 이상행동이 습득되고 유지되는 과정을 구체적으로 이해할 수 있는 데 커다란 기여를 하였다. 그럼에도 불구하고, 행동주의 이론의 인간관, 즉 인간을 환경적 자극에 의해서 통제되는 피동적인 존재로 봄으로써 인간의 자율성을 무시했고, 인간의 행동을 자극과 반응의 관계로 지나치게 단순화함으로써 인간 내면의 다양한 심리적 과정을 무시했다는 비판을 받았다. 즉, 공포증과 같은 일부의 정신장애는 학습이론에 의해 설명되나, 학습이론으로 설명할 수 없는 여러 장애가 있기 때문이다(권석만, 2013).

04 인지주의적 관점

인지이론은 정신분석과 행동주의 이론에 대한 불만족으로부터 시작된 접근법이다. 1950년대 정신분석이론이 추상적이고 주관적인 개념을 사용하여 과학적 검증이 어려울 뿐만 아니라 너무 많은 시간을 요한다는 한계점이 부각되었고, 행동주의 역시 지나치게 엄격한 자극-반응 이론에 집착하여 인간 내부의 심리적 현상과 과정을 무시함으로써 다양한 인간행동의 설명력이 제한된다는 점이 부각되었다. 많은 임상가가 정신장애로 고통받는 사람들이 여러 가지 인지적 왜곡과 결손을 가지고 있으며 이러한 인지적 요인들이 정신장애에 영향을 미치는 중요한 요인임을 경험적으로 확인함에 따라 이상행동의 인지적 접근이 이루어지기 시작했다(권석만, 2013).

인지적 관점에서 인간은 외부의 객관적 자극을 받아들이는 단계부터 기억하는 단계에 이르기까지 인지 과정을 구성하는 원리에 따르게 된다. 또한 사람마다 지니는 인지적 틀이 다르기 때문에 비록 객관적으로 동일한 자극이더라도 개인에 따라서 달리 지각하고 해석한다고 가정한다. 그러므로 동일한 환경 자극이더라도 개인마다 지각이 달라지고 반응 역시 달라지게 된다(한덕웅 외, 2004).

인지적 관점에서는 어떤 특정한 행동을 산출하는 데 자극이 되는 환경보다는 관여한 심적 과정에 초점을 맞춘다. 예를 들면, 누군가에게서 모욕을 당하고 나서 그 사람의 얼굴을 주먹으로 때린 사람이 있다고 가정할 때, 주먹질이라는 산출 행동은 모욕을 당한 사람이 자신의 명예를 방어하는 것을 목표로 삼고, 이 목표를 달성하기 위한 계획의 일부분이 되어 나오게 된 것이다.

최근까지 인지적 관점은 인지심리학은 물론이고 심리학의 여러 분야에 광범위하게 영향을 미치고 있는데, 특히 컴퓨터가 발달함에 따라 현대 인지이론은 종종 사람의 마음을 컴퓨터로 비유하게 되었다. 이는 인간의 인지 과정을 설명하는 데 있어서 컴퓨터의 정보처리를 비유하여 설명하는 것인데, 뇌 속에 입력된 정보는 여러 가지 방식으로 처리되고, 선택 · 비교되며, 이미 기억 속에 있는 정보와 결합되고 재배열 된다는 것이다. 예를 들면, 아동기 기억상실증[1] 이라는 현상을 현대의 인지적 관점에서 볼 때, 우리가 생애의 첫 3년간을 자세히 기억하지 못하는 것은 우리의 경험이라는 정보를 뇌 속에 입력하고 기억 속에 정리하는 방식

1) 대다수의 어른이 어린 시절의 사건들을 회상할 수 있지만, 어느 시점을 넘어서지 못한다. 거의 대부분의 사람들이 생애 초기 3년간의 사건들을 회상할 수 없는데, 이를 아동기 기억상실증(childhood amnesia)이라고 부른다. 만일, 자신의 동생이 태어났을 때 자신의 나이가 세 살 이전이었다면 전혀 그 기억을 할 수 없다(장현갑 외, 2004).

이 성장하면서 생애 첫 몇 년과는 크게 달라지는 인지 과정의 변화를 겪기 때문으로 설명한다. 또한, 이러한 정보처리 방식의 급속한 변화는 언어 능력이 세 살쯤에 특히 두드러지는데, 언어는 우리의 기억을 정리하는 새로운 방법을 제공하기 때문이다(장현갑 외, 2004).

인지이론의 대표적 학자는 벡(Beck)과 엘리스(Ellis)로, 벡의 경우 특정적 사고 유형이 우울증 및 불안장애를 유발하는 원인으로 보았다. 대부분의 인지이론가는 인간이 합리적 사고와 비합리적 사고를 할 수 있는 존재라고 보고 있다. 인지이론에서는 심리적으로 건강한 사람은 인지적 역기능, 왜곡 또는 결손 없이 합리적 사고를 하는 사람으로 본다. 반대로 인지적 역기능, 왜곡 또는 결손이 발생할 경우에는 사회적 기능 수행에 방해를 받게 되며, 정서적 역기능과 정신장애를 일으키는 것으로 본다(Beck, 1976; 권중돈, 2014 재인용). 벡은 정신장애를 지닌 사람은 편향적 사고를 하고, 의미 부여를 하는 사고과정이 거의 자동적으로 매우 빠르게 진행되는 자동적 사고를 하며, 이들의 자동적 사고내용이 정신병리적 반응에 영향을 미치는 것으로 보았다. 벡은 다양한 심리적 장애를 가진 사람들이 가지고 있는 자동적 사고의 주된 주제를 제시했는데, <표 6-1>과 같다.

〈표 6-1〉 심리장애와 관련된 주된 사고내용

심리장애	자동적 사고의 주제
우울증	자기 자신, 미래, 환경에 대한 부정적 견해
경조증	자기 자신, 미래, 환경에 대한 긍정적 견해
불안증	신체적 또는 심리적 위협과 위험
공황장애	신체나 정신적 경험에 대한 파국적 해석
공포증	구체적이고 회피 가능한 상황에서의 위협
전환장애	운동기관 또는 감각의 이상에 대한 믿음
강박증	안전에 대한 반복적 경고 및 회의
자살	희망 상실, 절망
섭식장애	살찌는 것에 대한 공포
건강염려증	심각한 의학적 질병에 걸려있다는 믿음

출처: 권석만(2013).

한편, 엘리스(Ellis)는 잘못된 신념체계에 의해 정서장애가 야기되고, 비합리적인 신념이나 사고로 인하여 부적응적인 정서와 행동으로 고착된다고 보았다. 여기서 말하는 비합리적인 신념체계를 몇 가지만 소개하자면 지나치게 낙관적인 경향, 정신적으로 당황하게 되었을 때 신체적으로 쉽게 영향을 받는 경향, 자신의 어리석은 행동을 가지고 자기 자신을 비난하려는 경향, 지나친 일반화 경향, 편견, 신념 등에 대해 집착하는 경향 등이 있다(권중돈, 2014).

05 형태주의적 관점

이 관점은 인간 행동이 객관적 세계에 의해서가 아니라 지각된 세계에 의해 결정된다고 주장한다. 즉, 사람들이 능동적으로 구성하는 주관적 현실에 의해서 행동과 심적 과정을 이해하고자 하는 접근법이라고 할 수 있다.

이 관점은 게슈탈트 전통에서 유래하였으며, 기존의 행동주의에 반발한 접근법으로 개인의 경험을 가장 중요한 연구대상으로 하며, 인간을 이해하기 위해서는 개인들이 상황을 어떻게 정의하는지를 파악해야 한다는 것이다. 또한 개인들이 상황을 정의하는 데 있어서 문화, 개인의 성장배경, 그리고 현재의 동기 상태에 따라 달라진다는 것이다. 결국, 이 관점은 인간을 이해하는 데 있어서 문화적 차이 및 개인적 차이를 인정하며, 동기와 정서의 효과에 대해서도 개방적이다(장현갑 외 공역, 2004).

이 관점에 따르면, 개인의 모든 행동은 개인이 어떻게 주어진 상황을 생각하고 행동할 것인지를 선택하는 개인의 능력에 달려 있다고 볼 수 있다. 결국 인간은 자신이 세상을 어떻게 보느냐에 따라 다른 행동을 선택하며, 이는 개인의 능력에 달려 있는 것이다. 각 개인이 세상을 호의적으로 보면 아름답고 행복감을 느낄 수 있고, 세상을 위험하고 적대적으로 보면 방어적 태도를 가지며 불안해질 것이다.

결론적으로 이 관점은 인생을 살아가면서 자기 인식, 경험 및 선택을 통해 "우리 자신을 제작하게 된다."는 접근법이다. 따라서 정신장애도 질병이라기보다는 각 개인이 세상에 대한 인식, 지각, 태도 문제의 결과라고 볼 수 있다. 예를 들면, 심한 우울증은 개인이 세상을 바라보는 인식과 지각이 부정적이며, 태도가 비관적이라는 표시일 뿐인 것이다. 또한, 이 관점대로 보면, 애연가의 금연문제는 질병이라기보다는 애연가 자신이 담배가 자신에게 주는 이익이나 위험에 대한 지각을 어떻게 하느냐에 따라 금연 여부가 달라진다. 결국 애연가 자신이 흡연하는 것에 대한 이익보다는 위험이 더 크다는 지각 하에 담배를 끊고자 결심을 해야만 금연이 가능한 것으로 설명할 수 있다(http://blog.daum.net/coworker/5235942).

06 기타

앞서 우리는 현대 심리학의 이론 중에서 많은 심리학자가 이용하는 주된 심리학적 관점 다섯 가지에 대해 살펴보았다. 이 외에도 많은 심리학 이론들이 인간의 심리적 건강의 원인과 과정을 이해하고 설명하기 위한 접근이 이루어지고 있다. 최근에는 21세기의 심리학에 대한 접근으로 통합적 접근의 필요성이 제기되기도 한다. 이른바 취약성-스트레스 모델과 생물심리사회적 모델이 이에 속한다(Oltmans & Emery, 2001; 권석만, 2013 재인용). 또 다른 한편으로는 심리학을 벗어나서 다른 학문의 연구들과 협력한 접근법이 시도되는 경향이 있다. 이 분야는 심리학의 새로운 영역이라 볼 수 있는데, 인지신경과학(정서신경과학, 사회인지신경과학 포함), 진화심리학, 문화심리학, 긍정심리학 등을 통해 인간의 심리적 건강에 대해 이해하고자 하는 것으로 볼 수 있다(장현갑 외, 2004). 이 절에서는 이상행동을 유발하는 원인과 과정을 이해하는 접근법으로서 새로운 영역인 인지신경과학과 긍정심리학에 대해 간략하게 살펴보기로 한다(장현갑 외 공역, 2004 재인용).

인지신경과학은 심적 활동들이 뇌에서 어떻게 실행되는지 연구하는 접근법이다. 이 접근법은 기존의 심리학을 넘어서 다른 학문과의 교차영역적·학제적 접근법의 대표적인 접근법이라 할 수 있다. 즉, 심리학에서 보고자 하는 인지 과정을 생물학의 한 분야인 신경과학의 방법을 주로 사용하는 것이다. 예를 들면, 얼굴 인지에 대해서(사람마다 각기 얼굴 인지를 다르게 하는 이유, 인지 부위 등) 어떻게 인지하는지에 대한 여러 가설을 세운 후, 얼굴을 인지하는 동안 뇌에서는 그 기능들이 어떻게 실행되는지 견해를 제공하는 접근법이다. 이 방법은 뇌 영상화 기술을 사용하여 주로 뇌 손상이 없는 정상인의 뇌를 대상으로 신기술을 사용하여 관찰하는 것인데, 특정과제(예: 카드를 주고 몇 초 동안만 단기간 기억하게 하거나, 장기간 기억하게 하는 과제)를 수행하는 동안 단기기억과 장기기억을 할 때, 뇌의 어느 부분이 가장 활발하게 신경 활동을 했는지 알려 준다(장현갑 외, 2004).

긍정심리학은 기존의 병리모델이 정신질환을 치료하고 예방해 온 노력과 치료적 효과는 인정하나, 병리모델은 인간의 부정적인 문제에만 지나치게 초점을 맞추어 왔으며, 질병으로부터 회복 후 어떻게 하면 가치 있게 살 수 있는지에 대해서는 간과해왔기 때문에 이에 대한 반성으로 샐리만(Seligman)이 중심이 되어 인간의 삶을 충만하게 하는 것에 대한 관심과 심리학의 새로운 방향을 제시함으로써 등장한 관점이다(Seligman & Csikszentmihalyi, 2000).

긍정심리학은 기존의 심리학을 부정하기보다는 관점의 변화가 필요하다고 본다. 즉, 긍정심리학은 개인의 약점과 인생의 최악을 회복하는 것에 관심을 기울이는 것만큼, 강점과 인생에 있어 최고의 것을 설계하는 것에도 관심을 가질 것을 주장하는 관점이다. 한마디로 불행한 이들의 삶을 치유하는 것만큼 건강한 사람들의 삶을 충만하게 하는 것에 관심을 가질 것을 주장하는 것이다(김순철, 2015).

긍정심리학이 대상으로 하는 심리학적 현상은 행복과 낙관주의와 같은 정적인 주관적 경험, 용기와 지혜 같은 정적인 성격특성, 나아가 긍정적 제도-시민의식과 책임 있는 시민상을 키우는 사회적 구조-에 이르기까지 다양하다(Seligman & Csikszentmihalyi, 2000; 장현갑 외, 2004 재인용).

실제 국내 많은 연구에서도 긍정심리학적 접근이 우울증과 같은 정신장애뿐만 아니라 심리적 안녕감과 행복감을 향상시키는 데 일조하고 있는 것으로 보고하고 있다(성미혜, 2011; 손희정, 2012; 송호연, 1999; 신학진, 2004; 김수현, 2014). 이와 같이, 긍정심리학은 심리학 내에서 무엇이 사람으로 하여금 살만한 가치가 있는 인생이 되게 하는 데 도움이 되는지와 같은 주제가 독자적인 위상을 차지해야 한다는 필요성을 제시했고, 제각기 분절적으로 시행되던 일련의 연구들을 하나로 묶는 역할을 하는 데 공헌한 것으로 본다(문용린 외 공역, 2010).

생각거리

1. 정신분석이론 관점에서 말하는 정신건강은 무엇인가?
2. 생물학적 관점에서 성격장애의 원인에 대해 설명해 보자.
3. 긍정심리학 관점과 기존의 심리학 이론 관점의 차이에 대해 설명해 보자.

읽을거리

몰입(2012) **- THINK HARD!**

저자: 황농문 지음 　**출판사**: 알에이치코리아

몰입은 개인 안에 숨겨져 있는 잠재력을 일깨우고 행복에 이르기 위한 최고의 방법이며, 구체적으로 몰입에 이르는 방법을 알려주는 지침서이다. 저자 스스로의 경험을 바탕으로 몰입은 잠재된 인간의 두뇌 능력을 최고로 일깨워 주고 능력을 극대화시켜줌으로써 인생에 대한 새로운 사고를 할 수 있는 방법임을 알려준다.

볼거리

패치 아담스(Patch Adams, 1998)

[실화: 자신의 정신적 상처를 치유를 통해 무료 병원 설립의 꿈을 이루는 과정을 다룬 영화]

감독: 톰 새디악 **출연**: 로빈 윌리엄스

실화에 바탕을 둔 영화로, 1969년 헌터 아담스라는 주인공은 불행한 가정사로 인해 자살시도를 하나 미수에 그치고 정신병원에 수용된다. 이 병원에서 동료환자들로부터 '상처를 치유하다'라는 의미의 'Patch'의 별명을 얻고 의과대학생으로 새로운 인생을 시작한다. 당시의 의대 관행을 깨고 사람들의 정신적 상처를 치료하기 위해 의사가 되고자 노력하고, 그 과정에서 뜻을 같이하는 친구들을 만나며 여러 우여곡절 끝에 무료로 치료하는 병원을 설립하기까지의 과정을 다룬다.

CHAPTER

07 아동기 정신장애의 이해

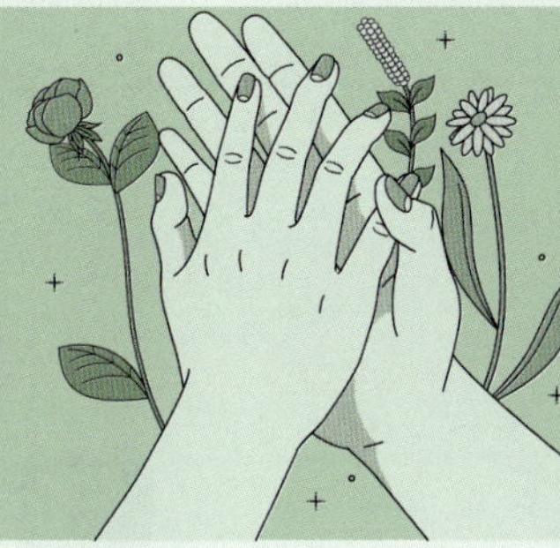

아동기의 정신장애란 아동의 신체적, 정서적, 인지적, 사회적 기능 중 어느 한 부분 혹은 전체적인 기능이 각각의 아동이 소속해 있는 사회나 문화의 가치규범에 따르지 못하여 아동이 성장해 가는 데 불리하게 작용할 수 있는 행동특성이라고 정의내릴 수 있으며, 보통 발달이상과 발달장애를 포괄하고 있다.

인간의 발달과정 중, 어느 단계에서 예상치 못하게 발달장애(developmental disorder)나 발달이상(developmental abnormality)이 생기면 아동이 성장하면서 점차 적응상에 어려움을 겪게 되는 만큼 교육이나 치료는 필수적이다. 이를 위해서는 무엇보다 아동기 정신장애에 대한 이해가 선행되어야 한다. 모든 아동들은 성장하면서 발달속도와 수준이 개인마다 다르게 존재한다. 발달의 다양한 측면에 대한 이해는 정상적인 발달뿐만 아니라 문제나 장애가 되는 이상적 발달 현상까지 포함해야만 아동발달 측면에서 정신건강을 도모할 수 있다.

최근 미국정신의학회(APA, 2022)에서 발간한 정신질환 진단 및 통계 편람, DSM-5-TR(5판-문헌개정판)에 따르면 아동기에 흔히 진단되는 정신장애는 신경발달장애(지적발달장애, 자폐스펙트럼장애, 주의력결핍과잉행동장애 등), 불안장애, 파괴적 행동 및 충동조절장애, 기분장애, 수면-각성 관련 장애 등으로 분류하고 있다. 최근 2022년에 출간된 DSM-5-TR은 진단 기준뿐 아니라 아동기에서 성인기로 이어지는 장애의 경과, 성별 및 연령별 특징, 문화적 고려사항을 보완하여 제시하고 있다. 특히 자폐 스펙트럼, 주의력결핍과잉행동장애의 이른 발견과 개입의 중요성이 강조되고 있다.

01 지적발달장애의 이해

DSM-5의 신경발달학적 장애에 대한 분류에서 나타난 변화 중 하나는 정신지체(mental retardation)라는 용어는 편견을 조장한다는 비판하에 지적발달장애(intellectual developmental disorder)라는 용어로 바뀌었으며, 또 다른 한 가지는 지적발달장애가 IQ에 의존하던 진단에서 실제 적응수준을 고려하는 진단으로 바뀌었다. 즉, DSM-5에서는 지적장애를 지적 기능과 적응 기능에서의 결손이라고 정의하고 있다. 지적발달장애는 IQ 70 미만의 낮은 지능, 개인이 처해있는 환경과 그 연령에 따른 생활적응 기능의 기준에 미달하는 적응행동의 장애, 18세 이전의 발현 등의 특징을 가지고 있다. 이 절에서는 지적발달장애의 정의 및 유병률, 분류체계, 원인과 개입 등에 대한 내용을 제공하고자 한다.

1) 지적발달장애의 정의 및 유병률

지적발달장애란 표준화된 지능검사에서 70 미만의 낮은 지능지수로 학업을 비롯한 대부분의 사회적 적응활동에서 어려움을 나타내는 경우를 말한다. DSM-5에서는 지적발달장애를 지적 기능과 적응 기능에서의 결손이라고 정의내리고 있다.

이 정의에서 설명하는 지적 기능이란 학교에서의 학습 및 경험을 통한 학습 및 추상적 사고와 판단, 추리, 계획, 문제해결 등과 관련지어 수행되는 능력을 말한다. 지적발달장애 아동들은 학업 능력 면에서 장애가 없는 또래들에 비해 많이 지체되어 있으며, 학업적으로 성취도가 낮게 나타나는 경향이 있다. 그리고 적응 기능이란 가정, 학교, 직장, 지역사회와 같은 다양한 환경에서 독립적인 생활을 영위하며, 의사소통할 수 있고, 사회적인 참여가 가능한 능력과 관련된다. 그리고 이 적응 기능의 제한으로 인해 지적장애아동들은 일반 학생 집단 내보다 더 많은 행동적, 사회적 문제 등을 보고하고 있다(Patton & Polloway, 1990).

따라서 지적발달장애는 이러한 지적 기능과 적응 기능에서의 제한을 말하는 것으로 평균보다 낮은 70 미만의 지능뿐만 아니라 의사소통, 사회적 참여, 독립적인 생활의 일상적 기능 중 한 가지 이상을 제약하는 손상이 있을 경우에 지적발달장애로 진단된다(권석만, 2014).

지적발달장애의 유병률은 일반 인구의 약 1%로 보고되며, 남자가 전체의 60%에 해당되어 보통 여자보다 남자에게 더 흔하게 발생된다. 매우 어린 연령에서는 진단하기 어려우며 일반적으로 4~5세 이전에는 중증도 이상의 심한 지적발달장애를 진단할 수 있으나 경도의 지적발달장애는 6세 이후에야 진단이 가능하다(대한 신경정신의학회, 2005). 지적발달장애는 자폐증과 같은 전반적 발달장애, 의사소통장애, 학습장애 등의 장애와 잘 구별되어야 한다.

2) 지적발달장애의 분류

지적발달장애는 그 심각도 따라 크게 4등급으로 분류된다. 과거에는 IQ(지능지수)의 점수에 따라 여러 다양한 이름으로 불렸으나 현재에는 경도에서부터 중등도, 중증도, 그리고 최고중증도로 구분된다. 그리고 <표 7-1>은 네 가지 유형에 따라 지능지수, 교육 · 훈련 · 보호 수준 및 장애등급, 학업성취 수준, 자립 정도 등의 내용을 간략하게 요약하여 정리하였다.

〈표 7-1〉 지적발달장애의 구분

분류	주요특성
경도 (mild)	• 지능지수 50~69, 교육가능급 수준(장애 3등급) • 의사소통 기술 및 사회적 기술 발달 성취 가능 • 초등학교 6학년 수준의 학업기술 성취 가능 • 적절한 지원으로 독립생활 가능
중등도 (moderate)	• 지능지수 35~49, 훈련가능급 수준(장애 2등급) • 일상생활에 대한 자립은 보통 수준에서의 지도감독 필요 • 초등학교 2학년 수준의 학업기술 성취 가능 • 보호작업장에서 비숙련의 작업 수행 가능
중증도 (severe)	• 지능지수 20~34, 보호가능급 수준(장애 1등급) • 기초 수준의 언어 및 자조기술 훈련 가능 • 간단한 수 세기 가능 • 그룹홈 생활 가능
고중증도 (profound)	• 지능지수 20 이하, 완전 보호급(장애 1등급) • 일상생활에서 독립적인 기능이 불가능 • 세심한 보호 및 지도 감독 필요

(1) 경도(mild)

지적발달장애 아동의 85% 이상이 경도에 속하며 보통 지능지수 50~55부터 70까지가 범위에 해당된다. 대개 학령기 이전에는 정상아동들과 구별하기 어려우나 10대 후반에 들어가면 초등학교 6학년 수준의 학습능력을 성취하여 교육을 통한 사회적, 직업적 재활이 가능하다.

(2) 중등도(moderate)

지적발달장애의 10%가 중등도에 해당되며, 지능지수 35~40에서부터 50~55까지 포함된다. 교육보다 일상생활에 필요한 단순한 기술의 훈련이 중요하다. 학습능력은 초등학교 2학년 수준을 넘기가 어려워 어느 정도의 감독과 도움을 받으면 복잡하지 아니하고 특수기술을 요하지 아니하는 직업을 가질 수 있다.

(3) 중증도(severe)

지적발달장애의 3~4%가 중증도에 속하며, 지능지수 20~25에서 부터 35~40까지이다. 초기 언어발달이 안되고, 기본적인 감독과 보호가 제공되는 환경에서 훈련이 이루어지면 언어가 학습되면서 자기위생을 배울 수 있다.

(4) 고중증도(profound)

지적발달장애의 1~2%가 고중증도에 해당되며, 지능지수 20~25의 범주이다. 대개 신경학적 질병을 동반하여 일상생활과 사회생활의 적응이 현저하게 곤란하여 일생동안 타인의 보호가 필요하다.

3) 지적발달장애의 원인과 개입

지적발달장애의 원인은 다양하며 그 원인을 규명할 수 있을 가능성이 10~80% 정도로 조사방법에 따라 큰 차이가 있다. 오래전부터 지적발달장애는 한 가지 이상의 위험요인들이 누적되거나 상호작용하는 결과로 나타나기 때문에 어느 한 가지 요인에 의해서만 발생할 수 없다고 본다. 일반적으로 지적 기능은 유전적 요인이 기본적인 잠재력을 제공하고 환경적 요인과 각 개인이 겪는 경험에 의해서도 영향력을 제공한다고 본다.

지적장애를 유발하는 주요 원인으로는 유전자 이상, 임신 중 태내 환경의 이상, 이상 및 출산 과정의 이상, 후천성 아동기 질환, 그리고 열악한 환경적 요인 등으로 보고 <표 7-2>에서 간단하게 요약, 정리하였다(권석만, 2014).

〈표 7-2〉 지적발달장애의 원인별 내용

분류	특징적 내용
유전자의 이상	• 유전자의 돌연변이, 방사선, 약제 및 화학물질, 바이러스 등 • 대표적인 염색체 이상의 경우, 다운증후군이 있음
임신 중 태내 환경의 이상	• 임신 중 어머니의 약물복용이나 감염성 질환 등 • 다양한 약물(아스피린, 기니네, 인슐린, 여성호르몬제, 헤로인, 모르핀, 알코올, 코카인, 니코틴 등)로 인하여 발생 • 임신 중 과도한 알코올 섭취의 경우, 태아알코올증후군 자녀 • 태아의 뇌 발달에 필요한 단백질, 탄수화물, 지방직의 결핍 • 태아나 신생아의 구개골절과 같은 물리적 외상 • 조산이나 난산, 출산 시 무산소증 등
후천성 아동기질환	• 신체적 질병과 사고 • 뇌에 여러 가지 영향을 주는 감염질환, 뇌 손상 사고 등 • 납과 같은 독성물질 섭취 등
열악한 환경적요인	• 낮은 사회경제적 지위, 빈곤한 가정의 경우 • 지능발달을 위한 풍부한 지적 자극의 결핍 등

출처: 권석만(2014).

지적발달장애 아동에게 적용될 수 있는 개입 및 지도 방법은 지적장애의 수준에 따라 달라져야 한다. 그러나 궁극적인 개입의 목표는 일상생활에 필요한 다양한 적응기술이 습득되도록 학습시키고 이러한 적응기술이 유지되어 자립적인 생활을 영위할 수 있도록 해야 한다. 가장 중점적으로 다루어야 할 요소는 가능한 한 조기에 진단하고 조기에 집중적인 교육을 시키는 것이 가장 효과적이다. 교육은 개개인의 잠재력을 최대한으로 개발하여 성인이 되었을 때 자립할 수 있는 여건을 마련하는 데 목표를 두고 사회적, 경제적으로 독립할 수 있는 여건을 마련해 주는 것이 필요하다. 한편 지적장애아를 둔 가족들이 겪는 심리적 고통에 대해 잘 이해하고 그 가족들에 대해 여러 형태의 심리적, 경제적 도움을 제공하는 것도 중요하다.

02 자폐스펙트럼장애의 이해

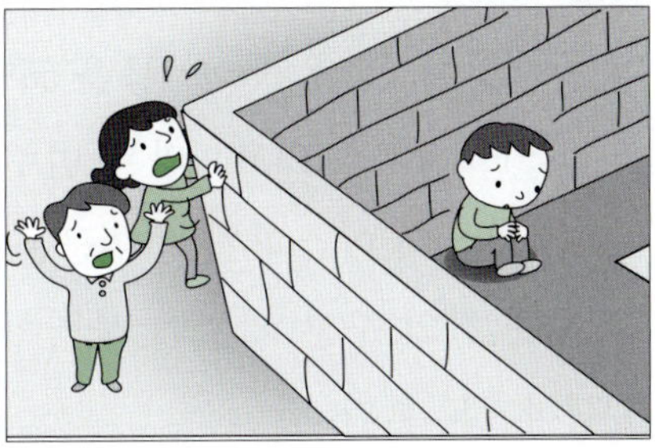

지난 수십 년간 '자폐'에 대한 관심은 학문적으로나 사회적으로 급격하게 증가했다. 학문적 발전과 사회적 관심은 자폐에 대한 주목할 만한 변화를 가져왔다. 즉, 자폐에 대한 개념은 '애정접촉상의 자폐적 장애(autistic disturbance of affective contact)'라고 처음으로 기술한 레오 캐너(Leo Kanner, 1894 ~ 1981) 박사의 논문이 발표된 이래 자폐성 성향의 연속체 개념으로서 범주성 장애로 인식되기 시작하였으며, 그 후 생물학적 근거에 의한 신경 발달적 장애임이 강조되었다(이소현, 2009).

최근 DSM-5에 의한 가장 두드러진 변화로는 기존의 전반적 발달장애에 속하던 자폐의 다양한 진단명이 자폐스펙트럼장애라는 하나의 진단명으로 통합된 것이다. 이는 그동안 자폐증, 렛츠병, 아스퍼거병 등의 진단명이 모호하고 감별 진단이 어렵다는 비판을 해소하게 된 계기가 되었다. 따라서 이 절에서는 자폐스펙트럼의 개념과 특성, 원인과 치료 등에 대한 내용을 설명하고자 한다.

1) 자폐스펙트럼장애의 개념과 특성

자폐스펙트럼장애(Autism Spectrum Disorder, ASD)는 신경발달장애의 하나로, 사회적 의사소통 및 상호작용의 지속적인 결함과 제한적이고 반복적인 행동, 흥미, 활동의 양상을 특징으로 한다. 이 장애는 아동기 초기부터 증상이 나타나며, 일상생활의 다양한 기능에 임상적으로 유의미한 손상을 초래할 수 있다. 증상의 표현 양상은 매우 다양하게 나타나는데, 지적 능력, 언어 발달 수준, 감각 자극에 대한 민감성 등에서 개인 간 차이가 크기 때문에 '스펙트럼(spectrum)'이라는 개념이 사용된다.

자폐스펙트럼장애에 대한 진단 기준은 진단체계의 발전에 따라 변화해 왔다. 과거 DSM-IV에서는 자폐증(Autistic Disorder), 아스퍼거 증후군(Asperger's Syndrome), 소아기 붕괴성 장애(Childhood Disintegrative Disorder), 기타 광범위성 발달장애(PDD-NOS) 등을 포함하는 '광범위성 발달장애(Pervasive Developmental Disorders, PDD)'라는 범주 아래 여러 하위 장애들을 구분하여 진단하였다. 이 가운데 아스퍼거 증후군은 언어 지체가 없는 자폐 유형으로 간주되었고, 각 장애 간의 구분 기준이 불명확하거나 중첩되는 경우가 많아 진단상 혼란이 발생하기도 했다.

이에 따라 2013년 개정된 DSM-5에서는 기존의 자폐 관련 진단들을 통합하여 '자폐스펙트럼장애'라는 단일 진단명으로 규정하였다. 이 기준은 이후 2022년에 출간된 DSM-5-TR에서도 유지되고 있으며, 자폐스펙트럼장애의 진단은 두 가지 핵심 범주로 나뉘어 이루어진다. 첫째는 사회적 의사소통 및 사회적 상호작용에서의 지속적인 결함이며, 둘째는 제한적이고 반복적인 행동, 활동, 관심사이다. 이 외에도 감각자극에 대한 과민성 또는 저반응성 같은 감각 처리 이상이 동반될 수 있음이 명시되었다. 또한 증상의 심각도를 평가하여, 개인이 일상생활에서 어느 정도의 지원이 필요한지를 '지원 수준(level 1–3)'으로 구분하는 체계를 도입하였다(APA, 2022).

세계보건기구(WHO)에서 제시한 최신 국제질병분류(ICD-11) 또한 자폐스펙트럼장애를 DSM-5와 유사하게 규정하고 있다. 2022년부터 공식적으로 적용된 ICD-11에서는 자폐스펙트럼장애를 사회적 의사소통의 결함과 제한적이고 반복적인 행동 양상을 주요 진단 기준으로 설정하고 있다. 다만 ICD-11은 지적 장애 및 언어 기능 장애의 동반 여부를 함께 기술하도록 하여 진단의 정밀성을 높이고자 하였다(WHO, 2022).

자폐스펙트럼장애는 3세 이전부터 증세가 나타나며, 세 가지 주요 증상이 있다. 즉, 사회적 상호작용의 결여, 의사소통의 기술 장애 및 상동증적 반복적 행동에 관한 문제를 수반하게 되는데 이 세 가지 영역 중 어떠한 영향을 받느냐에 따라 그 증상과 정도가 모두 달라진다. 그중 첫 번째 사회적 상호작용의 결여와 관련된 자폐스펙트럼장애는 사람들 간에 주고받는 일상적인 상호관계에 어려움을 갖는 경우를 말한다. 일반적으로 사람은 태어나는 순간 사회적 관계를 형성하기 때문에 사람을 쳐다보고, 소리 나는 쪽으로 머리를 돌리고, 미소를 지으며, 의사소통의 일환으로 옹알이를 하는 등의 타인과의 교류활동을 하게 되지만 ASD 아동들은 사회적 교류가 전혀 없는 것은 물론이고 부모와 사회 정서적인 애착형성에 심각한 곤란을 가져온다. 따라서 극단적인 사회적 고립을 보이고 다른 사람과 관계 형성의 어려움을 보인다. 자폐증 아동들은 냉담한 것 같고, 가끔 다른 사람의 존재를 잊고 있는 듯하며, 자신의 세계 속에서 있는 것처럼 묘사된다. 어떤 경우에 부모를 마치 낯선 사람인 것처럼 대하고 부모가 외출 후 집에 돌아왔을 때조차 거의 반응을 보이지 않는다.

둘째, 의사소통의 기술 장애로는 상황에 맞는 적절한 어휘나 문장을 구사하는 언어적 능력이 떨어지며, 비언어적인 표현도 잘 하지 못하는 것을 말한다. 모든 자폐 아동들은 언어상에 많은 문제를 갖고 있다. 즉, 손가락으로 가리키기, 손 흔들기, 다른 사람에게 물건을 보여 주기 등의 몸짓언어가 미숙할 뿐 아니라 다른 사람의 몸짓과 표정 등을 알아차리는 능력이 부족하여 다른 사람의 관점에서 세상을 보는 어려움을 수반한다. 예를 들면, 표정과 움직임 제스처가 반드시 말과 일치하지 않을 수가 있으며, 심각해야 할 때 웃을 수도 있고, 고음으로 노래하는 듯한 소리를 내거나 로봇과 같은 단조로운 어투로 말하는 특성이 있다. 많은 아동들이 말을 하지 않는 채로 있으며, 말이 비교적 발달한 아동들은 반향어를 사용하는 식으로 어떤 사람이 말했던 것을 거의 같은 식으로 반복한다거나 대명사를 옳게 사용하지 못한다. 예를 들어 자신을 '너'로 다른 사람을 '나'로 부른다.

셋째, 상동증적 반복적 행동이란 보통 자폐스펙트럼장애를 지닌 아동은 신체적으로 정상적인 외모에도 불구하고 이상한 행동을 반복적으로 하기 때문에 일반 아동과 쉽게 구분된다. 일부 ASD 아동은 끊임없이 손을 흔들거나 까치발로 걷는 행동을 보인다. 또한 ASD 아동은 관심사가 매우 좁으며 그러한 관심사에 몰두하거나 지속적이고 강렬한 집착으로 나타나기도 한다. 또한, 자폐증 아동들은 변화에 대해 저항을 보이는데 그럴 경우 여러 가지 상동 행동들을 나타낸다. 예를 들면, 바닥에 앉아 있거나, 앞뒤로 몸을 오랫동안 흔들거나, 신발 끈을 빙빙 돌리거나, 마루를 왔다 갔다 오랜 시간 동안 반복한다.

한편 가끔가다 환경의 다양한 측면들이 변화되었을 때 혼란스러워한다. 가구가 옮겨졌을 때, 틀에 박힌 일이 변화되었을 때, 또는 자신이 특별한 위치에 놓아두었던 장난감이 옮겨졌을 때, 이러한 작은 변화들은 이전의 상태로 되돌아올 때까지 계속되는 극단적인 반응을 초래한다. 식사 시에도 항상 정해진 자리에 앉는 것을 고집하며, 등하교 시에도 항상 일정한 시간에 일정한 길로 다니는 등에 집착하며 약간의 변화만 생겨도 큰 스트레스를 받게 된다.

이와 같이 ASD 아동은 많은 어려움을 겪는 동시에 뚜렷한 재능을 보이는 특별한 능력을 수반하고 있어 자신이 관심을 갖는 영역에서 놀라운 기억력이나 우수한 지적능력을 나타내는 경우도 있다. 예를 들면, 수학능력, 음악적 · 예술적 재능, 시각적 사고력, 문자해독 능력, 암기력, 극단적인 집중력, 뛰어난 방향 감각 등의 능력을 보이는데 이는 서번트증후군을 포함한 고기능성 자폐증으로 분류된다(Sally Ozonoff et al., 2002). 이처럼 자폐스펙트럼장애 아동이 나타내는 행동 범주는 아동의 발달수준과 생활연령에 따라 매우 다양하게 나타난다.

2) 원인과 개입

자폐증의 원인은 여러 연구에서 제시되고 있으나 아직 일관성 있는 상관요인이 확립되지 않았다(Pennington & Welsh, 1995). 다만 자폐증을 처음으로 보고한 캐너 박사에 의하면 자폐증이 자녀에게 애착을 갖지 못하는 어머니 때문에 생기는 증상이라는 잘못된 주장을 하였지만 그 후 자폐의 원인은 다양하고 복합적이지만 분명한 것은 양육방식 때문에 자폐가 발생하지 않는다는 것을 확인하였다(Jepson & Johnson, 2007).

무엇보다 중요한 것은 자폐는 단일 원인에 의한 단일 증상이 아니라는 사실이다. 최근의 경향은 일반적으로 뇌의 기능 이상, 기질적인 손상, 그리고 중추신계경의 이상 등 선천적으로 기질적인 요인에 의한 것이며 유전적인 요인을 다수 포함하고 있으며 그 외에도 후천적인 원인으로 환경적 요인, 양육태도, 인지작용의 결함 등에 의한 시각도 있다(한국인지과학연구소, 2000). 즉, 태어날 때부터 자폐증으로 발전할 소질과 문제성을 가지고 있지만 다만 가족 내 구성원 간의 갈등이나 가정불화, 혹은 잦은 이사를 통해 나타나는 불안정과 스트레스, 또는 동생의 출생으로 인한 긴장감 고조 등의 양육환경 요인은 자폐 증상을 악화시키거나 더욱 취약하게 만들어 부적응 행동이 더 많이 나타날 수도 있는 것을 의미한다. 최근에는 자폐스펙트럼장애가 유전적인 영향을 받는다는 것을 보여 주지만 다른 생물학적 요인이나 환경적 요인이 복합적으로 작용하여 자폐스펙트럼장애를 유발하는 것으로 보는 견해가 일반적이다(권석만, 2014).

자폐스펙트럼장애를 위한 개입의 경우, 가정이나 기관에서의 일상적 경험만으로는 치료될 수 없으며, 전문가의 전문적 지식이 필요한 장애이다. '자폐'라는 판단은 단 한 번의 면접이나 관찰과 검사만으로 불가능하며 시간 간격을 두고 가정은 물론 유치원이나 어린이집에서도 수차례 면접과 행동 관찰, 그리고 검사를 실시하여 장기간에 걸쳐 자폐적 행동이 지속적으로 나타나고 예측된다고 판단될 때 자폐로 분류하여 지도나 개입이 이루어져야 한다(현정환, 2005).

무엇보다 자폐성 장애는 전반적인 발달장애 현상이기 때문에 발달심리학적인 접근방법으로 교육이 병행되어야 한다. 교육을 시작하기 전에 자폐아에 대한 빠른 진단과 개입을 통하여 조기에 치료하고 중재를 실시하는 것이 중요하다. 이 장애의 증상이 아동의 현재 기능뿐만 아니라 새로운 행동의 학습을 저해하기 때문에 자폐아의 효율적인 치료와 재활을 위해서는 최소한 만 3세 이전에는 진단되어 필요한 서비스를 받는 것이 필요하다.

자폐스펙트럼장애를 지닌 아동의 문제행동을 개선하기 위해서는 행동치료가 가장 일반적으로 적용되고 있다. 또한 바람직한 행동에 대한 강력한 유인체계를 활용하여 사회적으로 적합한 행동을 보일 때 강화를 하는 등의 방법이 활용될 수 있다. 일상적인 생활에서 함께 경험할 수 있는 여러 가지 활동들을 통해서 언어적인 표현을 강화하며, 혼자 스스로 할 수 있는 자조 행동의 범위를 넓혀가며 학습할 수 있는 기회를 제공하는 것이 필요하다. 이러한 과정에서 무엇보다 개입과 교육을 위한 전문가와 부모의 집중적인 노력과 일관성 있는 양육방식이 제공된다면 자폐아의 지적 기능과 사회적 적응능력이 현저하게 향상될 수 있다.

3) 예후

자폐증은 매우 심각한 장애이다. 자폐증 아동에 대한 추수 연구에서는 60~70%의 자폐증 아동들이 집이나 시설에서 전적으로 의존하는 생활을 한다고 하였다. 약 1~2%만이 정상적인 수준의 독립성을 성취하고 5~19%는 경계선급의 기능을 보인다. IQ가 60 이상일 경우에는 좀 더 좋은 예후를 보이는 듯하다. 그러나 장애의 특성상 조기진단을 통하여 가능한 한 이른 시기에 발견하고 조기개입을 실시하는 경우 그 예후에 있어서 긍정적인 변화를 가져올 수 있음이 강조되면서 장애의 조기진단 및 교육 연계에 대한 관심은 더욱 고조되고 있다(이소현 외, 2013).

자폐증을 완전히 치료할 수 있는 단 한 가지의 치료방법이나 교육방법, 특효약은 아직 없기 때문에 다른 장애아보다 더 구체적이고 체계적인 개인별 교육과 치료가 병행되어야 한다. 또한 부모는 그 누구보다 가장 중요한 교육자이며 치료자이기 때문에 부모교육과 부모 상담은 반드시 병행되어야 한다.

03 주의력결핍과잉행동장애의 이해

주의력결핍과잉행동장애는 DSM-5에 의해 신경발달장애의 하위 장애로 분류되고 있는 장애로서, 주의집중 곤란, 산만하고 부주의한 행동, 충동적인 과잉행동 등의 주요 증상을 나타내고 있다. 이 절에서는 이 장애의 개념 및 특성, 원인과 치료 방안에 대해 구체적으로 다루고자 한다.

1) 주의력결핍과잉행동장애의 개념

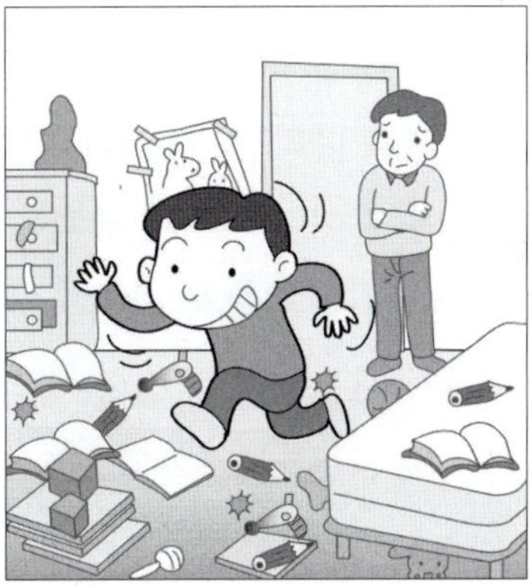

주의력결핍과잉행동장애(ADHD: Attention Deficit Hyperactivity Disorder)는 또래 아동에 비해 현저하게 부산한 행동을 보이며 안절부절못하고 충동적인 행동을 나타내기 때문에 가정이나 학교생활에 커다란 어려움을 겪게 되는 장애를 말한다. 정상적인 유아라도 때로는 반항적이며, 공격적이고 주의력이 부족할 때가 많다. 이러한 행동들은 특히 유아가 피곤하거나 배가 고프거나 스트레스를 받을 때 더 자주 나타날 수 있다. 그러나 어떤 행동은 전형적으로 비협조적인 행동을 넘어서기 때문에 주의력결핍과잉행동장애의 증상으로 간주할 수 있다. 그들은 식사나 수면, 배설과 같은 생리적인 습관이 매우 불규칙하고, 예측이 불가능하며, 같은 또래의 유아보다 수면시간이 적고 울거나 보채는 시간이 많다. 유년기에는 위험을 아랑곳하지 않는 행동을 나타내며, 학령전기에는 과도한 활동이 빈번하게 나타나고, 신경질적인 성향을 나타낸다. 이 장애는 유아기에 발병하여 학령기에 다다라서야 명확하게 진단되는 장애라고 할 수 있다. 왜냐하면 영아기에는 부산하고 산만한 행동이 자연스러운 현상이라고 생각되다가 어린집이나 유치원 등의 집단생활을 시작하면서 또래 연령에 비해 지나치게 산만하고 활동적이거나 한 가지 과제에 주의나 집중력을 유지하는 것이 어려워 심각한 문제로 여겨지게 되기 때문이다.

주의력결핍과잉행동장애 아동은 사회 · 정서 · 학업 · 인지 · 대인관계 영역에서 문제를 가질 가능성이 높으며 일상생활의 적응에 어려움을 가질 수 있다. 그리고 이들은 충동적으로 어떤 일을 성급하게 결정하고 사소한 일에도 싸우기도 하며 교사의 허락 없이 자리에서 이탈하고 실내에서 뛰어다니는 등 과잉행동을 나타내기도 한다. 학령기의 낮은 학업성취는 이러한 장애 아동들의 주요 문제로 부각되고 이로 인해 이차적으로 자존감이 저하되고 우울증이 발생할 수도 있다. 결과적으로 청소년기에는 문제행동들은 상당 부분 호전되지만 다른 사람과의 관계에서 어려움을 호소하고 주의력결핍으로 인한 학습부진, 자존감의 저하, 이로부터 야기되는 청소년기의 우울증 또는 반사회적 인격장애로의 이행 등이 주요 합병증으로 나타날 수 있다.

이와 같이 주의력결핍과잉행동장애는 장애와 관련된 특정한 신체 및 지적 특이사항이 없으면서 자기통제 능력이 매우 떨어져서 행동을 통해서만 문제로 인식되기 때문에 숨겨진 장애라고도 부르며, 이러한 행동 양상이 아동의 성장 과정에서 오랜 시간 지속적으로 보이고 증상은 발달단계에 따라 다양하게 나타난다(은소희 외, 2008).

2) ADHD의 원인과 특성

(1) ADHD의 원인

ADHD의 원인은 정확하게 밝혀진 바는 없지만 대체적으로 유전되어 나타나며, 일부는 임신 및 출산 시의 뇌 손상, 영유아기의 심한 질병, 화학 독소 노출 등 다양한 요인에 의해서도 발생하고 부모와의 애착 관계 등이 영향을 미친다고 알려져 있다(은소희 외, 2008). 여기에서는 주로 유전적 요인, 미세한 뇌 손상 등의 생물학적 요인, 환경적 요인, 사회적 요인에 의한 원인으로 나누어 설명하고자 한다.

첫째, 유전적 요인에 의하면 ADHD를 나타내기 쉬운 취약성은 일반아동에 비해 ADHD 아동의 직계가족 중의 가족 구성원이 2배 많고, 쌍생아 연구에서도 이란성(33%)보다 일란성 쌍생아(51%)가 ADHD를 가질 확률이 높은 것으로 보고되고 있어 유전적 가능성이 확인되고 있다(권석만, 2014).

둘째, 신경생물학적 요인에 의하면, 뇌의 전두엽에서 주의 및 자기통제, 학습 및 동기부여 등을 담당하는 기능을 하는데 여기에는 도파민 및 노르에피네프린 등의 신경전달 물질이 중요한 작용을 한다. 이러한 신경전달 물질 결핍이나 기능 장애 등과 연관되어 ADHD가 유발된다고 본다.

셋째, 환경적 요인으로는 임신 중의 과다한 음주나 흡연 및 납중독, 그리고 조기 출산을 비롯한 출생 전후의 여러 문제가 관련된다고 알려져 있고, 수년간 다양한 환경적 독소들이 ADHD 증상의 원인으로 가정되고 있다.

넷째, 사회적 요인 중 한 가지로 ADHD 발생을 설명할 수는 없지만, 부모와의 애착 형성과 상호작용 및 그 밖의 환경적 요소가 아동의 집중력과 자기 조절 능력에 큰 영향을 미치고 ADHD 아동이 폭력과 학대, 부적절한 부모와의 애착 관계에 노출되는 경우 증상이 더 심화될 수 있어 부모와 아동 간의 관계는 양방향적임을 시사하고 있다.

(2) ADHD의 특성

유아기에는 몸을 끝없이 움직이는 행동을 보이며, 말을 듣지 않거나 짜증을 내며 성가시게 하는 행위의 정도가 보통보다 지나치다. 영유아기 때에는 행동의 정도가 평균에서 심하게 일탈되는 경우가 아니라면 단순하게 '부산하다', 혹은 '산만하다', 심지어는 '씩씩하다' 등으로 생각할 수 있다. 유치원이나 어린이집에서는 마음대로 교실을 나와 버리거나 자리를 이탈하며 놀이 활동에서도 난폭한 행동유형이 나타나지만 이 시기에는 객관적으로 일반 유아와 주의력결핍과잉행동장애아의 구분이 쉽지 않아서 잘못 판단하는 경우도 발생한다. 보통 주의력결핍과잉행동장애 아동들은 영유아기 때에 약 40~50%가 언어발달에 이상을 가진다(류문화, 2005).

주의력결핍과잉행동장애 아동의 영유아기 발달 특성에 관한 연구에 의하면, 까다로운 기질을 가진 아동의 약 70~80%가 4세 이전에 과잉행동 아동으로 확인되고 있음을 알 수 있다. 까다로운 기질을 가진 아동의 특성은 활동수준이 높고, 주의집중 시간이 짧으며, 반응이 일관되지 못하고, 환경의 변화나 새로운 경험에 민감한 반응을 보인다. 또한 이들은 내성이 낮고, 행동을 예측하기 힘들며, 대다수의 경우에 부정적 정서를 나타낸다고 보고하고 있다. 주의력결핍과잉행동장애의 주된 특성은 주의력결핍, 과잉행동, 충동성을 들 수 있으며 그 내용은 다음과 같다.

첫째, 주의력결핍 행동의 특성을 보이는 아동은 또래에 비해 과제나 놀이를 하는 동안 집중을 유지하는 것이 어려워 주어진 일을 끝까지 해내지 못하며, 자주 실수를 하고, 일시적인 주의 환기는 가능하나 계속해서 주의를 집중하고 유지하지는 못한다. 부모나 교사가 아동에 대한 공통적인 불편들에 대한 내용에 의하면, "아이가 집중하기 어려워하며, 지시에 따르지 않고, 쉽게 산만해지며 잘 잊어버리고, 백일몽을 꾸고, 다른 사람의 말을 귀 기울여 듣지 못하며, 준비물이나 물건을 자주 잊어버린다."라고 호소한다. 일반적으로 '주의가 산만하다'고 표현하는 대부분의 문제행동이 여기에 해당된다.

둘째, 과잉행동의 특성을 보이는 아동은 끊임없이 움직인다. 식당이나 공공장소에서 잠시도 가만히 앉아 있지 못하고 뛰어다니거나 기어오르고, 몸을 계속 움직이면서 주변의 사람과 물건들을 건드리는 등의 행동특성을 보인다. 그들은 안절부절못하고, 몸부림치고, 기어오르며, 목적 없이 교실을 뛰어다니고, 보이는 것은 모두 만지며, 연필을 소리 나게 두드리고, 다른 아동을 난폭하게 밀기도 한다.

셋째, 충동성의 특성을 보이는 아동은 즉각적인 반응을 억제할 수 없거나 행동하기 전에 생각할 수 없는 것처럼 보여 '억제하고 참는' 능력이 부족하다. 충동적인 유아는 보지도 않고 도로에 달려들거나 차례를 기다리지 못하거나 참는 것을 하지 못하고 뒷일을 생각하지 않고 일을 저지르기도 한다. 다른 사람의 말이 끝나기 전에 틀린 답을 제시하거나 부적절한 말들을 불쑥 해 버릴 수도 있다. 즉각적인 유혹에 저항하고 만족감을 지연시키기 어려우며, 사회적 장면에서도 타인을 배려하거나 기다리지 못하여 대인관계에서 어려움을 겪을 수도 있다. 가정환경이 복잡할 때, 부모의 통제가 지나칠 때, 부모의 도덕적 훈련이 부족할 때 아동은 산만해질 수 있다.

Tip! ADHD 환자수 추이

주의력결핍 과잉행동장애(Attention deficit/hyperactivity disorder, ADHD)는 소아정신과 영역에서 흔한 질환 중 하나이다. 주로 주의산만, 과잉행동, 충동성이 보이며 7세 이전 아동 초기에 발병하고, 성인이 되어서도 영향을 주어 가정, 학교, 사회생활 등에 지장을 초래하는 중요한 질환이다. 아이가 만약 산만하고, 참을성이 부족하고, 행동이 앞서는 모습을 보인다면, 주의력결핍 행동장애를 의심해 볼 수 있다. 대체로 유치원이나 학교와 같이 질서를 잘 지켜야 하는 환경과 수업 시간 동안 가만히 있어야 하는 상황에서 증상이 더 잘 드러나게 된다.

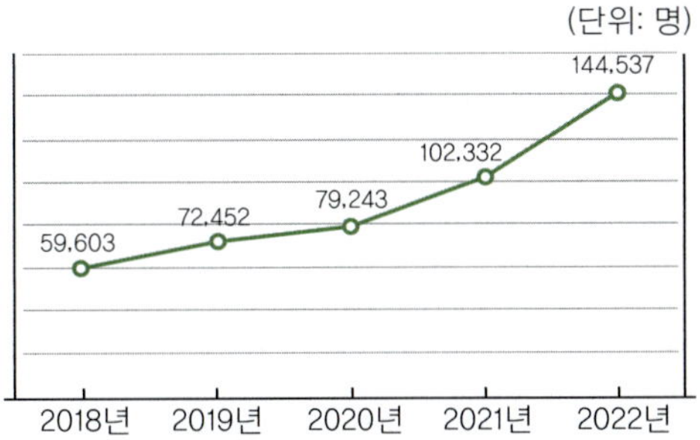

ADHD 환자수 추이

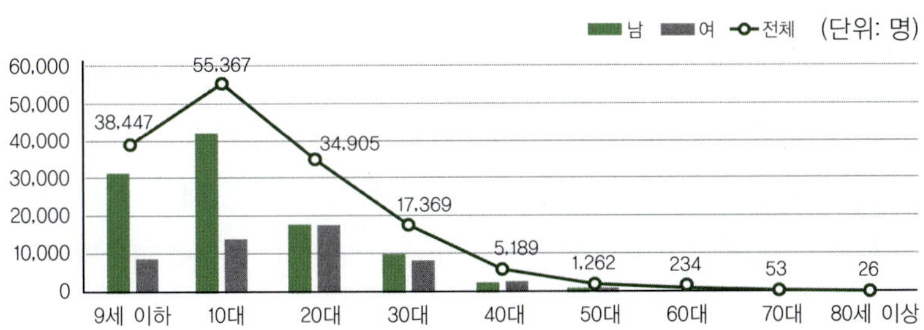

2022년 기준 성별, 연령별 ADHD 환자수 분포

출처: 생활 속 질병 진료행위 통계(2023). 건강보험심사평가원. 외상 후 스트레스장애 144쪽.

3) ADHD의 개입 및 지도

주의력결핍과잉행동장애(ADHD)가 있는 유아에 대한 치료와 지도는 '문제가 있는 유아'로 인식하는 것에서 '도움이 필요한' 유아로 관점을 바꾸는 것에서 출발한다. ADHD 아동의 부주의, 과잉행동, 충동성의 증상들을 조절해야 할 뿐 아니라 아동의 학업성취, 사회적 관계 및 가족 기능을 포함하는 포괄적인 치료가 이루어져야 한다. 약물치료는 연령에 상관없이 전 연령에 효과적이며, 집중력을 높이고 과잉행동을 억제하는 등 통제력을 가지게 하고 자기 존중감을 회복해 주는 치료에 결정적인 역할을 한다(은소희 외, 2008). 이러한 약물치료만으로는 교육 및 심리 사회적 측면을 해결해 주지는 못하므로 부모 및 가족상담, 행동치료 및 정신치료 등의 방법들을 병행하여 적절한 양육과 지도가 이루어져야 효과가 있다(김해금 외, 2012).

약물치료는 과잉행동과 안절부절못하는 행동 및 충동성 감소 효과뿐 아니라 주의 집중력 향상 및 불안정한 성향의 감소 효과 등이 있다. 아동이 자라서 약물의 도움 없이도 자기 일에 집중해서 스스로 목표를 세우고 충동적인 행동을 의식적으로 조절할 수 있게 되면 약물은 줄이되, 적어도 1년에 한 번 정도 계속할지 중단해야 할지를 철저히 관찰하여 판단해야 한다.

또한 아동의 지속적인 문제행동은 이차적인 부모-자녀관계의 악화를 초래할 수 있으므로 부모 및 가족 상담을 통해 ADHD 아동을 다루는 방법을 배움으로써 도움을 받을 수 있다. 즉, 부모의 일관된 양육태도를 통해서 공격성을 조절하고 사회적 행동을 변화시키며, 보다 생산적이 되도록 아이를 도울 필요가 있다.

한편, 유아가 산만해지지 않도록 하기 위해서는 주변자극을 줄이고 환경을 차분하게 정리정돈하며, 큰 과제보다는 작은 과제로 세분화하여 제시하고 과제에 집중하면 칭찬과 격려를 많이 해 주고, 애정을 표현하고 장점을 말해 준다. 또한 또래관계에서 문제가 많고 적응에 어려움이 있으므로 친사회적 행동을 위한 사회적 기술 훈련을 하게 되면 결과적으로 학업부진이나 학습장애 등의 학습문제를 극복할 수 있는 가능성도 높아진다. ADHD 아동은 흔히 이차적으로 우울증,

자신감 결여, 대인관계의 갈등과 같은 문제를 동반하는 경우가 많은데 이러한 경우 개인 심리치료가 필요하다.

04 특정학습장애의 이해

특정학습장애는 DSM-5에 의하면, 뇌 발달의 지연 및 손상으로 인한 신경발달장애로 분류되는 유형 중 한 가지에 해당되는 장애를 말한다. 이 절에서는 특정학습장애의 개념 및 특성, 그리고 원인과 치료 방안에 대해 설명하고자 한다.

1) 특정학습장애의 개념 및 특성

특정학습장애(Specific Learning Disorder)는 지능이 정상이면서 정서적인 문제가 없음에도 불구하고 지능 수준에 비하여 현저한 학습부진을 보이는 경우를 말한다. 즉, 학습장애는 개인의 생활연령, 지능, 그리고 연령별 교육에 따라 기대하는 수준보다 학문적 수행능력이 상당히 낮은 상태를 의미하는 것으로 이러한 장애를 가진 아동들은 흔히 읽기, 쓰기, 산술적, 또는 수리적 계산과 관련된 기술을 학습하는 데 어려움을 나타낸다. 어떤 학습 영역에 문제를 가지고 있느냐에 따라 읽기장애, 쓰기장애, 산수장애 등의 학습장애로 분류된다.

학습장애 아동들은 보통의 또래 아동에 비해 전반적인 학업영역에서 장애를 보임으로써 학년이 증가할수록 장애가 심화되어 정서적이고 사회적인 적응에도 많은 어려움을 보일 수 있다. 즉, 학업성취에 대한 결함뿐만 아니라 자신감과 학습 동기의 저하, 과제 수행에 대한 불안감 및 긴장감, 그리고 우울 등의 정서적 문제가 부수적으로 나타나며, 이러한 요인들이 결과적으로 학습에 더욱 부정적인 영향을 미치게 된다. 또한 부모나 교사, 또래들은 학습장애 아동에 대해 거부감이나 무시 등의 부정적인 태도를 취하는 경향이 있으므로 장애 아동들의 심리적인 어려움은 더욱더 가중되는 악순환을 경험하게 된다.

최근에는 부모들이 조기 진단 및 중재의 효과에 대한 인식이 높아져서 4~6세의 유아기에 학습장애를 의심하여 전문기관을 찾는 경우가 증가하고 있는데 이와 같이 학습장애가 의심되는 아동의 공통적인 특징은 다음과 같다. 예를 들면, 부모의 지시를 잘 알아듣지 못하는 아동, 할 수 있는 것과 할 수 없는 것의 차이가 큰 아동, 이해력은 좋은데 어휘 수가 늘지 않는 아동, 친구들과 어울리지 못하고 집단에 들어가기 어려운 아동, 미세한 운동이나 큰 운동에 서툰 아동, 말이 늦었던 아동, 멍하니 있을 때가 많은 아동, 주변의 자극에 쏠려 사람의 이야기를 잘 듣지 않는 아동 등이다.

보편적으로 학습장애 아동이 가장 많은 결함을 보이는 영역으로는 읽기, 쓰기, 수학, 의사소통, 그리고 학습 동기 등에서 문제가 발생하는 것으로 본다. 첫째, 학습장애의 읽기 영역은 80% 이상의 학생들이 어려움을 보인다. 즉, 단어나 단어의 일부를 생략하는 문제, 문장에 없는 단어나 문장을 추가하는 문제, 주어진 단어를 다른 말로 바꾸기, 문자나 단어의 좌우를 바꾸어 읽기 등의 문제를 보이게 된다.

둘째, 쓰기 영역에서 보이는 문제로는 글자의 크기, 글 간격, 글자 간의 조화가 심한 불균형을 보여 글자의 모양이 심하게 왜곡되는 경우를 보인다. 받아쓰기가 어려우며, 베껴 쓰는 속도가 느리고, 필기 시 구두점이나 올바른 맞춤법을 적용하지 못하며, 주제와 일관되게 글을 조직화하기 어려우며, 어휘 구사력에 어려움을 보인다.

셋째, 수학 영역에서 나타나는 문제에 의하면, 숫자를 쓰거나 읽는 데 어려움을 보여, 예를 들면, 비슷한 숫자인 6이나 9, 그리고 12나 21 등을 혼동하므로 단순 연산뿐 아니라 수학개념을 이해하거나 수학 응용 문제풀이에 어려움을 보여 학업 성취도가 매우 낮다.

넷째, 의사소통 영역에 의하면 또래에 비해 다른 사람의 말을 듣고 이해하는 능력이 심각하게 부족하다. 일상적인 대화에서 적절한 단어를 구사하지 못하며,

적절한 억양과 말하는 속도가 부적절하여 발달적 언어장애를 보이는 경우가 발생한다.

다섯째, 학습 동기 측면에서도 학습된 무기력의 상태를 보이며, 과제의 성공에 있어서도 이를 자신의 노력으로 여기기보다는 운이나 외적 요인으로 돌리는 경향을 보인다. 반복되는 실패로 인하여 자신의 능력은 향상될 수 없다고 생각하며, 과제에 직면할 때마다 쉽게 포기하는 성향을 보인다.

Tip! 학습장애 탈출 '3년간의 기적'

학습장애와 주의력결핍과잉행동장애 진단을 받은 김대승(가명, 11세) 군과 그의 어머니는 그 장애를 인정하기까지 힘든 나날을 겪었지만 결국 아들의 장애를 극복하기 위한 여러 가지 방법들을 찾으며 놀라운 결과를 이루게 되었다. 즉, 아들의 흥미를 공략하면서 글자에 대한 공포를 줄이기 위해 아들이 좋아하는 요리를 활용하였다. 요리책을 보면서 빵 만들기를 시도했는데 빵의 종류, 만드는 방법 등을 자연스럽게 찾아보면서 글자를 접하게 하였으며, 재료 구매를 위해 시장을 보고 계산을 하는 과정에서 숫자와도 친해지는 방법을 활용하였다. 자신이 좋아하는 요리를 하려면 글자를 배워야 할 수 있다는 동기 부여도 한몫을 하였다. 특히 그 과정에서 부모의 '할 수 있다'라는 무한 긍정의 메시지는 아이의 자존감 형성에 도움이 되었다고 한다. 결론적으로 학습장애는 치료보다 교육이 중요하며, 학습 동기를 부여하고 가족들의 절대적인 지지가 필요하다는 것을 입증하였다.

출처: 한겨레 신문(2009. 2. 8). 김영훈 기자.

2) 원인과 개입방안

학습장애의 원인에 의하면 여러 가지 요인, 즉 생물학적 원인과 뇌 손상, 감각적 또는 인지적 결함, 가정 환경적 요인과도 깊은 연관성이 있다고 보고되고 있다(권석만, 2014). 그중 생물학적 원인에 의하면, 학습장애는 유전적 요인에 의해서 더욱 취약하다는 것을 알 수 있다. 즉, 쌍둥이 연구에 의하면 일란성 쌍둥이의 경우, 읽기 장애의 일치율이 100%인 것에 반해 이란성 쌍둥이의 경우에는 약

30%만이 일치하였다. 또한 출생 전후의 미세한 뇌 손상이 후에 특정한 학습기능에 어려움으로 작용할 수 있다. 산모의 알코올, 담배, 약물 복용, 외부 충격에 의해 태아의 뇌는 손상을 입기 쉬우며 이는 인지처리 과정의 결함을 초래하여 학습장애를 유발할 수 있다. 또한 대부분의 학습장애 아동은 읽기에 문제를 보이는데 이는 시지각 및 청지각 결함, 인지 개념 및 기억력 결함 등으로 인하여 학습내용에 대한 변별이 어려우며, 복잡한 정보를 체계적으로 정리하고 효과적으로 기억하는 데 장애가 발생한다고 본다. 한편으로는 가정의 사회경제적인 빈곤 환경이 읽기장애의 유발요인이 되기도 하며, 아동교육에 대한 부모의 무관심이나 심리적 학대 등의 요인이 학습 저하를 나타내고, 이는 장기적으로 학습기능을 저하시키는 악순환을 초래함으로써 학습장애를 유발시킨다고 보는 입장도 있다.

학습장애를 위한 개입 방안으로는 첫째, 장애가 되는 읽기, 쓰기, 셈하기 등의 취약한 부분에 대한 개별화된 교육프로그램을 만들어 반복적 훈련과 연습을 하는 것이다. 잘하지 못한다고 해서 무조건 반복하는 방법은 도움이 되지 않는다. 각기 서로 다른 특성과 문제를 가진 아이에게 적합한 학습계획을 세워야 한다. 먼저 읽기 장애의 경우에는 듣기나 그림 등을 이용하여 읽기를 연습하거나 글자를 '글'이 아닌 '이미지'로 생각하여 읽기 연습을 시키거나 아이가 좋아하는 노래나 요리 등을 주제로 한 도서를 접하게 하는 것도 읽기 연습에 효과적이다. 쓰기장애의 경우에는 주제에 대해 자유롭게 글을 쓰는 분위기를 만들어 준다거나 비슷한 문제를 가진 아이들끼리 함께 글쓰기 과제하기 등으로 지도하면 좋다. 산수장애의 경우, 수와 관련된 놀이 활동을 통해 수 개념을 익히고 손가락이나 다른 물건을 사용해 셈을 해 보는 등의 방법들을 활용하여 아이의 수준에 맞는 개별화 교육을 활용하는 것이 유익할 수 있다.

둘째, 청지각이나 시지각 등의 지각력의 경로에 문제가 있을 때는 인지-지각 기술 훈련으로 학습계획을 세워 교육이나 훈련에 들어가는 것이 효과적이다.

셋째, 학습장애를 지닌 아동들이 보이는 학업 문제나 사회적 문제들은 그 가족들에게 만성적인 스트레스의 원인이 될 수 있다. 따라서 학습장애에 대한 특성을 이해할 수 있도록 정보를 제공하고 자녀의 장애로 인한 어려움을 공감해 주고 학습 동기를 부여하며, 결과에 대한 긍정적 피드백 제공 등에 대한 교육과 상담이 많은 도움이 될 수 있다.

마지막으로, 학습장애와 함께 동반되는 장애의 치료를 위한 의료적 처치의 방법이다. 학습장애는 주의력결핍과잉행동장애 등의 다른 정서, 행동적인 문제를 많이 동반한다. 학습장애 자체는 많이 호전되었지만 다른 문제로 인하여 사회적 생활에 어려움을 겪기도 하며 이 문제로 학습장애의 호전에 방해가 될 수 있기 때문에 필요시에는 동반되는 장애에 대한 약물치료를 병행할 수도 있다.

Tip! 학습장애를 극복한 성공한 사람들의 이야기

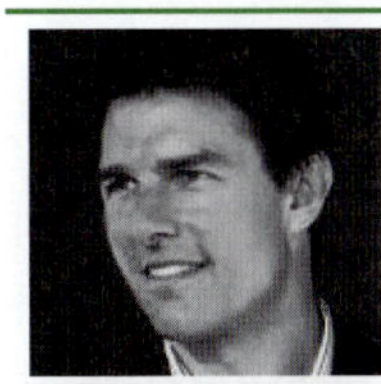

학습장애 중 읽기장애의 한 원인인 난독증으로 현재도 글을 읽을 수 없는 톰 크루즈는 대본을 읽지 못하기 때문에 녹음하고 외워서 연기한다고 한다. 그럼에도 불구하고 유명한 할리우드의 배우가 되었으며, 난독증으로 인해 그에게 어려움은 있을지언정 그것 때문에 배우생활을 하는데 더 이상의 장애는 될 수 없음을 입증하였다.

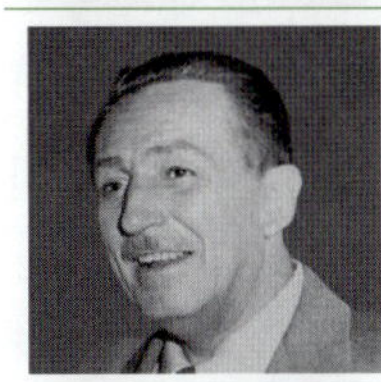

학창시절 월트 디즈니는 글을 읽고 쓰는 것을 어려워하였다. 그것에 좌절하기보다는 글 대신 그림으로 표현하기를 좋아하였으며, 결국 자신의 한계와 어려움을 장점으로 극복하고 월트 디즈니사를 설립하여 애니메이션 영화를 통해 세계 모든 어린이들에게 꿈과 희망을 심어 주게 되었다.

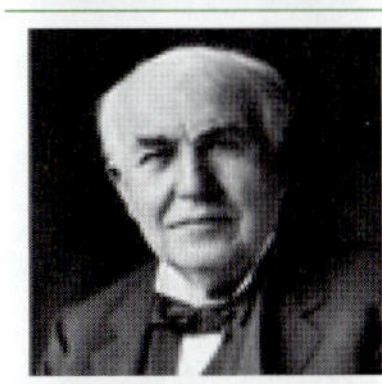

학교 부적응아로 낙인찍히고 학교생활을 잘하지 못하였던 에디슨은 급기야 학교에서 쫓겨나기도 하였다. 그러나 어머니의 헌신적인 양육 가운데 과학적 재능을 발휘할 수 있게 되었다. 에디슨은 그의 업적 가운데 틀린 철자법이 자주 발견될 정도로 쓰기에 어려움을 보였다.

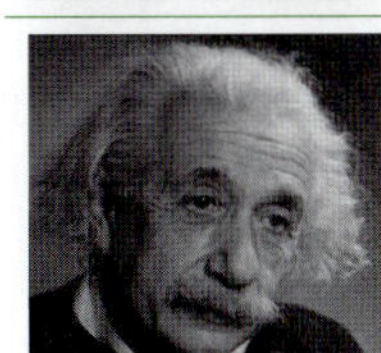

4살까지 말을 하지 못하고 9살이 되도록 글도 읽지 못했던 알베르트 아인슈타인은 늘 혼자 몽상에 젖어 있기 십상이었다. 그러나 결국 그는 그런 자신의 장점을 계발하여 놀라운 상대성이론을 만들어 내었다.

생각거리

1. 아동기 정신장애를 유발하는 요인들은 무엇이라고 생각하는가?
2. 자폐스펙트럼장애의 일환인 서번트 신드롬이란 어떤 장애를 말하는가?
3. 지적발달장애 아동의 분류체계에 대해 설명해 보자.
4. ADHD장애 아동을 위한 개입 방안은 무엇이라고 생각하는가?
5. 학습장애 아동을 위해 가정과 학교에서 할 수 있는 개입 방안에 대해 생각해 보자.

읽을거리

세상에서 가장 용감한 상담실(2022)

저자: 이은진 (정신건강의학과 전문의) **출판사**: 홍익출판사

『세상에서 가장 용감한 상담실』은 아동 · 청소년 정신건강 클리닉에서 실제로 만난 아이들과 부모들의 이야기를 담은 심리 에세이이자 사례집이다. 저자인 이은진 정신과 전문의는 ADHD, 자폐 스펙트럼 장애, 불안장애, 틱, 학습장애, 분리불안, 우울 등 다양한 정신적 어려움을 겪는 아이들을 '진단명'이 아닌 '한 사람'으로 대하며, 그들을 둘러싼 환경과 감정을 함께 살펴본다.

책에는 "문제아"로 치부되기 쉬운 아이들의 행동 이면에 숨겨진 감정, 결핍, 두려움이 진심 어린 시선으로 그려져 있다. 주목할 점은 정신질환을 진단 중심으로만 접근하지 않고, 아이의 성장 맥락과 부모의 감정, 사회적 조건까지 함께 고려한다는 것이다. 저자는 "상담실에 들어오는 순간, 그들은 이미 용감한 존재"라고 말하며, 정신건강 문제를 '치료 대상'이 아닌 이해와 지지를 통해 성장할 수 있는 관계의 시작점으로 바라본다.

또한, 각각의 사례는 간단한 임상 지식과 함께 정리되어 있어, 심리학이나 교육학, 복지 관련 전공자들이 실제 임상적 감각을 기를 수 있는 소중한 간접 경험이 될 것이다.

우리가 교과서에서 배우는 ADHD, 자폐 스펙트럼 장애, 불안장애 같은 용어들은 종종 '진단'으로만 기억되지만, 이 책은 그 진단 이면에 있는 작은 존재들의 외침, 불안, 침묵, 그리고 회복의 가능성을 조명한다. 정신장애를 이해한다는 것은 병명을 외우는 것이 아니라, 고통의 언어를 읽고 반응하는 법을 배우는 일이다. 이 책은 그 과정을 가장 다정하면서도 실제적으로 보여 준다. 지금 정신건강론을 공부하는 여러분들에게 이 책은 실무 현장에 대한 상상력을 키워 주고, 미래에 마주할 누군가를 어떻게 대해야 할지에 대한 실마리를 줄 것이다.

볼거리

이상한 변호사 우영우(2022, 드라마)

극본: 문지원 **출연**: 박은빈, 강기영 등 **방송채널**: ENA

「이상한 변호사 우영우」는 2022년 방영된 드라마로, 자폐스펙트럼장애(ASD)를 가진 천재 신입 변호사 우영우의 성장과 도전을 그린 작품이다. 이 드라마는 자폐인의 시각에서 세상을 바라보며, 사회적 편견과 제약을 극복해 나가는 과정을 섬세하게 묘사하여 많은 이들의 공감을 받았다.

주인공 우영우는 서울대학교 법대를 수석으로 졸업한 천재적인 두뇌를 가진 변호사이다. 그러나 자폐 스펙트럼 장애로 인해 사회적 상호작용과 감정 표현에 어려움을 겪는다. 한 법무법인에 입사한 그녀는 다양한 사건을 맡으며, 독특한 시각과 논리로 문제를 해결해 나가며 동료들과의 관계 속에서 성장하고, 자신의 한계를 극복해 나가는 그녀의 이야기는 많은 이들에게 감동을 주었다.

「이상한 변호사 우영우」는 자폐 스펙트럼 장애에 대한 깊은 이해와 공감을 이끌어내는 드라마로서 우영우의 캐릭터를 통해 자폐인의 내면 세계와 그들이 겪는 어려움을 현실적으로 보여 주며, 사회적 편견과 차별에 대한 문제를 제기하기도 한다.

정신건강론을 공부하는 대학생들에게 이 드라마는 이론적 지식을 넘어, 실제 사례를 통해 자폐 스펙트럼 장애에 대한 이해를 넓히는 데 도움이 될 것이다. 또한, 장애를 가진 이들이 사회에서 어떻게 자립하고 성장해 나갈 수 있는지를 보여 주며, 포용과 다양성의 중요성을 일깨워 주기도 한다. 이 드라마를 통해 자폐 스펙트럼 장애에 대한 인식을 새롭게 하고, 정신건강에 대한 깊은 통찰을 얻을 수 있기를 바란다.

CHAPTER

08 청소년기 정신장애의 이해

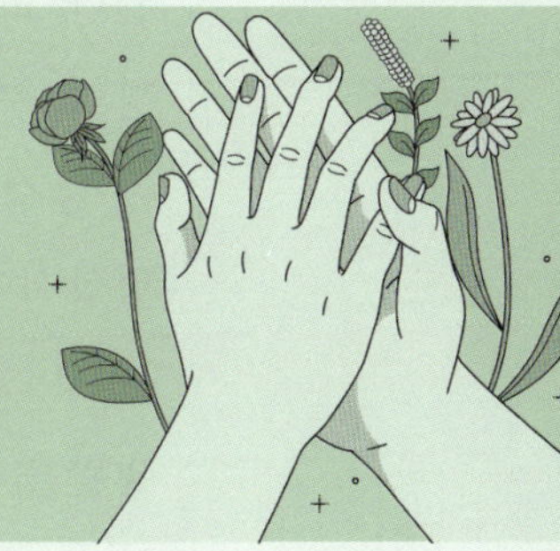

01 청소년기 정신건강의 이해

청소년기는 신체적 성장, 호르몬의 분비로 인한 성적 변화, 인지능력의 발달 등 생리학적으로 커다란 변화의 시기이다. 동시에 심리적으로 자아의식이 발달하면서 부모로부터의 독립과 권위자와 기성세대에 대한 비판과 반항적인 태도를 보이게 되고 이를 통해 자아 정체감을 형성하게 된다. 또한 아동기에 비해 지적, 감정적 작용이 복잡하고 다양해져 공상이 많고 자신에 대한 과대평가와 과소평가가 교차하는 경우가 많다(이소현, 2014). 청소년기는 신체적으로 급격한 성장발달을 보이고 감상적, 정서적, 지적 작용이 다양해지는 반면에 조화로운 정신작용과 논리적 사고 형태가 아직은 미흡한 상태이기 때문에 정신적 방황을 자주 경험한다. 또한 생리적 변화를 많이 겪는 시기이기 때문에 신경증, 정신적 장애, 부적응을 초래하기도 한다(김태완 외, 1997).

청소년기 정신건강문제는 청소년의 유전적 요인과 생물학적 요인, 신체적 건강이나 질병 요인, 심리 정서적 요인과 청소년의 경험적 요인을 들 수 있다. 신체적 요인과 생물학적 요인, 유전적 요인으로는 신체적 상태, 지능, 기질, 뇌 손상 등이 있으며, 심리 정서적 요소로는 자아존중감, 자아통제력, 효능감 등이 포함된다. 또한 정신건강에 영향을 줄 수 있는 경험적 요인으로는 부모로부터의 육아경험, 부모-자녀관계, 가족의 수, 경제사회적 여건, 훈육, 학교에서의 부정적 또는 긍정적 경험 등이 있다(곽영숙, 2005). 2024년 청소년 통계에서는 청소년 중 평상시에 심각한 정도의 스트레스를 인지하는 비율은 37.3%, 우울감을 경험하는 청소년의 비율은 26%로 나타났는데, 이는 청소년 4명 중 1명은 2주 내내 일상생활을 중단하거나 절망감을 느낀 적이 있음을 의미한다(보건복지부, 2024). 또한 보건복지부의 2022년 청소년의 정신건강실태조사에 따르면, 청소년의 정신장애 평생유병률은 18%로 나타났고, 청소년의 7.1%는 전문가의 도움이 시급한 것으로 나타났다. 최근 정신건강문제를 경험하고 있는 청소년이 증가하면서, 청소년의 정신건강문제는 사회적 문제로 부각되고 있다.

청소년기의 대표적인 정신건강문제는 청소년 우울증, 정신증적 장애, 행동장애, 물질 남용 장애 등으로 나타나며, 매사에 흥미가 없어지고 식욕 감퇴와 체중 감소, 체중 증가, 불면 혹은 수면 과다 등 기본적인 신체기능의 변화로 일상생활에 어려움을 느끼거나 사고나 주의집중력의 감퇴 등과 함께 스스로 무가치하게 느끼고 막연한 불안감을 느끼며, 죽음과 자살에 대하여 생각하거나 시도하기도 한다(이시형, 1997).

이처럼 정신건강의 어려움을 겪는 청소년들은 정서적 안정을 유지하지 못하여 갈등해결에 어려움을 초래하고 사회부적응 등의 문제행동을 일으키며, 이러한 문제가 성인기의 문제로 그대로 이어질 가능성이 크다. 따라서 청소년이 신체적, 정신적으로 균형적인 상태가 되어 자율적으로 자기 생활을 처리할 수 있다면 청소년 관련 문제들이 감소될 수 있다(김범수, 2009).

Tip! 10대 청소년 정신건강 빨간불

- 보건복지부는 소아청소년 2022년 정신건강실태조사 결과를 발표함
- 2022년 9월부터 2023년 2월까지 전국 6세 이상 17세 이하 소아 · 청소년 6,275명을 조사

- 소아 · 청소년 7.1%가 현재 정신장애가 있는 것으로 파악됨. 정신장애가 있다고 판단된 소아는 4.7%, 청소년은 9.5%로 나타남
- 성별로는 남성 청소년이 11.6%, 여성 청소년은 7.2%로, 남학생의 유병률이 여학생보다 높았음. 살아오면서 정신장애를 겪은 적이 있는 것으로 파악된 비율은 18.0%(남 19.2%, 여 16.7%)로 조사됨
- 평생 한 번이라도 정신장애를 경험한 소아 · 청소년 가운데 지난 1년 동안 정신건강 서비스를 이용한 비율은 4.3%에 그침. 그동안 정신건강 서비스를 이용해 본 적 있다고 응답한 비율은 6.6%였음. 자살 관련 행동의 경우, 자살 사고는 1%, 자살 시도는 0.2%, 비자살적 자해는 1.4%로 집계됨

Q. 불안장애란?

다양한 형태의 비정상적이고 병적인 불안과 공포로 인하여 일상생활에 문제를 일으키는 정신장애, 불안과 공포는 정상적인 반응이지만 정상적 범위를 넘어서면 정신적 고통과 신체적 증상을 초래함.

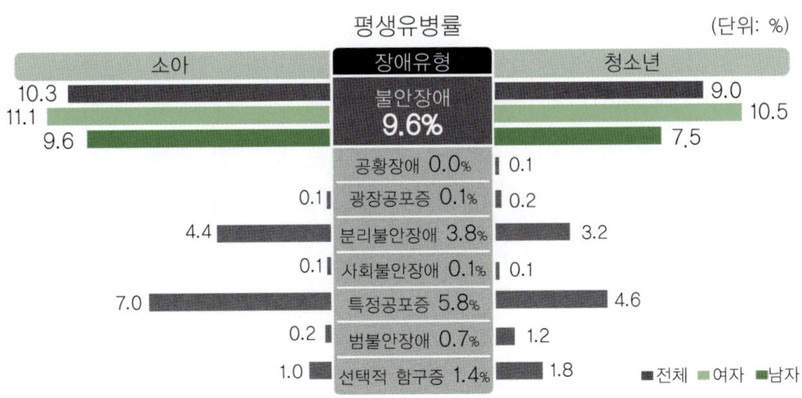

출처: 보건복지부(2024). 2022년 정신건강실태조사 결과보고서.

주요 정신장애는 불안장애, 우울장애, 스트레스장애, 약물남용 및 의존 등을 포함하여 정의되며, ICD 10(International Classification of Diseases 10)에서는 정신지체, 심리적 발달장애, 정서 및 행동장애 등의 분류가 있고, 아동·청소년 관련 정신적 장애는 ADHD, 행동장애, 분리불안, 틱장애 등이 있으며 이러한 임상적인 장애들은 의학적인 진단에 사용되는 분류이다.

청소년 정신건강의 수준은 건강한 성장의 결정요인의 상태에서부터 심리 정서적 상태, 의학적인 질환의 상태 등으로 광범위하며, 청소년기 주요 정신장애 유형은 우울증, 품행장애, 섭식장애, 인터넷 중독 및 흡연, 음주 등이 있으며, 청소년기 정신건강문제는 정신의학적 문제(섭식장애), 행동적 문제(인터넷 중독, 품행장애 등), 학업성취 및 학교생활적응문제(발달장애, 학습장애), 교우관계 및 성격문제(집단따돌림 등), 가족관계문제 등이 있을 수 있다. 본 절에서는 청소년기 주요 정신장애로 품행장애, 섭식장애, 인터넷 중독을 다루기로 한다.

02 품행장애

1) 정의 및 원인

품행장애(Conduct disorder)는 반사회적인 행동을 의미하는 용어로 가족의 기대, 사회적 규준, 타인의 권리나 재산을 침해하는 다양한 연령의 아동·청소년들의 태도 및 부적절한 행동을 설명하기 위해 사용된다(McMahon, Wells, & Kother, 1998). 미국정신의학회에서 1968년 정신장애진단분류편람(DSM-2)에 품행장애를 질병 분류에 포함시켰고, 1980년 제3판(DSM-3)에서 '타인의 기본적인 권리 혹은 연령에 적합한 주요 사회적 규범이나 규칙을 어기는 반복적이고 지속적인 행동패턴'을 명명하는 품행장애라는 용어가 처음 사용되기 시작하여 현재(DSM-5)에 이르고 있다. 아헨바흐(Achenbach, 1998)는 통제력 부족으로 인해 발생되는 공격적, 반항적, 파괴적, 반사회적인 행동 등을 품행장애로 명명하였으며, 품행장애는 타인에게 받아들여지기 어렵고 피해를 줄 수 있는 통제결여 행동, 공격적인 반항적 행동, 적대적인 발언, 거짓말하기, 폭력 및 파괴적 행동, 도둑질, 소란 피우기, 약물 및 알코올의 상습복용 등의 태도를 포함하고 있는 것으로 간주된다(이효선, 2012). 따라서 품행장애는 다른 사람의 권리를 침해하거나, 나이에 맞는 사회적 규범이나 규율을 위반하는 행동을 지속적이고 반복적으로 나타내는 것으로 정의할 수 있다.

품행장애는 한 가지 원인이 아니라 매우 다양한 원인에 의해 발병되는 것으로 청소년 개인의 특성(유전, 생리적, 성격 요인)과 가족 환경적 요인 그리고 사회적인 요인 등이 있다. 유전적 요인은 반사회적 인격장애나 알코올중독 등의 질환을 가진 부모에게서 유전되는 경우로 유전적 요인과 더불어 가족 환경적 요인과 생물학적 요인이 함께 작용하는 것으로 알려져 있다. 신경생물학적 요인은 세로토닌 이상이나 성호르몬 이상, 전두엽 활성화 차이 등이 원인이 되어 발병되는 것으로 알려져 있다. 품행장애는 신경전달물질인 세로토닌이나 GABA(Gamma-Amino- Butyric-Acid)계과 행동억제계와 관계가 있어 낯선 것을 추구하는 경향이 높고 위험회피성이 낮은 기질적 특성을 지닌 것으로 가정된다. 또한 성호르몬인 테스토스테론(testosterone) 과다가 주요 원인적 요소로 제기되기도 한다(Lober & Lahey, 1990; 이홍림, 2005, 재인용). 개인적 요인으로는 지나친 자기중심성, 공동체 감각의 결여, 타인에 대한 배려 부족, 인지적 결함 및 왜곡이 될 수 있으며 가족 환경적 요인은 부모의 무관심한 일관적 없는 양육태도, 애정 결핍, 학대, 심각한 가정 불화, 가족 내의 폭력이나 범죄 경력, 부모나 형제자매의 서로 감정을 처리하는 방법 등이 있다. 사회적 요인으로는 이웃과 학교, 대중매체의 영향이 요인이 될 수 있는데, 대중매체를 통하여 전달되는 폭력성, 다문화권 내에서의 문화적인 행동 규범 간의 차이, 또래집단의 부정적인 영향, 사회적 계층, 지역사회의 도심화 등으

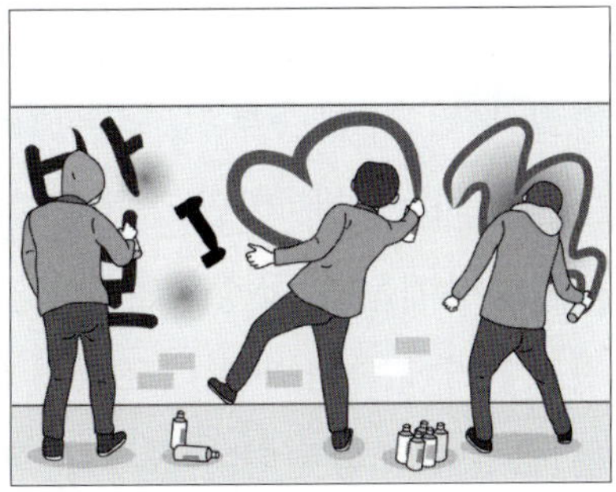

로 인한 영향을 받는다(이효선, 2012). 교사와 학교는 품행장애 청소년의 원인이기보다는 행동에 영향을 미치는 것으로, 계속되는 학업 실패, 적절한 행동에 대한 불명확한 규칙과 기대, 일관성이 없고 처벌적인 훈육, 그리고 개인의 욕구에 대한 개별적 교육의 실패 등 비효율적인 교육은 품행장애 행동을 심화시키는 요인으로 작용할 수 있다. 품행장애 발생 원인은 개인의 특성, 가정환경, 사회환경, 학교환경 등이 서로 밀접하게 관련되어 있는 것으로 볼 수 있다.

2) 증상 및 진단기준

품행장애의 필수적 증상은 다른 사람의 기본적인 권리를 침해하거나 나이에 적합한 사회적 규범이나 규칙을 무시하는 여러 형태의 공격적 행동으로 나타난다. 공격적인 반사회적 행동으로 약자를 괴롭히거나 폭력을 남발하거나 잔인한 행동을 하거나 어른들에게 반항적이고 적대적이며 복종하지 않는 경향이 있다. 또한 잦은 학교 결석, 성적 저조, 흡연, 음주, 약물남용과 더불어 거짓말, 잦은 가출 공공기물 파괴행동 등을 나타낸다. 자신이 한 잘못된 행동에 대해서 죄책감을 느끼거나 후회하지 않으며 흔히 다른 사람의 탓으로 돌린다(최현주, 2014). 품행장애 청소년들은 보편적인 상황에서도 작은 자극에 쉽게 분노하는 경향을 보이고, 외부 환경에 대해 적대적이며, 이는 다른 사람들이 자신을 억압하려는 경향을 지각할 때 더욱 심하게 나타난다(이효선, 2012). 그리고 공감능력이나 타인의 관점에서 사고하는 능력이 부족하며, 충동적이고 즉각적인 쾌락을 만족시키려는 경향이 있고, 일시적으로 문제를 회피할 수 있는 음주, 약물남용 등 부적응적 행동을 나타내기도 한다(이선주, 1999). 또한 품행장애는 인지 및 학습의 결함, 학교 부적응, 학습부진, 낮은 자아존중감, 심신건강의 문제를 동반하며 ADHD를 동반하는 경우가 많고 불안장애, 물질 관련 장애 등을 동반하기도 한다.

품행장애는 미국정신의학회의 정신장애진단통계편람(DSM-5)에서 아동기와 청소년기에 나타나는 대표적인 외현화 장애로 주의력결핍과 파괴적 행동장애라는 범주에 포함된다. <표 8-1>과 같이 품행장애 준거에 포함된 행동 중에서 최소한 세 가지 이상이 12개월 동안 나타나야 하며 그중에서도 한 가지는 6개월간 지속적으로 나타나는 경우에 품행장애로 진단된다. 품행장애의 출현은 만 10세를 기준으로 만 10세 이전은 아동기 품행장애로, 만 10세 이후는 청소년기 품행장애로 구분한다(이성봉 외, 2010; 최윤영, 2012).

〈표 8-1〉 품행장애의 DSM-5 진단기준

다른 사람의 기본적 권리나 사회적 규범을 위배하는 행동패턴이 지난 12개월 동안에 다음의 15개 기준 중 3개 이상으로 나타나야 한다. 그중 1개 이상의 기준은 지난 6개월 이내에 나타나야 한다.

〈사람과 동물에 대한 공격〉

1. 자주 다른 사람을 괴롭히거나, 위협하거나, 협박한다.
2. 자주 싸움을 건다.
3. 다른 사람에게 심한 신체손상을 줄 수 있는 무기를 사용한다.
4. 사람에게 신체적으로 잔인하게 대한다.
5. 동물에게 잔인하게 대한다.
6. 피해자와 대면한 상태에서 도둑질을 한다(예: 노상강도, 날치기, 강탈, 무장 강도).
7. 다른 사람에게 성적 행위를 강요한다.

〈재산파괴〉

8. 심각한 파괴를 일으킬 작정으로 고의로 불을 지른다.
9. 다른 사람의 재산을 고의로 파괴한다(방화에 의한 것은 제외).

〈사기 또는 절도〉

10. 다른 사람의 집, 건물, 또는 자동차를 파괴한다.
11. 물품이나 호의를 취득하거나 의무를 피하려고 자주 거짓말을 한다.
12. 피해자와 마주치지 않고 사소한 것이 아닌 물건을 훔친다(예: 파괴하거나 침입하지 않고 물건을 사는 척 하고 훔치기, 문서 위조).

〈심각한 규칙 위반〉

13. 부모가 금지하는데도 자주 외박을 하며, 이는 13세 이전부터 시작되었다.

14. 부모나 대리 부모와 집에서 같이 살면서 최소한 두 번 이상 가출, 외박을 한다(또는 한번 가출했으나 장기간 귀가하지 않음).
15. 학교에 자주 무단결석을 하며 이러한 행동이 13세 이전부터 시작되었다.

B. 행동의 장해가 사회적, 학업적, 또는 직업적 기능에 임상적으로 심각한 장해를 일으킨다.
C. 18세 이상일 경우 반사회적 성격장애의 진단 기준에 맞지 않아야 한다.

발달연령에 따라 유형을 세분한다.
소아기 발병형: 10세 이전에 품행장애 특유의 진단 기준 가운데 적어도 한 가지가 발생한 경우
청소년기 발병형: 10세 이전에는 품행장애의 어떠한 진단 기준도 충족시키지 않는다.

〈심각도〉
- **가벼운 정도**: 진단을 내리기 위해 요구되는 정도를 초과하여 나타나는 문제가 매우 적고 다른 사람에게 단지 가벼운 해를 끼친다(예: 거짓말, 무단결석, 허락 없이 밤늦게까지 집에 들어가지 않는 것).
- **중간 정도**: 품행 문제의 수와 다른 사람에게 해를 끼치는 영향의 정도가 가벼운 정도와 심한 정도의 중간이다(예: 피해자와 대면하지 않는 상황에서 도둑질하기, 기물 파괴하기).
- **심한 정도**: 진단을 내리기 위해 요구되는 정도를 초과하여 나타나는 품행 문제가 많거나 또는 다른 사람에게 심각한 해를 끼친다(예: 성적 강요, 신체적 잔혹함, 무기 사용, 피해자와 대면한 상황에서 도둑질, 파괴와 침입).

3) 개입

품행장애의 증상은 어린 나이에 시작되고 증상의 수가 많을 때 예후가 좋지 않은 것으로 나타나며, 약 40 ~ 50%는 반사회적 인격장애로 발전된다. 품행장애는 지능이 정상이며 공존하는 정신병리가 없고 증상이 경한 경우 예후가 좋은 것으로 보고되며, 가족이나 지역사회 자원을 이용하여 개입하는 것이 효과적이다.

우리나라의 현실에 비추어 볼 때, 사회규범에 거슬려 사법적인 조치를 받게 되

는 경우 사회적 적응에 많은 어려움이 뒤따르며 법적인 조치로까지 문제가 심각해지는 경우가 많기에 조기에 적절한 개입이 필요하다.

품행장애 개입은 경과 상태나 환경적 요소, 발달력, 가족역사 등을 고려하여 이루어져야 하며 처벌성 훈육은 크게 도움이 되지 않는다. 개입은 의학적인 치료뿐만 아니라 법적인 처리나 심리상담, 가족상담, 사회와 학교에서의 협조 등을 포함하여 이루어진다. 약물치료는 강조되는 경향에 따라 항우울제, 리튬, 항경련제, 베타차단제, 각성제, 항정신병약 등을 투여하며, 심리상담은 인지행동상담과 행동치료로 사회기술 훈련이나 행동개선에 효과가 있다. 또한 가족상담이 병행되기도 하고 부모교육이나 부모상담이 함께 진행될 수도 있다. 품행장애 학생에 대한 상담은 학생의 학교 및 사회 적응력의 향상을 도모하며, 개인이 지닌 재능을 확인하고 이를 발휘할 수 있도록 도와주어야 한다. 특히, 인격의 성장을 통해 긍정적인 자아개념을 갖도록 하여 내면에 품고 있는 자아실현의 욕구를 긍정적이고 생산적인 영역에서 채워 주어야 한다(김영숙 · 윤여홍, 2001). 품행장애는 예방이 매우 중요한데 부모나 가족환경, 학교, 사회환경 등의 부정적인 요소를 파악하여 조기 개입할 수 있도록 하고 학교나 사회적 지원체계에 예방 프로그램을 운영하여야 한다.

03 섭식장애: 신경성 식욕부진증과 신경성 폭식증

1) 개념 및 원인

섭식장애(Eating disorder)[1]는 음식을 먹는 행위, 즉 섭식태도의 장애로서 신체

1) DSM-5에서 섭식장애는 급식 및 식이장애로 분류되며 유형으로 이식증, 반추장애, 회피형, 제한형 음식섭취장애, 신경성 식욕부진증, 신경성 대식증, 폭식장애, 기타급식 및 식이장애, 달리 분류되지 않는 급식 및 식이장애가 있다.

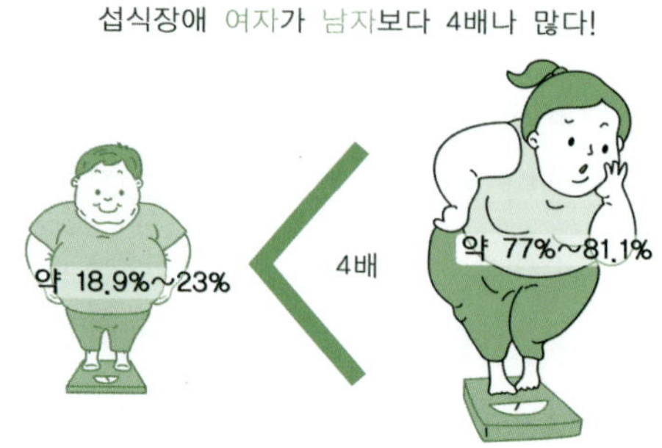

출처: 건강보험심사평가원.

적, 생물학적, 심리적, 사회적 요소가 관계되는 일종의 정신의학적, 생물학적 장애(psychosociobiological disorder)라고 할 수 있다. 섭식장애는 섭식 행동에서의 심각한 혼란, 부적응적이고 건강하지 못한 체중 조절, 체중과 외모에 대한 비정상적 태도 등을 포함하는 음식 섭취와 관련된 행동에 이상을 보이는 질환이다. 섭식장애는 신경성 식욕부진증(anorexia nervosa: 거식증)과 신경성 폭식증(bulimia nervosa)이 있다.

신경성 식욕부진증은 거식증이라고 하며, 19세기말 초기 정신의학자들은 체중, 식욕, 섭식이상을 잠재적인 성적 갈등의 증상인 히스테리 일종으로 간주하였다. 신경성 식욕부진증은 극도로 음식물을 먹지 않는 것과 생명을 위협할 정도의 극단적인 체중 감소를 주된 증상으로 하며, 살이 찌는 것에 대한 강한 두려움이 있으며 이러한 두려움은 체중이 감소되어도 줄어들지 않는다. 체형에 대한 왜곡된 이미지로 인해 주로 음식을 굶는 방법으로 계속 무리하게 살을 빼려고 하는 질병으로 정상적인 체중의 15% 이상이 감소하는 심각한 체중 감소 현상이 나타난다. 신경성 식욕부진증의 원인은 명확하게 밝혀지지 않았지만 여러 가지 복합적인 요인으로 작용하는 것으로 알려져 있다. 생물학적 요인으로 세로토닌(혈액이 응고할 때 혈소판으로부터 혈청 속으로 방출되는 혈관수축작용을 하는 물질) 대사라는 뇌의 신경전달 물질에 의한 이상으로 생길 수 있으며, 심리적 원인으로 소중한 사람을 상실하거나 가족과의 떨어져 있을 때나 타인으로부터 자신이 차단된 시점에 나타나는 우울증의 변형으로 보기도 한다. 인지행동적 요인으로 발달상의 문제나 가족관계 장애로 인한 발병의 원인으로 보기도 하며, 특히 내성적이며 완벽주의 성격을 가진 사람과 자존감이 낮고 강박적인 사람들에게서 많이 나타나기도 한다. 또한 사회문화적인 대중매체의 날씬함과 운동을 강조하는 분위기는 중요한 원인으로 작용하기도 한다.

〈표 8-2〉 섭식장애 자가 진단

※ 다음 문항을 읽고 자신의 생각과 가장 가깝다고 생각하는 점수를 기재해 주세요.

[1점: 전혀 그렇지 않다 2점: 아니다 3점: 가끔 그렇다 4점: 그렇다 5점: 매우 그렇다]

1. 살이 찌는 것이 두렵다. ( )
2. 배가 고파도 식사를 하지 않는다. ( )
3. 나는 음식에 집착하고 있다. ( )
4. 억제할 수 없이 폭식을 한 적이 있다. ( )
5. 음식을 작은 조각으로 나누어 먹는다. ( )
6. 자신이 먹고 있는 음식의 영양분과 열량을 알고 먹는다. ( )
7. 빵, 감자 같은 탄수화물이 많은 음식을 특히 피한다. ( )
8. 내가 음식을 많이 먹으면 다른 사람들이 좋아하는 것 같다. ( )
9. 먹고 난 다음에 토한다. ( )
10. 먹고 난 다음에 심한 죄책감을 느낀다. ( )
11. 자신이 좀 날씬해져야겠다는 생각을 떨쳐 버릴 수 없다. ( )
12. 운동을 할 때 운동으로 인해 없어질 열량에 대해 계산하거나 생각한다. ( )
13. 남들은 내가 너무 말랐다고 생각한다. ( )
14. 내가 살이 쪘다는 생각을 떨쳐버릴 수 없다. ( )
15. 식사시간을 다른 사람보다 더 길게 먹으려고 노력한다. ( )
16. 설탕이 든 음식을 피한다. ( )
17. 체중조절을 위해 다이어트용 음식을 먹는다. ( )
18. 음식이 나의 인생을 지배한다는 생각이 든다. ( )
19. 음식에 대한 자신의 조절 능력을 과시한다. ( )
20. 다른 사람들이 나에게 음식을 먹도록 강요하는 것 같이 느껴진다. ( )
21. 음식에 대한 생각을 너무 많이 한다. ( )
22. 단 음식을 먹고 나면 마음이 편치 않다. ( )
23. 체중을 줄이기 위해 운동이나 다른 것을 하고 있다. ( )
24. 위가 비어있는 느낌이 있다. ( )
25. 식사 후에 토하고 싶은 충동을 느낀다. ( )

해석: 섭식태도의 총점은 최저 25점에서 최고 125점 사이에 분포하며 점수가 높을수록 섭식태도에 부정적인 경향이 높다고 볼 수 있다.

출처: Gamer, Olmsted, Bohr와 Garfinkel(1979, 이재환, 2012 재인용).

신경성 폭식증은 폭식행동과 제거행동을 반복적으로 보이는 것이 특징으로 급하게 음식을 게걸스럽게 먹은 후 의도적으로 토하거나 배설하는 것을 반복한다. 많은 양의 고칼로리 음식을 재빠르게 먹은 후에 스스로 자책하여 구토를 유도하거나 하제와 이뇨제를 사용하기도 하고 과한 운동으로 이어지기도 한다. 신경성 폭식증 또한 날씬한 몸매를 원하는 여성들에게서 많이 나타나며, 자제력을 잃고 일정 시간 내에 다른 사람이 동일 상황에서 먹는 양보다 확실히 많은 양을 먹고 폭식을 절제 못하는 것을 부끄럽게 생각하여 무리한 다이어트나 살 빼는 약을 복용하는 등 자신의 비정상적 행동을 숨기는 경우가 많다.

신경성 폭식증은 개인적 요인 및 사회문화적 요인과 생물학적 요인 등에 의해 발생한다. 개인적 요인으로는 우울한 정서로 인한 충동적 행동과 불안정 정서상태가 만성적인 경우가 많으며, 자신의 동기보다 다른 사람에게 보여 주는 부분을 크게 신경 쓴다. 생물학적 요인으로는 세로토닌(Serotonin), 노르에피네프린(Norepinephrine), 엔도르핀(Endorphin) 등이 관련되어 있다고 추측되고 있으며, 심리적 요인으로 부모와 양육자와의 분리의 어려움이 광범위하게 존재하는 것으로 추정되며, 음식을 거절하는 것은 어머니로부터의 분리되려는 노력으로 보는 경우도 있다. 사회문화적 요인은 사회적 위압감이나 미를 추구하는 사회적 인식 및 대중매체 등의 영향으로 볼 수 있다.

2) 주요 특성과 진단

섭식장애 주요 특성으로는 체중의 증가와 비만에 대한 강박적인 걱정과 함께 왜곡된 신체상을 가지고 있으며, 건강하게 체중을 유지하기 위한 음식섭취를 적절히 통제하지 못하며 왜곡된 외모에 대한 신체적인 자아상과 체중의 변화를 가져오며 자제력 상실로 인한 음식섭취억제 및 과도한 폭식, 구토나 설사제 복용 및 과도한 운동으로 이어진다.

신경성 식욕부진증의 진단기준(DSM-5)은 첫째, 필요한 것에 비해서 음식 섭취를 제한함으로써 나이, 성별, 발달 수준과 신체건강에 비추어 현저한 저체중

상태를 초래한다. 현저한 저체중이라 함은 정상체중의 최저수준 이하의 체중을 의미한다.[2] 둘째, 심각한 저체중임에도 불구하고 체중 증가와 비만에 대한 극심한 두려움을 지니거나 체중 증가를 방해하는 지속적인 행동을 나타낸다. 셋째, 체중과 체형을 왜곡하여 인식하고, 체중과 체형이 자기평가에 지나친 영향을 미치거나 현재 나타내고 있는 체중 미달의 심각함을 지속적으로 부정한다.

신경성 식욕부진증의 중요한 측면은 신체상(body image)의 손상으로, 매우 야위었는데도 뚱뚱하다고 느끼며 빈곤한 자아상, 특히 신체에 대한 부정적 태도가 필수이다. 이러한 인지적 왜곡은 체중 감소가 탁월한 성취와 뛰어난 자기 통제의 표시로 받아들여지는 반면, 체중 증가는 용납될 수 없는 자기조절의 실패로 인식된다.

〈표 8-3〉 신경성 식욕부진증의 DSM-5 진단기준

진단기준

1. 필요량 보다 에너지 흡수를 제한함으로써 연령, 성별, 발달 궤적의 맥락에서 심각한 저체중이 유발됨, 저체중은 최소한의 정상 수준 또는 최소한의 기대수치 이하의 체중을 말함(정상체중의 85% 이하)
2. 심각한 수준의 저체중임에도 불구하고 체중 증가나 살이 찌는 것에 대한 극심한 공포 또는 체중 증가를 시키지 않는 지속적인 행동을 함
3. 체형, 체중에 의해 지나치게 영향을 받는 자기 평가를 하며, 지속적으로 저체중의 심각성을 인지하지 못함
4. 가임기 여성에서 무월경증을 동반함

유형

A. 제한형 : 규칙적인 폭식 또는 제거행동(구토, 이뇨제 또는 하제 남용 및 관장 등)이 없다.

B. 폭식/제거형 : 규칙적인 폭식이나 제거행동 등이 있다.

출처: 권석만(2013).

2) · 이상체중(IBW)=키(cm)-100×(남: 0.9, 여: 0.85), 기대치보다 85% 미만 체중을 목표로 세워 체중을 감소하는 것을 식욕부진증 기준으로 봄
· 신체질량 지수(BMI)=체중(kg)÷키(㎡)/저체중: 18.5 이하, 정상:18.5-24.8, 경도비만:27.0~29.9, 중등도비만:30.0~34.9, 고도비만:35.0 이상

신경성 폭식증의 진단기준(DSM-5)은 첫째, 사람이 일정 시간 동안 유사한 상황에서 많은 양의 음식을 빠르게 폭식을 하는 행위가 반복적으로 이루어진다. 둘째, 체중증가를 억제하기 위하여 스스로 유도한 구토 또는 설사제, 이뇨제, 관장약, 기타 약물의 남용 또는 금식이나 과도한 운동과 같이 반복적이고 부적절한 보상행동을 나타낸다. 셋째, 폭식행동과 부적절한 보상행동 모두 평균적으로 적어도 1주일에 1회 이상 3개월 동안 일어나야 한다. 넷째, 체형과 체중이 자기 평가에 과도한 영향을 미쳐야 한다. 다섯째, 이상의 문제행동들이 신경성 식욕부진증에 의해서 나타나는 것이 아니어야 한다. 이러한 다섯 가지 진단 조건들을 충족시키면 신경성 폭식증으로 진단된다.

신경성 폭식증은 반복적인 폭식과 그에 따르는 부적절한 보상적 행동, 즉 자의적인 구토나 하제 남용, 절식, 극심한 운동 등의 특징을 보이며, 많은 양의 음식섭취와 먹는 것에 대한 조절력의 상실을 그 특징으로 하고 있다. 폭식은 급성 위확장, 천공, 위 파열까지 유발할 수 있고 반복적인 자발성 구토는 이하선의 팽창, 치아의 부식, 식도염 및 식도파열과도 관계가 있다. 또한 신경성 식욕부진증과 마찬가지로 자기평가에서 체형과 체중을 지나치게 강조하며 외모나 체중에 대한 불만족감, 정서적 문제나 인간관계에서 어려움이 나타난다. 폭식 증세에는 과도한 외모에 관심을 보이기도 하며 자기의식과 사회적 불안 등과 관련이 높으며 자기 통제감이 부족하여 정서적 불안감으로 정서적 표현 미비하고 타인이 자신을 인정하기를 바라고 외모에 대한 신체적 불만이 높은 경향이 있다.

〈표 8-4〉 신경성 폭식증의 DSM-5 진단기준

진단기준

1. 반복적인 폭식행동이 나타나야 한다. 이러한 폭식행동은 일정한 시간 동안(예: 2시간 이내) 대부분의 사람이 유사한 상황에서 동일한 시간 동안 먹는 것보다 분명하게 많은 양의 음식을 먹는다. 또한 폭식행위 동안 먹는 것에 대한 조절 능력의 상실감(예: 먹는 것을 멈출 수 없으며, 무엇을 또는 얼마나 많이 먹어야 할 것인지를 조절할

수 없다는 느낌)을 느낀다.
2. 스스로 유도한 구토 또는 설사제, 이뇨제, 관장약, 기타 약물의 남용 또는 금식이나 과도한 운동과 같이 체중 증가를 억제하기 위한 반복적이고 부적절한 보상행동이 나타난다.
3. 폭식행동과 부적절한 보상행동 모두 평균적으로 적어도 1주일에 1회 이상 3개월 동안 일어나야 한다.
4. 체형과 체중이 자기 평가에 과도한 영향을 미쳐야 한다.
5. 이상의 문제행동들이 신경성 식욕부진증에 의해서 나타나는 것이 아니어야 한다.

출처: 권석만(2013).

3) 개입

섭식장애 개입방법으로 약물치료, 개인 및 집단 상담, 스트레스 관리, 대인관계상담, 가족상담, 인지행동상담, 영양관리 등 다양한 접근들이 있다.

대표적인 약물치료로는 뇌의 세로토닌 활동에 장애가 발견되어 세로토닌 기능에 영향을 미치는 항우울제 치료로 폭식증의 급성적인 치료효과를 보이기도 한다.

신경성 식욕부진증 행동을 보이는 사람들을 위해서는 개입목적을 단지 체중 회복으로 해서는 안 되며 체중 증가를 위하여 섭식을 회복시키고 그 다음 상담을 함께 할 필요가 있다. 심리상담은 자기의 내적 대상관계의 왜곡을 다루어 근본적인 자기의 손상을 회복시키고자 한다(Chessick, 1985; 박찬섭, 2008 재인용). 인지행동상담은 섭식장애의 특정 행동과 사고, 즉 체형과 관련된 인지적 왜곡, 체중에 대한 지나친 염려, 불안, 우울 등을 수정하는데 초점을 두는 것으로 폭식행동 및 제거행동과 같은 신체적인 문제증상을 감소시키는 데 효과적인 것으로 보고되고 있다. 스트레스 관리 및 대인관계 상담은 폭식의 빈도를 줄이는 데 효과적인 것으로 나타났고 스트레스 관리능력이 향상되면 위협적인 문제 상황에서 스트레스를 보다 쉽게 다루게 되어 폭식행동이 감소하기도 한다.

04 인터넷 중독

1) 개념 및 원인

청소년에게 인터넷은 일상생활의 편리성, 오락, 의사소통 등의 목적에 따라 다양한 가능성들을 제공함으로써 삶의 방식을 급격하게 변경했으며 빠른 속도로 증가한 인터넷 사용으로 인해 부정적인 결과를 경험하는 청소년들도 광범위하게 늘어나고 있다. 인터넷의 지나친 사용과 몰입은 인터넷 중독이라는 사회적 문제를 파생시키며 청소년의 학업과 신체적, 정신적 건강을 저해하는 등 여러 가지 부적응을 수반한다.

인터넷 중독이라는 용어를 처음 제안한 골드버그(Goldberg, 1996)는 인터넷 중독을 알코올 중독이나 마약중독 등과 마찬가지로 인터넷을 중단하거나 줄이게 되면 인터넷 사용에 대한 강박적 사고나 환상 등의 증상이 일어나는 금단과 더 많은 시간과 더욱 자극적인 것을 해야 그와 같은 수준의 만족감을 얻을 수 있는 내성을 보인다고 하였으며, 인터넷의 지나친 사용으로 인하여 직업적, 사회적 활동에 손상을 미칠 때 인터넷 중독장애(Internet Addiction Disorder: IAD)라고 하였다(김진희, 2006).

우리나라의 「국가정보화기본법」 제30조에 의하면 인터넷 등의 지나친 사용으로 사용자가 일상생활에서 회복하기 힘든 정신적, 신체적, 사회적 기능의 손상을 입는 것을 인터넷 중독으로 보고, 이를 예방하고 해소하는 데 필요한 계획을 수립하고 시행하여야 한다고 되어 있다. 따라서 인터넷 중독은 인터넷(게임, 스마트폰) 사용이 지나쳐서 이용자의 일상생활에 심각한 신체적, 정신적, 경제적, 직업적, 사회적응적, 기능적 손상을 초래하는 상태로서 가상공간의 활동에 집착, 의존하여 기분의 변화, 내성, 금단 증상, 현실 생활에 지장을 받을 정도의 신체

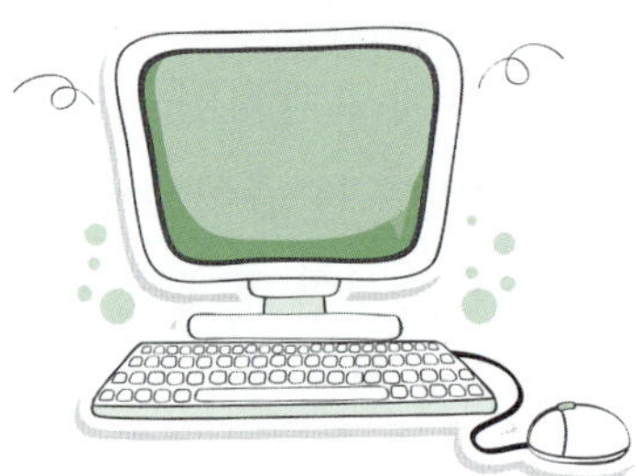

적, 정신적, 사회적 이상 현상을 경험하는 상태를 의미한다고 할 수 있다.

최근에는 인터넷 중독을 하나의 자립된 중독장애로 보지 않고 과도한 인터넷 사용의 한 가지로 보고 인터넷 몰입 또는 인터넷 과다 사용이라는 용어를 사용하기도 하며, 포괄적으로 사람들이 지나치게 인터넷에 몰입하여 학업, 직업, 사회, 일이나 가족과 관련된 재정적, 심리적 측면의 기능 수행을 감소시키는 상태라고 설명되고 있다.

과학기술정보통신부의 2024년 스마트폰 과의존 실태조사에 따르면, 스마트폰 과의존 위험군 비율은 전체 이용자의 22.9%로 나타났고, 연령별로 보면 청소년 42.6%, 유아동 25.9%, 성인 22.4%, 60대 11.9% 순으로 나타났다. 과의존 위험군은 영화/텔레비전/동영상, 메신저, 관심사 검색, 음악 등 순으로 이용률이 높은 반면, 일반 사용자군은 메신저, 영화/텔레비전/동영상, 뉴스 보기, 관심사 검색 등의 순으로 이용률이 높은 수준으로 나타났다. 청소년 과의존 위험군은 일반 이용자보다 게임 사용이 9% 높은 것으로 나타났으며, 스마트폰 이용자 중 79.9%가 우리 사회의 스마트폰 과의존 문제에 대해 심각하다고 응답한 것으로 나타났다.

인터넷 중독의 원인은 학자에 따라 다양한 견해를 가지는데, 게임 자체의 재미, 게임 안에서 공격성 · 충동성 만족, 부모-자녀관계의 갈등과 불화, 정서적 위축, 자신감 저하, 외로움, 사회성 결핍, 의사소통 · 대인관계의 어려움, 과도한 학업 부담감, 자기조절능력의 미숙, 충동조절장애, 우울, 불안 등이 있다. 김청택 등(2002)은 인터넷 중독의 원인을 네 가지 특성으로 보고 있는데, 첫째, 사이버 공간 자체의 특징으로 편리성, 익명성, 흥미감, 현실 탈출, 통제감, 사회적 지지가 있다. 둘째, 인구통계학적 특징으로 성별, 학력, 부모-자녀관계, 친구관계에서 인터넷이 차지하고 있는 비중이 원인으로 작용하며 셋째, 성격 특성으로는 문제해결능력, 사회불안, 우울, 인지적 특성, 자아존중감, 충동성이 있다. 마지막으로 가족, 사회문화적 동기로써 삶에 대한 불만족, 건전한 놀이문화의 부족, 통제력 결핍, 가족과의 여가활동의 부족, 예방정책의 미흡, 중독자와 엄마와의 공생관계가 원인으로 제시된다. 이렇듯 인터넷 중독의 원인은 개인의 심리적 특성, 환경적 특성, 사회문화적 특성, 인터넷 자체의 특성이 다양하게 얽혀 작용한 결과라고 할 수 있다.

Tip! 청소년 스마트폰 과의존 현황(%)

주요 스마트폰 과다이용

콘텐츠에 대한 자기조절력은?

청소년과 청년층은 주요 스마트폰 콘텐츠 이용에 대한 자기조절력에 어려움을 겪고 있는 모습을 보임

과의존

게임의 경우 **청소년**((73.1 %), SNS와 영화/TV/동영상, 숏폼의 경우 **20대**(각각 78.1 %, 80.5 %, 63.1 %)에서 가장 높은 비율을 보임

일반사용자군

청소년은 게임(37.4), 영화/TV/동영상(40.5 %), **20대**는 SNS(31.2 %)의 비율이 가장 높음

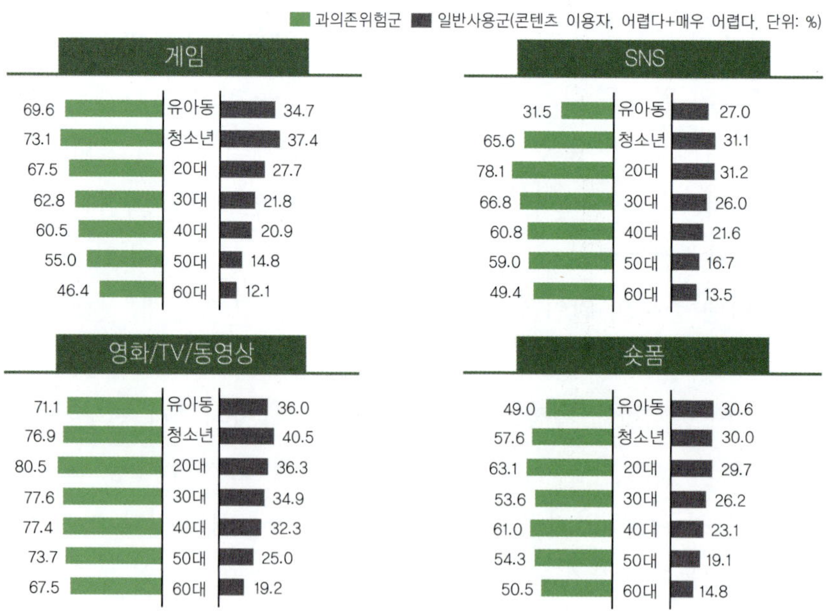

출처: 과학기술정보통신부(2024). 스마트폰 과의존실태조사.

2) 주요 증상과 진단

청소년 인터넷 중독과 관련된 증상은 일반적으로 우울성, 충동성, 낮은 자아존중감, 낮은 문제해결 능력 등으로 나타난다. 특히 병리적 인터넷 사용의 결과로 실생활에서의 관계가 위축되고 컴퓨터 사용시간이 길어질수록 사회적 고립 수준이 증가하여 이것이 우울증을 증가시키는 악순환에 빠지기도 한다. 그 외에도 의존, 내성, 금단, 신체적, 가족적, 사회적, 정신적 문제 등이 있다. 인터넷으로 인한 불안, 초조 등 금단 현상은 학업 및 교우관계에 영향을 미치며 수면시간의 부족, 식욕부진, 근육긴장, 집중력 저하 등의 신체적 문제가 나타나며 원활한 가족관계 형성에도 장애 요인으로 작용한다. 한국정보문화진흥원에서는 인터넷의 과다사용으로 인한 일상생활장애, 현실과 환상을 구분하지 못하는 현실 구분 장애, 인터넷에 대해 지나치게 긍정적으로 기대하는 긍정적 기대, 인터넷을 사용하지 못할 경우 발생하는 불안 증상인 금단, 인터넷을 통한 대인관계를 더 중시하는 가상성 대인관계 지향성, 인터넷 사용으로 인해 규범에서 벗어난 행동을 하는 일탈행동, 인터넷 장기간 사용이 익숙해진 내성을 인터넷 중독의 주요 증상으로 제시하고 있다.

인터넷 중독장애 진단은 물질 중독 진단기준에 근거하여 임상적으로 심각한 손상이나 고통을 일으키는 부적응적인 패턴의 인터넷 사용을 하며, 인터넷 사용을 더 많이 해야 만족을 느끼게 되는 내성, 인터넷 사용을 중단하거나 감소하면 정신 운동성 초조나 불안, 혹은 인터넷에 대한 강박적 사고나 환상과 같은 증상이 일어나는 금단현상이 나타난다. 이와 함께 인터넷 사용을 위해서 중요한 사회적, 직업적 활동이 포기되는 사태가 12개월 이상 지속적으로 발생되는 경우를 포함한다.

〈표 8-5〉 인터넷 중독 관련 진단척도

[스마트폰 과의존 청소년 척도]
다음 문항을 읽고 해당 점수를 기재하고 각 문항의 점수를 합하세요. [전혀 그렇지 않다: 1점, 그렇지 않다: 2점, 그렇다: 3점, 매우 그렇다: 4점] 1. 스마트폰 이용시간을 줄이려 할 때마다 실패한다. 2. 스마트폰 이용시간을 조절하는 것이 어렵다. 3. 적절한 스마트폰 이용시간을 지키는 것이 어렵다. 4. 스마트폰이 옆에 있으면 다른 일에 집중하기 어렵다. 5. 스마트폰 생각이 머리에서 떠나지 않는다. 6. 스마트폰을 이용하고 싶은 충동을 강하게 느낀다. 7. 스마트폰 이용 때문에 건강에 문제가 생긴 적이 있다. 8. 스마트폰 이용 때문에 가족과 심하게 다툰 적이 있다. 9. 스마트폰 이용 때문에 친구 혹은 동료, 사회적 관계에서 심한 갈등을 경험한 적이 있다. 10. 스마트폰 때문에 업무(학업 혹은 직업 등) 수행에 어려움이 있다. **해석** 총점수 40점, 고위험군 31점 이상, 잠재적 위험군 30~23점, 일반 사용자군 22점 이하 • 고위험군: 스마트폰 사용에 대한 통찰력을 상실한 상태로 대인관계 갈등이나 일상의 역할 문제, 건강 문제 등이 심각하게 발생한 상태 • 잠재적 위험군: 스마트폰 사용에 대한 조절력이 약화된 상태로 대인관계 갈등이나 일상의 역할 문제가 발생하기 시작한 단계 • 일반군: 스마트폰을 조절된 형태로 사용하는 형태

출처: 한국정보화진흥원(2020).

청소년 인터넷 중독은 보통 중·고등학생들의 경우 하루 4시간 이상, 초등학생의 경우는 하루 3시간 이상, 초등학생은 하루 2시간 정도 인터넷을 하는 경우에 잠재 위험군으로 간주하며 특히 인터넷 중독으로 인하여 일상생활이나 공부, 친구관계 등의 지장을 받게 되는 등의 증상이 나타나면 적절한 개입이 필요한 것으로 간주한다.

미국 정신의학회는 정신장애의 진단 및 평가편람 제5판(DSM-5)을 새롭게 수정하면서, 인터넷 게임 중독을 '추가 연구 필요 상태'로 좀 더 임상연구와 경험이 뒷받침되어야 한다고 기술되어 있으며, 인터넷 중독이라는 개념보다는 인터넷 게임 중독(Internet Gaming Disorder)에 초점을 맞추고 있다. 인터넷 게임 중독은 행위중독의 일종이며, 다른 중독의 증상과 마찬가지로 금단, 내성, 갈망 증상을 동반한다. 인터넷 게임 중독은 인터넷의 과다사용으로 인해 현실 생활에 지장을 초래하는 금단과 내성이 나타나는 독립된 중독장애의 하나로 정의되며, 학업 및 직장생활, 사회적 관계 형성 등에 있어서 중독 증상으로 인해 정상적인 생활을 유지하지 못하는 상태가 12개월 이상 지속적으로 발생한다.

〈표 8-6〉 인터넷 게임중독의 DSM-5 진단기준

임상적으로 중대한 장애 또는 곤란을 가져오는, 지속적이고 반복적인 인터넷 게임의 사용, 12개월 동안 다음 9개 중 5개 이상에 해당한다.
1. 집착: 인터넷 게임에 대해 집착, 이전에 했던 게임이나 앞으로 하게 될 게임에 대해 생각나며 인터넷 게임을 하는 것은 하루 중 지배적인 활동이다. 2. 금단: 인터넷 게임을 못하게 되면 초조, 불안, 슬픔 등의 증상을 경험한다. 3. 내성: 인터넷 게임을 하는 시간이 늘어난다. 4. 인터넷 게임을 하는 것을 조절하려고 해도 잘되지 않는다. 5. 인터넷 게임에 대한 결과로 인터넷 게임 이외의 취미나 다른 오락거리들에 대한 흥미가 저하되었다. 6. 인터넷 게임에 대한 심리사회적 문제점을 알고 있음에도 불구하고 지속적으로 인터넷 게임을 과도하게 하게 된다. 7. 인터넷 게임을 얼마나 하는지 가족, 친구 등 다른 사람들에게 거짓말을 하게 된다. 8. 무력감, 죄책감, 불안 등의 부정적인 감정을 회피하거나 완화시키기 위해 인터넷 게임을 한다. 9. 인터넷 게임 때문에 중요한 관계, 일, 교육이나 경력에 대한 기회가 위태롭게 된 적이 있거나 잃은 적이 있다.

3) 개입

인터넷 중독 개입은 단순히 하나의 중독현상이 아닌 청소년의 생활환경 전반적 측면에서 이해되고 다루어져야 하며, 인터넷 사용을 중단하게 하는 것이 아니라 인터넷을 합리적으로 사용하는 데 있다. 먼저 전문적인 개입으로는 자신이 인터넷 중독 상태에 있다는 것을 이해하는 것으로, 자신이 인터넷 사용을 어떻게 병적으로 하고 있는지 내성이나 금단현상과 더불어 이해하게 된다. 또한 이로 인해 가족이나 친구와의 관계에서 어떠한 문제가 야기되고 있는지, 학업 면에서 얼마나 피해를 보고 있는지, 다른 영역에서 얼마만큼의 문제가 야기되고 있는지 알게 한다. 이를 위한 전문상담으로는 인터넷 게임의 실체에 대해 냉철하게 이해하고 행동을 교정하는 인지행동상담과 폭력성을 동반하는 극단적인 상황인 경우 입원 격리치료가 있으며 불안전한 가정환경이 문제일 경우 가족상담 및 부부상담이 있다.

또한 자신의 스트레스 대처능력 향상과 사회기술 향상, 자기 통제감을 증진시키기 위한 심리상담이 있으며 같은 문제를 가진 대상끼리 상호작용을 통해 행동수정, 충동조절, 효율적인 시간관리, 대인관계행동, 학습 집중도 등 적응 향상을 위한 집단상담 등이 있다. 또한 충동성을 줄여 주고 우울증을 개선하는 선택적 세로토닌 흡수억제제를 투여하는 약물치료 등이 있으며 예방으로는 PC방보다는 가정에서 일정한 시간 동안 인터넷을 몰두할 수 있는 여건을 만들어 주면서 운동이나 동아리 활동 등에 관심을 갖도록 유도할 수 있다.

사회 환경적으로는 인터넷 이용에 대한 규범교육이 있으며 안전하고 유익한 인터넷이 되도록 인터넷 사업자에 대한 통제 및 규제 등에 대한 간접적 지원이 있을 수 있다.

Tip! 인터넷 중독의 치료를 위한 제언(Ahjoniemi)

1. 일과를 깨트려라. 즉, 의식적으로 인터넷 사용을 다른 활동으로 대치해라.
2. 사용을 제한하라. 예를 들어, 알람시계를 사용하거나, 끝내야 할 시간을 적어서 모니터에 붙여놓고 하거나, 떠나야 할 한 시간 전에 인터넷을 시작하는 방법을 활용하라.
3. 목표를 설정해라. 인터넷을 짧게 그리고 계획에 따라 사용하도록 해라.
4. 가장 중독에 빠지게 만드는 서비스나 프로그램은 피해라.
5. 금단 증상을 체크하는 카드를 사용해라. 중독 때문에 일어나는 문제들을 리스트로 만들고, 중독에서 벗어났을 때 생겨나는 이점에 대해 리스트로 만들어서 기록해라.
6. 목록을 작성하라. 인터넷 중독 때문에 포기했던 것이나 시간을 적게 투자했던 것들을 생각하고 그것이 당신에게 어떤 의미인지를 생각해라.
7. 네트워크를 활용하라. 사회적 관계, 모임을 형성하고 여가 활동을 즐겨라.
8. 개인상담, 가족상담을 활용하라.

출처: 한국MHS심리상담센터(http://mindgates.cafe24.com).

생각거리

1. 인터넷 중독의 주원인과 이를 해결하기 위한 대책은 무엇인가?
2. 품행장애와 '반항하는', '버릇없는', '적극적인', 청소년들을 어떻게 구분이 가능한가?
3. 섭식장애가 청소년 특히 여학생들 발생률이 높다고 하는데 그 원인은 무엇일까?

읽을거리

날씬함의 환상을 좇는 아이들: 섭식장애(2010)

저자: Timothy Walsh, V.L.C.Cameron　출판사: 학지사

섭식장애로 힘들어하는 자녀를 둔 부모를 위한 지침서다. 섭식장애의 증상, 원인, 치료 등에 대해 다룬다. 섭식장애로 고통 받는 자녀를 돕는 방법을 배울 수 있다. 특히 자녀의 섭식장애에 맞서는 부모의 생생한 경험을 담아냈다. 섭식장애란 무엇인가, 섭식장애가 있는 십대와의 일상생활, 섭식장애의 예방, 행동하기 등의 내용이 있다.

볼거리

내일의 나를 만드는 방법(How to Become Myself, 2007)

[다양한 자기이미지 통합하기, 친구관계를 유지시키는 다양한 방법 모델링하기]

유형: 일본, 드라마　감독: 이치카와 준

내용: 오오시마 주리는 초등학교부터 별문제를 일으키지 않고 부모의 말을 잘 듣는 아이였다. 중학교 입시 시험 때문에 학교를 일주일 동안 빠진 뒤 돌아온 주리는 갑자기 카나코가 왕따로 바뀐 현실에 놀란다. 졸업식 날 둘은 텅 빈 교실에 앉아 처음으로 이야기를 나누는데, 카나코는 인기인에서 왕따로 역할을 바꾼 것일 뿐이라고 말한다. 그리고 주리는 자신의 어떤 역할을 맡고 있는지 고민하기 시작한다. 이 책은 관계를 건강하게 유지할 수 있는 여러 방법들을 접하게 한다.

CHAPTER

09 성인기 정신장애의 이해

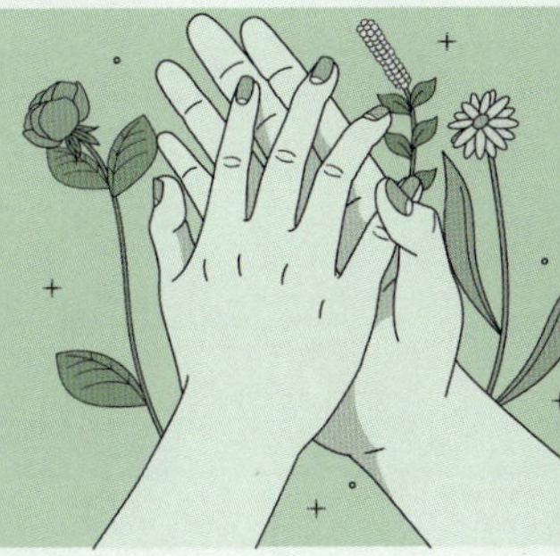

성인기 정신장애는 DSM-4에서 유아기, 아동기, 혹은 청소년기에 나타나는 장애와 따로 구분하여 제시하고 있지만 노년기에서 나타나는 정신장애는 별도로 구분하지 않고 노인을 포함한 모든 성인에 대해 같은 기준을 적용하고 있다.

따라서 본 장에서 말하는 성인기의 정신장애에서는 노인을 포함한 모든 성인에 대한 정신장애를 기술하였다. 다만, 성인초기라 할 수 있는 청·장년기의 정신장애와 노년기의 정신장애 간에는 세부적으로 서로 다른 특징을 지닌다는 점에서 노년기 정신장애를 진단하는 데 있어서는 일반적으로 성인기의 기준을 적용하되 노년기의 특수성을 고려해서 이해할 필요가 있음을 고려해야 함을 전제로 하였다(권석만 외, 2000).

DSM-4에서 구분하고 있는 성인기 정신장애의 종류는 다양하나, 본 장에서는 기분장애와 치매를 중심으로 기술하였으며, 기타 정신장애는 10장에서 별도로 다루었다.

01 기분장애

기분장애(Mood Disorder)는 다른 정신장애에 비해 비교적 발생빈도가 높으며, 특히, 우울은 노년기 정신건강의 지표로 많이 고려되는 영역으로 삶의 만족도, 치매, 자살 등과 관련되며 신체적인 건강과도 깊은 관련이 있다(이난희, 2014).

기분장애는 흔히 우울증과 조울증(양극성 장애)으로 구분하고 있다. 이 절에서는 우울과 조울에 관해 구체적으로 살펴보도록 하겠다.

1) 우울증

사람들은 일상생활에서 경험하는 많은 사건들로 슬픔, 화, 분노, 우울 등의 부정적 정서를 경험하게 된다. 다양한 생활사건의 결과로 생기는 부정적 정서 이후 찾아드는 마음의 '우울한' 혹은 '울적한' 상태는 최근 들어 '마음의 감기'라고 할 정도로 많은 사람들이 겪는 일반 질환 중의 하나로 인식되고 있다. 그러나 우울증은 아주 일시적인 기분 침체에서 심각한 자살상황까지 그 범위가 넓어서 일시적으로 느끼는 우울감과는 다르며, 우울증은 병리적인 수준의 우울한 상태를 말한다.

우울한 기분은 일시적으로 우울했다가 자연적으로 회복되어 다시 정상으로 돌아오는 경우도 있고 초기에 잘 대처하면 치료하기 쉬우나 적절하게 대처하지 못하면 정신 건강 및 육체 건강에도 심각한 영향을 줄 수 있는 질병이다. 우울증이 있는 사람들은 매일 정상적인 활동이나 기능을 하기 어렵고, 심해지면 자살까지 이어질 수 있는 등 사회적으로 심각한 문제가 되고 있다.

(1) 정의 및 원인

우울증(depressive disorder)은 우울감, 의욕 저하, 흥미 상실, 수면장애 등을 주요 증상으로 하여 다양한 인지 및 정신, 신체 증상을 일으켜 일상생활의 저하를 가져오는 질환을 말한다. 즉, 우울증(depressive disorder)은 감정, 생각, 신체상태, 그리고 행동 등에 변화를 일으켜 자살이라는 심각한 결과에 이를 수 있는 뇌질환으로 우울증은 마음의 감기이며, 뇌의 병이라고 부르기도 한다(유제민 · 김정휘, 2004). 우울증은 일시적인 우울감과는 다르며 우울증 환자는 스스로 도움을 요청하기가 힘들고 개인적인 의지로 없앨 수 있는 것은 아니다. 따라서 우울증 환자들이 전문가의 도움을 받지 못하는 경우가 많지만 초기에 적절한 치료를 받는다면 초기 완쾌율이 2개월 내에 70~80%에 이르는 정도로 상당한 호전을 기대할 수 있고 이전의 정상적인 생활을 유지하는 것 또한 가능하다. 우울증을 앓고 있는 사람들은 주변사람들의 이해와 관심, 격려, 공감을 통한 도움을 절실히 필요로 한다.

우울증의 원인으로는 크게 생물학적, 유전적 요인, 그리고 생활 및 환경 스트레스, 신체적 질환이나 약물로 인한 원인을 들 수 있다(Hammen, 1991; Harrington et al., 1996; kovacs, 1997). 첫째, 생물학적 원인으로서, 우울증은 뇌의 신경전달물질의 불균형으로 인해 초래된다. 흔히 세로토닌이라는 뇌 내 신경전달물질의 저하가 우울증과 관련된다. 여성은 남성보다 세로토닌 합성률이 낮아서 여성인 경우에 상대적으로 발병률이 높다. 둘째, 유전적 원인에 의하면, 우울증은 유전 질환이 아니지만 가족력이 있는 경우에 상대적으로 발병률이 높아 우울증이 있는 부모나 형제, 친척이 있다면 우울증에 걸릴 확률은 일반인에 비해 높을 수 있다. 셋째, 생활 및 환경 스트레스에 의한 경우, 사랑하는 사람의 죽음, 이별, 외로움, 실직, 경제적인 곤란 등과 같은 스트레스가 많은 환경에 노출되면 우울증을 유발하거나 악화시킬 수 있다. 또한 이기주의가 팽배한 현대사회와 치열한 경쟁에서 낙오된 자들에 대한 사회 지지망 부족 등은 우울증을 유발하는 원인으로 작용할 수 있다. 넷째, 신체적 질환이나 약물로 인한 경우, 암, 내분비계 질환, 뇌졸중 등 다양한 신체적 질환이나 고혈압제, 항불안제 등과 같은 치료약물 복용이 우울증을 유발할 수 있다.

우울증은 남성보다는 여성에게서 더 많이 발병하는 것으로 알려져 있는데, 그 이유는 여성 호르몬의 영향을 들 수 있다. 모든 여성은 월경, 출산, 폐경 등에 따른 호르몬 변화가 극심한 경우 감정의 흔들림을 경험할 가능성이 커진다. 특히 중년기 여성들이 폐경 전후에 겪게 되는 호르몬 변화는 자존심 손상, 무가치함, 자신감의 부족 등과 같이 자신을 부정적인 방향으로 생각하게 되는 심리적 요소와 함께 우울과 불안을 초래할 수 있다. 생물학적인 차이 이외에도 사회적 환경 및 역할의 차이도 여성 우울증에 영향을 미친다. 여성들은 육아 및 가사와 직장생활의 병행, 시부모님과의 갈등, 남성우위의 사회에서의 생활 등으로 남성보다 사회적인 면에서나 또는 가정적인 측면에서 스트레스를 많이 경험한다고 할 수 있다(국민건강보험공단, 2013).

노인의 경우, 배우자와의 사별, 빈약한 사회적 지지, 경제적 문제, 역할의 상실 등으로 인해 노인이 더 우울해 할 소지가 많다. 또한 노인은 신체적 질병을 지니고 있는 경우가 많아 이러한 신체적 질병에 대한 반응으로 우울 증상이 동반되는 경우를 흔하게 볼 수 있다. 치매, 파킨슨병 등의 신경학적 질환, 내분비계통의 질환, 악성 종양, 뇌혈관질환이나 심장혈관계통의 질환 등으로 인해 나타나는 기능 상실과 불편감에 대한 반응으로 우울증의 증상들이 동반되는 경우도 흔하다(권석만 외, 2006).

(2) 우울증의 진단 및 실태

현재 우울증을 정의할 때 주로 정신장애의 진단 및 통계편람 4판(Diagnosis and Statistical Manual of Mental Disorder 4th Edition, DSM-4)의 주요우울장애(major depressive disorder)의 진단기준을 이용한다. 그러나 실제로 지역사회에서 더 쉽게 만날 수 있는 노년기 우울증 환자는 DSM-4의 엄격한 주요우울장애 진단기준을 만족하지 못하는 경우가 많다(박준혁, 2013). 다음 <표 9-1>은 우울증에 대한 DSM-4의 진단기준의 내용을 정리한 것이다(대한우울 · 조울병학회, 2012).

〈표 9-1〉 주요 우울증의 DSM-4 진단기준

A. 다음 증상 가운데 5개 (또는 그 이상) 증상이 연속 2주 기간 동안 지속되며, 이러한 상태가 이전 기능으로부터의 변화를 나타내는 경우
1) 하루의 대부분, 그리고 거의 매일 지속되는 우울한 기분이 주관적, 객관적 관찰에서 드러난다(소아와 청소년은 과민한 기분으로 나타난다).
2) 모든 또는 거의 모든 일상 활동에 대한 흥미나 즐거움이 하루의 대부분 또는 거의 매일 같이 뚜렷하게 저하되어 있을 경우
3) 체중 조절을 하고 있지 않은 상태에서 의미 있는 체중감소나 체중 증가, 거의 매일 나타나는 식욕감소나 증가가 있을 경우
4) 거의 매일 나타나는 불면이나 과다수면
5) 거의 매일 나타나는 정신 운동성 초조나 지체 (좌불안석 또는 처진 느낌)
6) 거의 매일의 피로나 활력 상실
7) 거의 매일 무가치감 또는 과도하거나 부적절한 죄책감을 느낌
8) 거의 매일 나타나는 사고력이나 집중력의 감소 또는 우유부단함
9) 반복되는 죽음에 대한 생각, 특정한 계획 없이 반복되는 자살사고 도는 자살 기도나 수행에 대한 계획

B. 증상이 혼재성 삽화의 진단기준을 충족시키지 않아야 한다.
C. 증상이 사회적, 직업적 기타 중요한 기능영역에서 임상적으로 심각한 고통이나 장애를 일으킨다.
D. 증상이 물질이나 일반적인 의학상태(예. 갑상선 기능 저하증)의 직접적인 생리적 효과로 인한 것이 아니다.
E. 증상이 사별에 의해 잘 설명되지 않는다. 즉, 가까운 사람의 사별 후에 증상이 2개월 이상 지속되거나 현저한 기능장애. 무가치감에 대한 병적 집착, 자살사고, 정신병적 증상 혹은 정신운동지체 등이 특징적으로 나타난다.

우울증에 빠지면 활동력이 떨어지고 슬프며 매사에 자신감을 잃게 된다. 누구나 가끔씩 기분이 가라앉는 것을 경험하게 되는데, 특히 무엇인가에 실망한 후에는 더욱 우울해지게 마련이다. 가까운 사람의 죽음 같은 중대한 사건을 겪고 나서 심한 우울증에 빠지는 것은 자연스러운 현상이지만 우울증이 너무 심하거나

2주 이상 지속된다면 의사에게 진료를 받아보는 것이 좋다.

세계보건기구에 따르면 우울증은 세계에서 가장 사람을 무기력하게 하는 질환 가운데 하나이며(Uestuen, 2001), 세계질병 부담의 주요 원인 가운데 하나로 간주되고 있다(WHO, 2008; 이난희, 2014 재인용).

우리나라의 경우, 국민건강보험공단에서 발표한 최근 5년간의 건강보험 진료비 지급 자료에 의하면, 2011년 기준으로 인구 10만 명당 1,086명이 우울증으로 인한 진료를 받았으며, 연령별로는 70대 여성이 4,178명으로 가장 많았으며, 남성보다는 여성이 2.3배 많은 것으로 나타나 우리나라 여성 노인들의 우울 경험자가 상당히 많음을 알 수 있다. 다음 [그림 9-1]은 10만 명당 우울증 건강보험 진료환자 수를 나타내고 있다(국민건강보험공단, 2013).

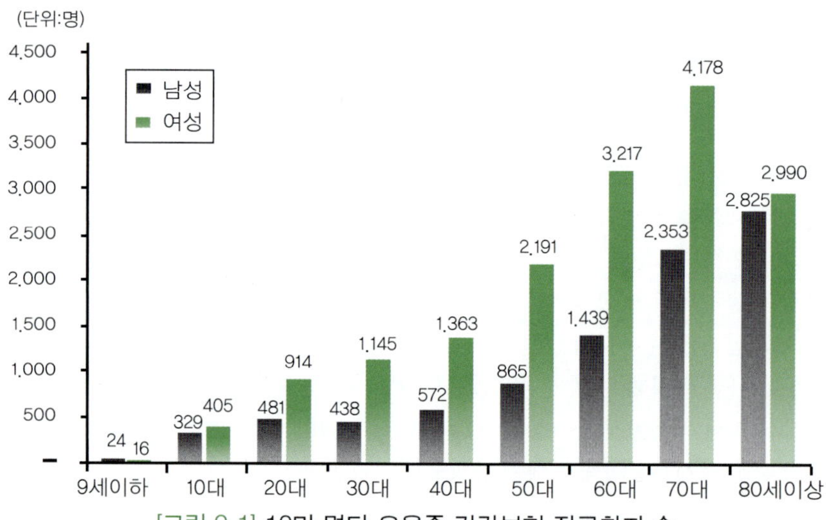

[그림 9-1] 10만 명당 우울증 건강보험 진료환자 수

(3) 증상 및 특성

주요 우울 장애의 증상은 정상인에게서 보이는 단순한 우울 증상과는 달리 기분이 심하게 저조해서 일상생활을 유지하지 못할 정도이고, 식욕을 잃어서 체중이 감소하고 신체적으로 초조하거나 활동이 지체된다. DSM-4에서 제시하고 있

는 주요 우울장애의 필수 증상은 적어도 다음 증상 중 5가지가 연속된 2주간의 기간 동안 나타났고 2주 동안 우울한 기분 또는 거의 모든 활동에 있어서 흥미나 즐거움을 상실한다는 것이다. 우울증은 일시적인 우울감과는 다르며 개인적인 의지로 없앨 수 있는 것은 아니다. 우울증의 주요증상은 우울과 슬픔, 자기가치감의 상실, 의욕 및 동기의 저하, 피로감 등이다. 우울증의 정서적, 인지적, 신체적 증상에 대한 주요 내용은 다음과 같다.

① 우울증의 정서적 증상

우리 모두가 가끔씩 느낄 수 있는 누그러들지 않는 고통과 절망감을 말한다. 또한, 쾌감결핍증(anhedonia)을 느끼는 사람들도 종종 있는데, 이는 가장 흥겨운 상황에 처해있음에도 불구하고 흥을 느끼지 못하는 경우이다. 즉 우울하고 슬픈 기분은 상황에 의해서 크게 영향을 받지 않는다고 볼 수 있다.

② 우울증의 인지적 증상

우울증이 있는 사람들의 인지적 증상은 주로 부정적인 사고의 주제들로 이루어졌으며, 집중력 저하와 동기가 바닥이 나서 수동적이며 활동을 주도하기 힘들다. 여기서 말하는 부정적인 사고들은 자기 가치감과 자존감의 감소, 자신을 나쁜 사람이나 무가치한 사람이라고 여기는 죄책감과 무가치감, 미래에 대한 비관적 견해나 희망 없음, 그리고 심지어 자해나 자살의 생각과 행동까지도 생각한다. 또한 노력을 요하는 과제에 주의를 집중하기 어렵고, 기억력의 감퇴를 호소하며, 우유부단함을 보인다.

③ 우울증의 신체적 증상

신체적으로 식욕의 감퇴, 수면장애, 피로감, 활력의 감소 및 상실 등이다. 힘든 일을 한 게 아님에도 불구하고 지속적인 피로감을 경험하며, 사소한 일조차 완수하기 어렵다고 느끼고, 신체 동작이 느리며, 말도 느려지고 단조로우며 말수가 적어지기도 한다. 또한, 우울증이 있는 사람의 사고는 그 초점이 외부의 사상이 아니라 내부로 맞춰져 있기 때문에 미미한 통증과 고통도 확대하고 건강을 크게 우려할 수 있다.

이상의 증상은 연령과 상관없이 나타나는 우울증의 공통적 증상이며 노인이라 하더라도 크게 다르지 않다. 다만. 노년기 우울증은 젊은 사람의 우울증에서보다 수면장애가 더 많이 나타나고 신체 증상의 호소와 초조감을 드러내는 경우가 많다. 또한 죄책감, 적대감과 자살사고가 적은 대신, 정신운동 지체와 체중 감소가 더 많고, 주의집중력과 기억력 등의 실제적인 기능 저하와는 관계없지만 인지 기능의 저하를 호소하는 경우가 많다.

Tip! 우울증 자가 진단표

질문	아니다	때때로 그렇다	자주 그렇다	거의 항상 그렇다
1. 나는 의욕이 없고 우울하고 슬프다.	□ 1	□ 2	□ 3	□ 4
2. 나는 하루 중 아침에 가장 기분이 좋다.	□ 4	□ 3	□ 2	□ 1
3. 나는 갑자기 울거나 울고 싶을 때가 있다.	□ 1	□ 2	□ 3	□ 4
4. 나는 잠을 잘 못 자거나 아침에 일찍 깬다.	□ 1	□ 2	□ 3	□ 4
5. 나는 평상시와 같이 잘 먹는다.	□ 4	□ 3	□ 2	□ 1
6. 나는 이성과 이야기하고 함께 있기를 좋아한다.	□ 4	□ 3	□ 2	□ 1
7. 나는 체중이 준 것 같다.	□ 1	□ 2	□ 3	□ 4
8. 나는 변비가 있다.	□ 1	□ 2	□ 3	□ 4
9. 나는 심장이 평상시보다 빨리 뛰거나 두근거린다.	□ 1	□ 2	□ 3	□ 4
10. 나는 별 이유 없이 몸이 나른하고 피곤하다.	□ 1	□ 2	□ 3	□ 4
11. 내 정신은 이전처럼 맑다.	□ 4	□ 3	□ 2	□ 1
12. 나는 어떤 일이든지 전처럼 쉽게 처리한다.	□ 4	□ 3	□ 2	□ 1
13. 나는 안절부절못해서 가만히 있을 수가 없다.	□ 1	□ 2	□ 3	□ 4
14. 나의 장래는 희망적이라고 느낀다.	□ 4	□ 3	□ 2	□ 1
15. 나는 평소보다 짜증이 많아졌다.	□ 1	□ 2	□ 3	□ 4
16. 나는 매사에 결단력이 있다고 생각한다.	□ 4	□ 3	□ 2	□ 1
17. 나는 유익하고 필요한 사람이라고 생각한다.	□ 4	□ 3	□ 2	□ 1
18. 나는 내 삶이 충만하고 의의가 있다고 느낀다.	□ 4	□ 3	□ 2	□ 1

질문	아니다	때때로 그렇다	자주 그렇다	거의 항상 그렇다
19. 내가 죽어야 남들이 편할 것 같다.	□ 1	□ 2	□ 3	□ 4
20. 나는 전과 같이 즐겁게 일한다.	□ 4	□ 3	□ 2	□ 1
합계점수				

*40점≥: 정상범위, 40~47: 경증, 48~55: 중등도-고도, 56 ≤ 심한 우울증

출처: 보건복지부 지정 우울증 임상연구센터(http://www.smileagain.or.kr).

(4) 개입

우울증은 조기에 발견하면 정신과 의사와 상담 후 적절한 약물과 심리치료, 그리고 주위의 지지를 통해 약 80~90%가 완치되는 질환이다. 우울한 기분은 일시적으로 우울했다가 자연적으로 회복되어 다시 정상으로 돌아오는 경우도 있고, 초기에 잘 대처하면 감기처럼 치료하기 쉬우나, 적절하게 대처하지 못하면 육체건강 및 정신건강에도 심각한 영향을 줄 수도 있는 질병이다.

우울증의 치료방법으로는 약물치료와 심리치료가 필수적이며 중등도 이상의 우울증은 항우울제 투여도 반드시 필요하다(장연집, 1999; 민성길, 2006; 대한우울·조울병학회, 2012). 특히 최근 개발된 항우울제들은 뇌의 내부에 저하된 세로토닌을 증가시켜 우울 증상을 호전시키고, 부작용이 거의 없이 안전하게 우울증을 개선할 수 있다.

심리치료에는 인지체계 교정을 위한 인지치료, 대인관계기술을 위한 대인치료, 어린 시절의 트라우마나 갈등을 분석하는 정신역동치료 등이 있으며, 그 외에도 집단치료 및 가족치료 등이 있다. 기타 치료 방법으로는 적절한 신체 활동과 운동 및 섭식 등은 우울 증상을 완화시킬 수 있다. 즉, 조깅, 걷기, 마라톤, 줄넘기, 에어로빅과 같은 유산소운동 등은 항우울 효과가 있다는 사실이 입증되었다. 운동은 1주일에 적어도 2~3회 30분 이상 땀이 날 정도로 하는 것이 좋다. 운동은 도파민, 엔도르핀을 분비시켜 기분을 상쾌하게 하고 식욕을 좋게 하고 수면에도 도움이 된다.

2) 조울증

(1) 정의 및 분류

조울증이란 조증과 우울증이라는 두 가지 상태가 합쳐진 의미의 질병이며, 학문적으로는 '양극성 장애(bipolar disorder)'라고 한다(대한우울 · 조울병학회, 2012). 조증과 우울증이 보통 몇 시간, 며칠, 몇 주간, 몇 개월과 같은 다양한 주기를 갖고 번갈아 나타나기 때문에 양극성 장애라고 불린다. 조울증은 환경이나 성격 혹은 의지 부족 때문에 생기는 문제가 아닌 두뇌 기능의 불균형에서 생기는 감정, 사고, 에너지, 행동의 심한 변화를 경험하는 장애를 말한다. 일반적으로 연중에 한두 번 정도의 조증과 우울증을 번갈아 경험하며, 특히, 봄이나 가을에 조증을 많이 경험하는 것으로 보고된다.

[그림 9-2]에서 보는 바와 같이 조울증은 기분 상태가 병적으로 들뜨는 조증(mania) 삽화와 기분이 가라앉는 우울증(depression) 삽화가 반복적으로 나타나는 정신 질환으로써 평생 유병률이 3~6%에 달한다. 병증의 형태는 조증이나 우울증 삽화 후에 정상적인 회복이 가능한 정도에서부터 그 정도가 매우 심각해 결국에는 사회 · 직업적인 기능을 상실하는 경우에 이르기까지 다양한 형태로 나타나는 만성질환의 하나이다.

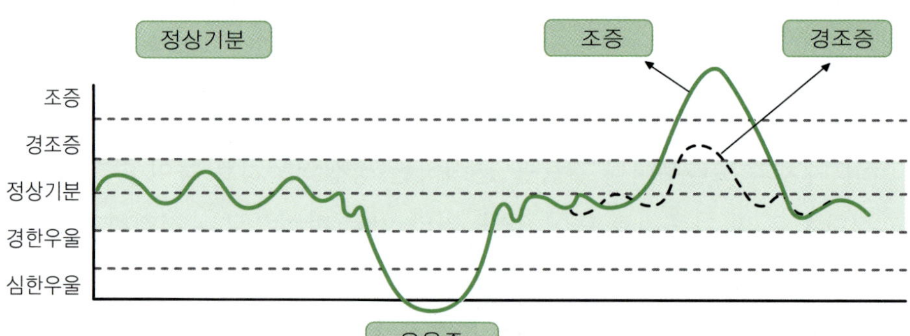

[그림 9-2] 조증과 우울증이 교대로 나타나는 조울증

통상 양극성 장애는 [그림 9-3]에서 보는 바와 같이, I형과 II형으로 구분하는데, I형은 전형적인 조증삽화와 우울삽화를 보이고, II형은 우울삽화와 함께 경조증(hypomania)을 보인다. 양극성 장애를 정확하게 진단하기 위해서는 비교적 쉽게 진단이 가능한 우울증의 유무보다는 조증 혹은 진단을 내리기 어려운 경조증의 여부를 파악하는 것이 매우 중요하다.

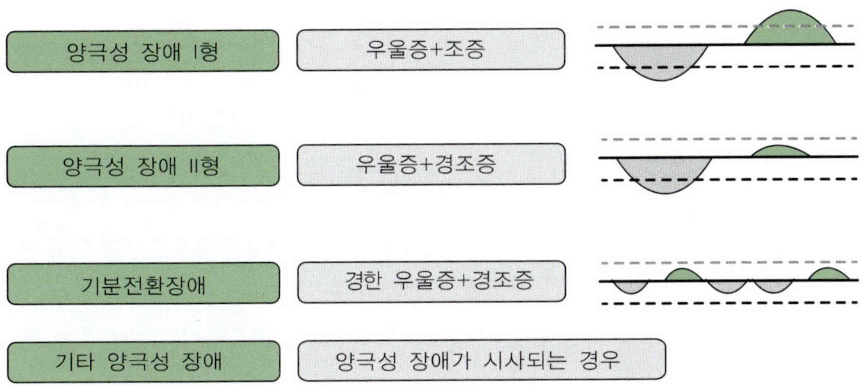

[그림 9-3] 양극성 장애(I형과 II형) 및 기분순환장애

(2) 조울증의 원인 및 진단

조울증은 명확하게 밝혀진 원인은 없지만 지금까지 연구된 바에 의하면, 유전적인 소인, 뇌의 변화, 스트레스 등이 조울증을 일으키는 데 영향을 주는 것으로 알려져 있다. 첫째, 유전적인 소인에 의하면, 100% 유전되는 병은 아니지만 어느 정도 가능성은 있을 수 있다. 즉, 가족 중에 조울증을 앓았던 병력을 가지고 있는 사람이 있는 경우 나타날 확률은 높아진다는 것이다. 둘째, 뇌의 변화는 조울증을 일으키는 요인이 되어서 뇌의 활동성에 변화가 생겨 뇌에서 분비되는 여러 가지 신경전달 물질, 스트레스 호르몬, 또는 면역기능을 조절하는 여러 가지 물질들이 정상인과는 다른 양상으로 과도하게 또는 부족하게 분비됨으로 인하여 발병한다. 셋째, 과도한 스트레스는 조울증을 촉발하거나 악화시킬 수 있는 요인

이 된다. 특히 조울증에 대한 신체적 취약성을 가진 사람은 심하지 않는 스트레스에도 쉽게 병이 나거나 치료 후에도 재발할 가능성이 많아진다.

임상에서 양극성 장애를 진단할 때, 대부분의 경우 WHO에서 기준을 정한 ICD-10과 미국정신의학회(American Psychiatric Association)의 DSM-4(Diagnostic and Statistical Manual of Mental Disorders, 4th edition)의 진단 기준을 이용한다. 미국 정신의학회의 정신장애 진단기준에 의한 양극성 장애 조증 삽화진단기준은 다음 <표 9-2>와 같다(대한 우울 · 조울병학회, 2012).

〈표 9-2〉 DSM-4의 양극성 장애 조증삽화 진단 기준

양극성 장애 조증삽화 진단 기준

A. 비정상적으로 의기양양하거나, 과대하거나 과민한 기분이 최소한 1주일 이상 지속된다(만약 입원이 필요하다면 기간은 상관없다).

B. 기분 장애의 기간 도중 다음 증상 가운데 3가지 이상이 지속되며(기분이 과민한 상태라면 4가지), 심각한 정도로 나타난다.

1) 팽창된 자존심 또는 심하게 과장된 자신감
2) 수면에 대한 욕구 감소(예: 단 3시간의 수면으로도 충분하다고 느낌)
3) 평소보다 말이 많아지거나 계속 말을 하게 됨
4) 사고의 비약 또는 사고가 연달아 일어나는 주관적인 경험
5) 주의 산만(예: 중요하지 않거나 관계없는 외적 자극에 너무 쉽게 주의가 이끌림)
6) 목표 지향적 활동의 증가(직장이나 학교에서의 사회적 또는 성적인 활동) 또는 정신운동성 초조
7) 고통스런 결과를 초래할 쾌락적인 활동에 지나치게 몰두(예: 무절제한 물건 구입, 무분별한 성행위, 어리석은 사업투자)

C. 증상은 혼재성 삽화의 진단 기준을 충족시키지 않음

D. 기분 장애로 인한 직업적 기능이나 일상적 사회 활동, 대인관계에서의 뚜렷한 손상을 막고 자신이나 타인에게 해를 입히는 것을 방지하기 위해 입원이 필요할 정도로 기분 장애가 심각하거나 정신병적 증상이 동반된다.

E. 증상이 물질이나 다른 신체질환에 의한 것이 아님

(3) 증상 및 개입

조울증의 증상으로는 조증상태와 우울증 상태로 나누어 볼 수 있다. 먼저 조증 상태의 증상에 의하면, 신체적 행동 이외에 정신적인 활동과 에너지가 증가하여 기분이 고조되고, 낙천적이고 자신감이 넘치게 된다. 따라서 피곤을 느끼지 않으며 수면욕구도 감소하여 잠을 자지 않고도 지나칠 정도로 의욕이 넘치고 과대사고에 빠져들며, 자존감이 고양된다. 한편으로는 충동적이고 공격적이어서 판단력이 감소되어 음주운전, 과속, 충동구매, 무책임한 행동 등을 보이게 되며, 증상이 심한 경우, 환각을 경험하고 망상에 사로잡히게 된다.

다음으로 우울증 상태의 증상에 의하면, 지속적으로 슬픔의 상태에 빠져 눈물이 계속 나고, 식욕이 저하되며, 수면습관에 큰 변화가 생기며, 짜증이나 화를 내고, 걱정이나 불안 증상이 나타난다. 활동수준이나 기운이 없다고 느끼며, 염세적이 되고 매사 관심이 저하되어 이전에 즐기던 일에 흥미를 잃고, 자신이 가치 없다는 자책감에 빠지기도 한다. 특별한 원인 없이 몸이 아프고, 죽음이나 자살에 대한 생각을 반복적으로 하기도 한다. 양극성 장애 환자의 약 82%는 자살충동을 가질 수 있다고 보고하고 있으므로 주의가 필요한 것으로 알려져 있다(김광웅, 2010).

조울증의 치료는 크게 약물치료와 상담치료로 구분된다. 먼저 약물치료를 통해 신경세포를 안정화하고 신경전달물질의 균형을 잡아주는 것이 무엇보다 필요하다. 약물치료 없이는 적절한 치료가 거의 불가능하기 때문에 꾸준한 복용과 인내가 필요하다. 약물치료의 효과가 나타나려면 통상 1~2주는 걸리며, 재발을 막기 위해서도 일정 기간 동안 유지되어야 한다.

조울증은 약물치료와 함께 심리치료를 병행하면 더욱 효과적일 수 있다. 약물치료에 대한 심리적 갈등, 조울증에 대한 일반적인 이해 및 자신의 조울증 패턴에 대한 이해, 조울증으로 인한 생활상의 문제나 비합리적인 사고방식에 대한 접근 및 스트레스 관리, 그리고 유익한 생활태도의 개선 등에 대한 접근법이 이루어져야 한다. 무엇보다 규칙적인 생활을 하는 것이 재발 방지에 도움이 되므로 규칙적인 수면과 식사시간 지키기 등은 매우 중요하다. 또한 대인관계를 잘 유지하는 것도 도움이 되며, 조울증 환자의 가족과 지인은 조울증에 대해 이해하고 공부해서 환자가 잘 치료받을 수 있도록 도와주면 더 좋은 효과를 기대할 수 있다.

Tip! 조울증을 앓고 있는 20대 회사원 이야기

회사원인 20대 박 씨는 얼마 전부터 직장에서 기분이 좋아 보인다는 얘기를 자주 듣게 되었다. 최근 몇 주 사이에 일을 맡으면 수많은 아이디어가 떠올랐고 늦게까지 일을 하더라도 지치지 않게 되었다.

가족들은 예전보다 박 씨가 말이 많아지고 감정의 기복이 커지고 예민해진 것 같다고 걱정했다. 박 씨는 갈수록 불안정한 기분 상태를 보였고 일에 대해서 끊임없이 생각하며 집착에 가깝게 골몰하였고, 자꾸 물건을 주문해서 택배가 매일 같이 도착하며, 대인관계에 있어서는 과민한 반응을 보여 자꾸 문제를 일으켰다. 결국 가족들에 의해 병원을 방문하였고, 양극성 장애 조증으로 진단을 받았다.

조울병 극복을 위한 가족의 역할

- 병이 있음을 인정한다.
- 재발의 징후를 가능한 한 빨리 포착한다.
- 환자를 도와주고 용기를 북돋워 준다.
- 어떤 결정을 내릴 때에는 가족이 함께 상의한다.
- 조울병을 공부하고 이해한다.
- 치료의 효과를 믿고 따른다.
- 스스로가 지치지 않게 돌본다.

출처: 대한 우울 · 조증학회(2012).

02 치매

1) 치매의 정의 및 유형

치매(dementia)는 피질 및 피질하 구조의 폭넓은 구조적 손상 및 신경화학적 손상에 의해 생긴 뇌 증후군이다(전영선 외 공역, 2010). 2011년 8월에 제정된 치매관리법에 의하면, '치매'란 퇴행성 뇌질환 또는 뇌혈관계 질환 등으로 인하여 기억력, 언어능력, 지남력(指南力), 판단력 및 수행능력 등의 기능이 저하됨으로써 일상생활에서 지장을 초래하는 후천적인 다발성 장애를 말한다. 또한 DSM-4의 진단분류체계에서 치매는 '섬망, 치매, 그리고 기억상실장애 및 기타 인지장애'의 대분류에 포함되어 있으며, 치매는 기억력 장해를 포함한 복합적인 인지 결손을 특징으로 한다.

치매는 보통 나이가 들어서 나타나는 자연스러운 현상 중 하나라고 잘못 알고 있으나, 엄밀하게 말하면 '성인이 되고 나서부터 생기는 지적장애'로 볼 수 있다. 즉, 치매는 선천적으로 발생하거나 뇌의 발육과정에서 나타나는 지적장애가 아니라 후천적인 병으로서 한 번 획득된 지능이 여러 원인에 의해 장해를 입게 되고, 그 결과로서 지적 기능이 떨어지는 병으로 볼 수 있다(박규상 역, 2007).

치매의 특징은 여러 가지 원인으로 인해 유발된 기억장해와 복합적인 인지결손으로 들 수 있다. 보통 치매는 공통적인 증상을 보이고 있으나 원인을 기준으로 몇 가지 유형으로 분류하고 있다. 치매에 대한 DSM-4의 진단기준은 알츠하이머형 치매, 혈관성 치매, 일반적인 의학 상태에 의한 치매, 복합적 원인에 의한 치매 등으로 분류하고 있다. 본 절에서는 알츠하이머형 치매, 혈관성 치매, 파킨슨병으로 인한 치매 등을 중심으로 살펴보았다(권석만 외, 2000).

① 알츠하이머형 치매

알츠하이머형 치매(Dementia of the Alzheimer's Type)는 이 병을 1907년 최초로 발견한 독일의사 알로이스 알츠하이머(Alois Alzheimer)의 이름을 따서 명명한 치매의 한 유형이다. 이 유형은 가장 전형적이고 흔한 치매유형으로 전체 치매의 55~70%를 차지한다. 특징으로 진행적인 뇌세포의 퇴화로 치매증상을 야기하며 매우 서서히 발병하여 점진적으로 악화가 진행된다.

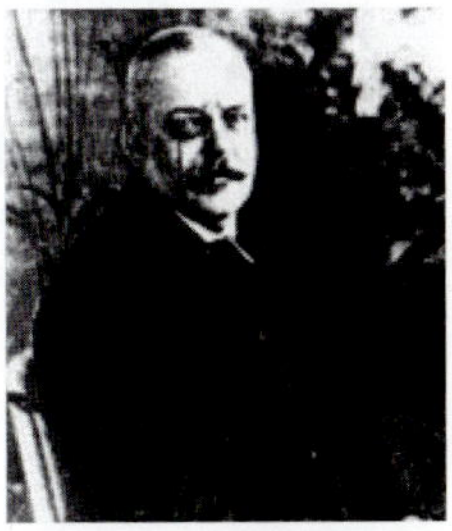

알츠하이머
(Alois Alzheimer)

알츠하이머형 치매 증상은 초기에는 주로 최근 일에 대한 기억력에 대해서 문제를 보이는 식으로 진행되면서 다른 여러 인지기능의 이상을 동반하게 되고, 몇

년 뒤에는 실어증, 실행증과 실인증 등으로 발생하기도 한다. 알츠하이머형 치매 환자 중 일부는 인격 변화나 자극에 대해 과민한 반응이 증가하기도 한다, 장애 발생 후기에는 보행 장해와 운동장해가 발생하게 되고, 결국 마지막 단계에서는 모든 일상생활 기능을 상실하게 되어 침대에서 누워 지내게 된다. 알츠하이머형 치매의 자연경과는 상당히 다양하지만, 대략 증상 발현부터 진단까지 2~3년, 진단으로부터 요양시설(nursing home)에 머무르게 되는 기간까지 3~6년, 요양시설에서 사망까지 약 3년 정도로 총 유병기간은 9~12년 정도로 알려져 있다.

알츠하이머형 치매는 뇌세포의 점진적인 손상으로 인해 발생하나 뇌세포의 손상이 일어나는 근본적인 원인에 대해서는 확실히 밝혀진 바는 없다. 다만, 최근까지의 연구결과를 종합해 보면, 알츠하이머형 치매는 뇌에 아미노산 배열이 뭉쳐져 독성물질로 변하게 되는데, 이 독성물질인 베타아밀로이드(-amiloid)가 신경세포의 세포벽을 파괴해서 발생한다는 주장이 가장 유력한 것으로 알려져 있다.

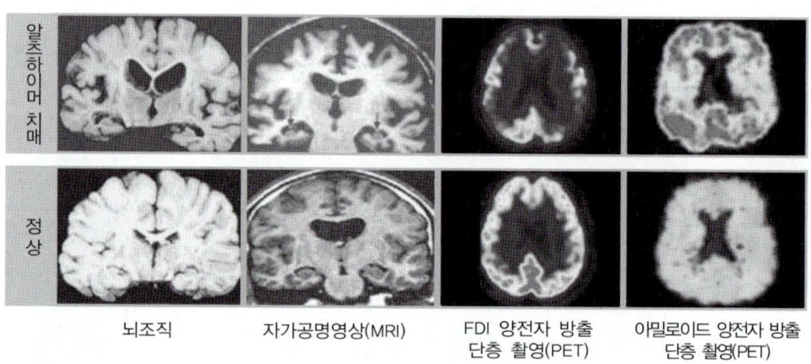

[그림 9-4] 알츠하이머 치매 환자와 정상인의 뇌 사진

출처: 치매정보 365(http://www.edementia.or.kr).

알츠하이머형 치매는 여성이 평균 2배 정도 더 발병하는 것으로 알려져 있는데, 이외에 알츠하이머병에 잘 걸리는 위험요소는 나이가 많을수록, 학력이 낮을수록, 직계 가족 중에 치매 환자가 있는 경우, 심한 머리 손상(교통사고, 낙상)이나 약하지만 반복적으로 머리 손상(권투선수)을 입은 경우, 다운증후군 환자,

ApoE 유전자형에서 4형의 대립유전자를 가지고 있는 경우 등이다. 실제, 우리나라 보건복지부의 2012년 치매 유병률 조사에 따르면 알츠하이머형 치매는 고령, 여성, 가족력, 우울증, 두부손상력 등이 주요 위험요인으로 나타났다. 그러나 이 위험요소는 절대적이라기보다는 유전적 원인과 환경적 요인 등이 복합적으로 작용하여 사람마다 병의 발생 빈도가 달라진다.

② 혈관성 치매

혈관성 치매(vascular dementia)는 뇌출혈이나 뇌졸중 등으로 인해 뇌혈관이 막혀 뇌조직이 손상을 입어 치매가 발생한 경우이다. 뇌혈관 손상으로 인한 혈관성 치매는 한 번의 뇌경색으로 인해서는 일어나지 않는다. 여러 차례의 뇌졸중으로 인해 뇌의 여러 부위에 경색이 생김으로써 인지기능이 황폐화되는 다발성 경색이 생김으로써 발생한다. 따라서 혈관성 치매의 근본적인 원인은 뇌출혈이나 뇌졸중을 유발하는 원인에서 찾아볼 수 있다. 즉, 뇌혈관장애의 주요 원인으로 알려져 있는 고혈압, 심장질환, 동맥경화증, 고지혈증, 당뇨병, 알코올 중독, 과도한 흡연, 비만, 심리적 스트레스 등이 혈관성 치매의 원인이 될 수 있다.

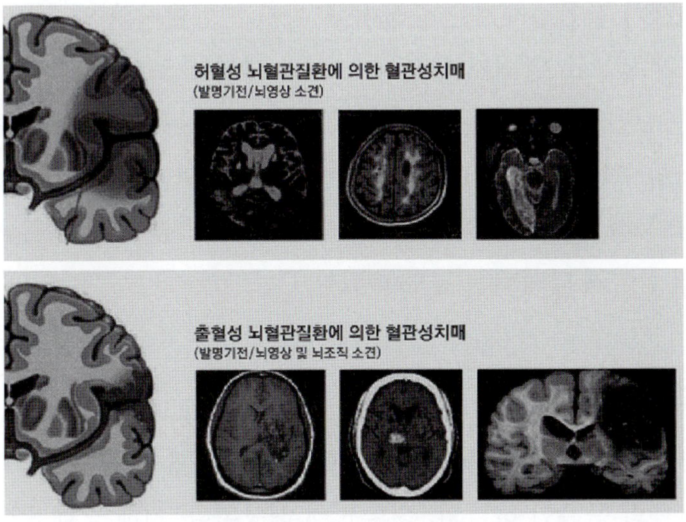

[그림 9-5] 혈관성 치매 환자의 뇌 사진

출처: www.edementia.or.kr.

혈관성 치매의 증상은 알츠하이머병 치매와는 달리, 그 증상이 급격하게 시작되고 특징적으로 뇌혈관 질환의 증상이 선행, 동반하여 나타난다. 혈관성 치매는 증상의 악화도 뇌혈관 질환의 추가 발생에 의한 변화시점이 비교적 뚜렷하여 단계적으로 변화하는 식으로 악화의 양상을 보인다는 점이 특징이다. 그러나 모든 혈관성 치매가 이러한 경과를 보이는 것은 아니며, 뇌의 소혈관이 점진적으로 막히는 경우에는 알츠하이머병처럼 점진적인 경과를 보이기도 한다.

혈관성 치매는 알츠하이머형 치매와 유사하게 기억을 비롯한 인지적 기능에 장애가 나타나며, 그로 인한 일상생활의 불편-편마비, 구음장애, 안면마비, 연하곤란, 편측 시력장애, 시야장애, 보행장애, 실금 등 신경학적 증상을 동반하는 경우가 많다. 그러나 뇌혈관 질환이 있다고 해서 반드시 혈관성 치매가 나타나는 것은 아니다. 뇌혈관질환에 의한 손상 받는 뇌의 부위나 크기, 손상 횟수에 따라 치매의 발병 여부와 증상의 심각도가 결정되는데 대체적으로 뇌졸중 이후에 약 1/4에서 혈관성 치매가 발생한다.

③ 파킨슨병으로 인한 치매

파킨슨병(Parkinson's disease)은 서서히 진행되는 신경질환으로서 몸이 떨리고 경직되며 자세가 불안정해지는 증상이다. 파킨슨병 환자의 약 20~60%에서 치매가 발생하는 것으로 알려져 있으며, 나이가 많거나 보다 심한 질환을 가진 경우 유병률은 높아진다. 파킨슨병으로 인한 치매 환자는 인지기능과 운동 기능이 느려지고, 행동수행에 어려움이 나타나며, 기억된 내용을 회상하는 데 있어 장애가 발생한다. 특히 파킨슨병 환자들이 우울증이 있을 경우, 인지 감퇴와 같은 치매 증상은 더 심하게 악화되는 경향이 있다.

2) 치매의 진단 및 실태

치매는 어떤 하나의 질병 명이 아니라, 특정한 조건에서 여러 증상들이 함께 나타나는 증상들의 묶음인 하나의 '증후군'에 해당된다. 치매의 대표적인 초기 증상은 기억력장애로 나이가 들면서 젊었을 때에 비해 기억력은 저하되지만, 치매는 이러한 정상적인 변화와는 다르다. 즉, 치매는 질병이며 나이가 들어서 생기는 자연스러운 결과가 아니다. 나이가 들면서 생기는 기억력 저하는 대개 사소한 일들에 국한되어 있으며, 개인의 일상생활을 심각하게 저해하지 않는다(표 9-3).

〈표 9-3〉 정상 노인과 치매 노인의 기억력 차이를 비교

정상노인의 기억력 저하	치매노인의 기억장애
뇌의 자연적인 노화현상이 원인이다.	뇌의 질병이나 손상이 원인이다.
경험한 것의 일부를 잊어버린다.	경험한 것의 전체를 잊어버린다.
잊어버리는 것이 많아져도 진행되지 않는다.	기억장애가 점차 심해지며 판단력도 저하된다.
잊어버린 사실을 스스로 안다.	잊어버린 사실 자체를 모른다.
일상생활에 지장이 없다.	일상생활에 지장을 받는다.

출처: www.edementia.or.kr.

치매는 조기발견의 경우, 병이 악화되는 것을 방지하거나 인지기능의 저하를 늦출 수 있기 때문에 조기발견이 중요하다. 그러나 치매는 전술한 바와 같이 발병원인이 다양하고 일반인들이 노화로 인한 특성과 병의 특성을 명확하게 구분하기가 어렵다. 따라서 기억력과 관련된 문제가 발생할 경우, 전문의를 통해 진단을 받도록 하는 것이 중요하다.

만일 기억력이 현저하게 가족원치매의 진단은 여부를 결정하는 것이 애매한 경계선 상태의 대상자가 존재하고, 인지기능 저하나 일상생활의 지장을 어떤 수준에서 결정하느냐에 따라 다른 판단을 내리게 되는 경우가 있다. 이런 경우를 가능한 최소화하고 일관된 결정을 하기 위해서는 치매를 판가름하는 기준과 척도가 필요하다.

치매를 정의하는 학계의 진단 기준은 다양하나, 일반적으로 DSM-4의 진단 기준을 따른다. DSM-4에는 "치매란 뇌의 질환 또는 손상과 관련하여 의식장애가 없이 기억장애를 포함하는 다양한 인지기능의 장애가 지속적으로 나타나는 경우를 말하며, 이러한 인지기능의 장애에는 기억력, 지남력, 시공간 인지력, 판단력, 추상적 사고력, 실행능력 및 언어능력의 장애 등이 있으며, 이러한 손상이 일

상생활 및 사회적, 직업적 기능의 저하를 초래하는 정도여야 한다."라고 되어 있다. 따라서 치매 진단은 기억장애(새로운 정보를 학습할 능력 장애, 과거 학습한 정보를 회상하는 능력의 장애)와 네 가지 인지장애 중 하나 또는 그 이상이 존재가 존재할 때를 포함한다. 여기서 말하는 네 가지 인지장애는 실어증(언어장애), 실행증(운동기능이 정상인데도 운동 활동 수행 능력의 손상), 실인증(감각기능이 정상인데도 대상을 인지하지 못함), 실행기능(예: 기획, 구성, 배열, 요약)을 말한다(이근후 외 역, 1995).

치매검사는 기본적 검사, 뇌 영상검사 외에 신경심리학적 검사, 임상적 특정증상과 간이정신상태(MMSE)를 통해 진단하게 된다.

3) 증상 및 특성

치매로 인한 증상은 뇌 장애가 원인으로 나타나는 기본 증상과 뇌 장애가 있으면서 여러 가지 원인에 의해 일어나는 부차적인 주변 증상 등이 나타난다. 따라서 사람에 따라 증상이 다양하며, 개인차가 심하다. 기본 증상은 주로 기억력과 지남력의 문제, 사고력과 판단력, 계산력의 저하 등으로 나타난다. 반면에 심리적인 요인에 의한 증상은 감정과 정서, 병식의 결여, 감각장애, 기타 정신행동상의 문제 등으로 나타난다. 이 절에서는 인지증상과 정신행동증상으로 구분하여 살펴보았다(박규상 역, 2007; http://www.edementia.or.kr).

(1) 인지기능장애 증상

① 기억력장애

치매 환자: (손녀에게) "네가 지금 몇 학년이지?"
손　　녀: 네, 이제 중 3학년이 되요.
치매 환자: 아..벌써 시간이 그렇게 되었구나. 다 컸구나.
손　　녀: 네!
치매 환자: 그럼, 이제 공부 더 열심히 해야겠네. 열심히 하고 있지?
손　　녀: 네! 그런데 쉽지는 않아요.
치매 환자: 그래도 열심히 해야지. "네가 지금 몇 학년이지?"

치매 초기에는 위의 대화와 같이 '방금 전'의 일, 최근에 있었던 일을 기억하지 못하는 단기 기억력의 감퇴가 주로 나타나며 이로 인하여 새로운 정보를 습득하는 능력을 잃게 된다. 치매의 초기 증상은 특히 단기기억에 장애가 발생하는 것이 특징이다. 그리고 시간이 지남에 따라 장기 기억력의 감퇴로 이어진다.

② 지남력장애

건강한 사람들은 매일 거의 무의식적으로 '지금 몇 시쯤 되었나?', '여기는 어디쯤일까?' 등과 같이 여러 가지 예측을 한다. 이러한 예측의 능력을 지남력(指南力)이라고 하는데, 시간이나 장소, 타인과의 관계를 정확하게 인식할 수 없을 때 '지남력장애'라고 한다. 즉, 환자는 오늘이 며칠인지, 무슨 요일인지 혹은 지금이 무슨 계절인지 모르게 되고 이에 따라 자주 날짜를 착각하여 실수를 하게 된다.

③ 언어장애

환자는 언어 소통 능력의 장애를 보여 말을 하는데 단어가 떠오르지 않거나, 적절한 단어를 사용하지 못하고 다른 단어를 사용하기도 한다. 또한, 말수가 현저하게 줄어들고 의사소통이 제대로 되지 않는다.

④ 시공간 능력의 장애

시공간 능력이 떨어지는 환자는 자주 다니던 익숙한 거리에서 길을 잃거나 심하게는 집안에서 방이나 화장실 등을 찾아가지 못하는 증상으로까지 발전할 수 있다. 자동차를 운전하는 경우에 목적지를 제대로 찾아갈 수 없게 되기도 한다.

⑤ 실행능력장애

감각 및 운동기관이 온전한데도 불구하고 목적성 있는 행동을 못하는 경우를 말한다.

초기에 환자는 운동화 끈을 매지 못한다던가 하는 증상에서부터 시작하여 몇 가지 순서를 밟아야 되는 일, 가령 식탁 차리기에 어려움을 느끼게 된다. 또한 도구의 사용법을 잊어버려서 집안의 간단한 도구, 예를 들면 가스레인지 혹은 텔레비전 등을 적절하게 사용하지 못하게 된다. 치매가 진행됨에 따라 식사를 하거나 옷을 입는 단순한 일에서조차 장애가 나타나기도 한다.

⑥ 판단력의 장애

환자는 적거나 또는 큰 규모에서 돈 관리를 제대로 못하게 되며 때로 필요 없는 물건을 사기도 한다.

(2) 정신행동증상

치매 환자는 뇌질환으로 인한 기본증상으로 인한 주변증상을 경험하기도 한다. 초기 단계의 치매 환자는 첫째, 감정이 불안정해져서 쉽게 흥분하는 경향이 있어 지나칠 정도로 화를 내거나 공격적인 행동을 보이기도 한다. 둘째, '병식의 결여'가 나타나는데, 이는 자신이 병에 걸려 있다는 자각이 없는 것으로 주로 치매 초기에 나타난다. 따라서 이 시기에 "치매에 걸렸다."라는 가족의 말에 "무슨 소리. 난 정상이다."라고 심하게 반발하기도 한다.

셋째, 배회행동을 보이는데, 지남력의 장애로 인해 집에 있음에도 불구하고 자신이 있는 곳을 집이 아니라고 생각하고 "실례 많았습니다. 이제 집으로 가겠습니다."라고 밖으로 나가고자 한다. 넷째, 심한 망상을 하게 된다. 치매 환자에게 특히 많이 나타나는 것은 피해망상인데, 자신의 소지품을 제대로 챙기지 못하고 자꾸 다른 사람이 자신의 것을 훔쳐 간다든지 하는 의심이 늘어나게 된다. 다섯째, 수면에 장애가 생겨서 낮에는 자고 밤에는 돌아다니며 가족들의 수면을 방해하는 일이 자주 발생하기도 한다. 여섯째, 사실이 아닌 일을 사실처럼 말하는 작화(作話)가 있다. 치매 환자가 만들어 낸 이야기이나 실제 들으면 그럴싸한 내용의 이야기를 하기 때문에 주위 사람들이 믿어 버릴 정도이다. 일곱째, 환각을 본다. 장애가 생겨 다른 사람의 눈에는 보이지 않는 것을 본다든지 다른 사람의 귀에 들리지 않는 것을 본다든지 하는 환각 현상을 보이기도 한다. 마지막으로 불결한 행동을 보이는데, 자신의 변을 벽에 바르거나 더러워진 속옷을 옷장에 넣어 두는 행동 등을 한다.

4) 예방

치매는 불치병이거나 노화과정의 자연스러운 일부인 것으로 여길 수 있으나, 그렇지 않다. 치매는 원인에 따라 치료 여부와 치료방법이 달라지기도 하고, 정상적인 노화 현상과는 구별되는 병적인 현상으로 본다(권석만 외, 2000; http://www. edentia.or.kr).

최근 우리나라의 치매 치료 및 보호서비스 이용과 관련한 개인적·국가적 부담을 살펴보면, 치매는 더 이상 개인의 문제가 아니라 가족과 사회를 넘어서 국가적인 문제로 대두되고 있음을 알 수 있다. 치매는 시간이 지날수록 기억력 저하와 생각과 행동의 장애를 일으키는 뇌질환으로 전 세계적으로 7초마다 한 명의 치매 환자가 발생하고 있으며 우리나라 노인의 약 42만 명 이상이 치매를 앓고 있다. 현재 치매를 완치할 수 있는 약은 없으므로 치매의 위험요인 차단과 조기발견이 가장 중요하다(http://hi.nhis.or.kr).

Tip! 치매예방관리 10대 수칙

1. 손과 입을 바쁘게 움직여라.
손과 입은 가장 효율적으로 뇌를 자극할 수 있는 장치이다. 손놀림을 많이 하고, 음식을 꼭꼭 많이 씹자.

2. 머리를 써라.
활발한 두뇌활동은 치매 발병과 진행을 늦추고, 증상을 호전시킨다. 두뇌가 활발히 움직이도록 기억하고 배우는 습관을 가지자.

3. 담배는 당신의 뇌도 태운다.
흡연은 만병의 근원으로 뇌 건강에 해롭다. 담배를 피우면 치매에 걸릴 위험이 안 피우는 경우에 비해 1.5배나 높다.

4. 과도한 음주는 당신의 뇌를 삼킨다.
과도한 음주는 뇌세포를 파괴시켜 기억력을 감퇴시키고, 치매의 원인인 고혈압, 당뇨병 등의 발생 위험을 높인다.

5. 건강한 식습관이 건강한 뇌를 만든다.
짜고 매운 음식은 치매의 원인이 되는 고혈압, 당뇨병 등의 발생 위험을 높인다. 현대인들의 입맛은 짜고 매운 음식에 길들여져 있으므로 조금 싱겁게 먹는 습관을 가지자. 신선한 야채와 과일, 특히 호두, 잣 등 견과류는 뇌기능에 좋으므로 이러한 식품을 적당히 섭취하자.

6. 몸을 움직여야 뇌도 건강하다.
적절한 운동은 신체적 · 정신적 건강에 좋다. 적절한 운동은 치매의 원인이 되는 고혈압, 당뇨병, 고지혈증 등을 예방하고 증상을 호전시킨다. 일주일에 2회 이상, 30분이 넘게 땀이 날 정도로 운동을 하자.

7. 사람들과 만나고 어울리자.
우울증이 있으면 치매에 걸릴 위험이 3배나 높아진다. 봉사활동이나 취미활동 등에 적극적으로 참여하고, 혼자 있지 말고 사람들과 어울려 우울증과 외로움을 피하자.

8. 치매가 의심되면 보건소에 가자.
60세 이상 노인은 보건소에서 무료로 치매조기검진을 받을 수 있다. 치매가 의심되면 가까운 보건소에 가서 상담을 받자.

9. 치매에 걸리면 가능한 빨리 치료를 시작하자.
치매 초기에는 치료 가능성이 높고, 중증으로 가는 것을 방지할 수 있다. 따라서 치매는 가능한 빨리 발견하여 치료하는 것이 중요하다.

10. 치매 치료 · 관리는 꾸준히 하자.
치매 치료의 효과가 금방 눈에 안 보인다 할지라도 치료 · 관리를 안 하고 방치하면 뇌가 망가져 돌이킬 수 없다. 꾸준히 관리하자.

출처: 제2차 국가치매관리종합계획.

치매로 인한 총 진료비는 2011년 9,994억 원으로 노인성 질환 중 2위를 차지하고 있으며, 1인당 연간 진료비는 320만 원으로 노인성 질환 중 1위를 차지하고 있다(국민건강보험공단, 2012). 이러한 공식적 의료비 외에 본인 부담을 포함한 전체 케어비용이 환자 1인당 연간 평균 1,851만 원으로 추정되고 있다(분당서울대병원, 2011). 국가 총 치매 비용은 연간 8조 7천억 원('10년 기준)으로 2020년에는 18조 9천억 원, 2030년에는 38조 9천억 원으로 10년마다 두 배씩 증가될 것이라고 추계한 보고도 있다(분당서울대병원, 2011). 이와 같이 급속한 고령화에 따른 치매 치료·보호비용 증가는 치매 환자 본인 및 그 가족의 경제적 부담뿐만 아니라 사회·국가적 부담이 증가되고 있다(임을기, 2014).

우리나라에서는 치매관리법 제11조에 따라 치매위험이 높은 만 60세 이상 노인으로 대상으로 치매 조기검진을 실시하도록 되어 있다. 이 사업에서는 1단계에서 선별검사를 통해 진단검사가 필요한 경우, 진단검사와 감별검사를 통해 초기에 진단받으면 치료제로 질병의 진행을 방지하거나 지연이 가능하고, 중기 이후로는 정신행동 증상에 대한 대증적 치료를 병행하게 된다.

예를 들면, 혈관성 치매는 고혈압, 심장병, 당뇨병, 동맥경화, 고지혈증, 흡연 등이 주요 위험요인이며, 위험요인을 관리하면 예방이 가능하며, 인지기능개선제, 항혈소판제제, 항응고제 등의 치료제로 재발을 방지할 수 있다. 기타 치매는 갑상선기능저하증, 경막하출혈, 정상압뇌수종, 양성 뇌종양, 비타민 B12 결핍 등이 주요 위험요인이며, 원인 문제를 해결하면 치료가 가능하다.

생각거리

1. 우울증의 원인은 무엇인가?
2. 조울증의 증상에 대해 나열해 보자.
3. 치매의 유형은 무엇인가?
4. 치매 예방을 위한 방법들을 열거해 보자.

읽을거리

즐거운 뇌 우울한 뇌(2013)

저자: 일레인 폭스 지음 출판사: 알에이치코리아

인간의 감정과 뇌의 기능의 연관 관계를 다루고 있는 책으로 저자는 뇌를 재훈련시킴으로써 보다 낙관적이고 행복하게 살 수 있음을 밝히고 있다. 이 책에서는 인간의 낙관과 비관을 결정하는 요인들을 다양한 사례들을 통해 분석하고 있으며, 삶의 질 향상을 위해 어떻게 뇌를 훈련시켜야 하는지에 대한 실험결과를 다루고 있다.

볼거리

스틸 앨리스(Still Alice, 2014)

[언어학 교수의 알츠하이머 투병과정을 다룬 영화]

감독: 리처드 글랫저, 워시 웨스트모어랜드 출연: 줄리안 무어, 알렉볼드윈

자상한 남편을 둔 세 아이의 엄마이자 아직 치매 걱정을 하긴 이른 50대 초반의 유명 대학 언어학 교수인 주인공에게 치매는 갑작스럽게 찾아온다. 언어학 교수인 그녀가 강의 중 단어가 생각이 안 나더니 심지어는 매일 조깅하던 익숙한 길이 낯설게 느껴지기도 했다. 점점 기억을 잃어가는 부인과 어머니를 둘러싼 가족들의 현실적인 고민과 주인공이 존엄성을 잃지 않기 위해 애쓰고 노력하는 모습이 돋보인 영화이다.

CHAPTER

10 주요 정신장애와 정신건강

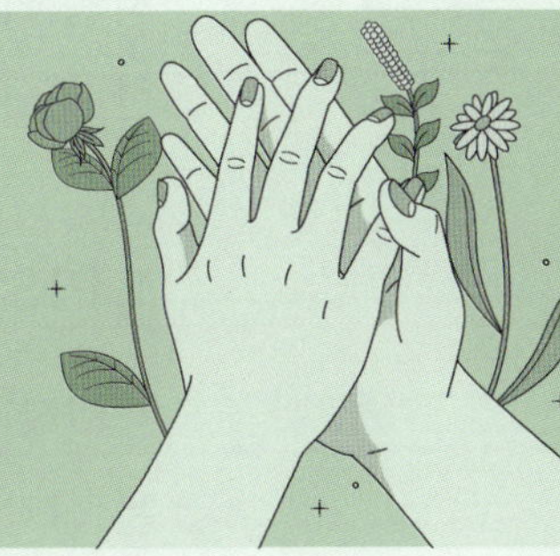

현대사회에서는 정신장애로 인하여 세계 전역에 있는 수많은 사람들이 어려움을 겪고 있다. 정신장애는 그들 자신의 삶은 물론 가족들의 삶까지 피폐하게 만들고 있을 뿐 아니라 이웃, 지역사회, 더 나아가 사회 전체에 큰 부담을 안기는 심각한 장애이다. 정신질환이 있는 사람들 가운데 편견과 사회적 낙인이 두려워 치료받을 생각을 하지 못하며 환자와 그 가족들은 더 큰 고통을 받고 있다. 정신장애를 정확히 이해하고 예방하고 치료하는 것이야말로 정신건강을 지키는 방법이므로 이 장에서는 외상 후 스트레스 장애, 성격장애, 정신분열증에 대한 내용을 구체적으로 설명하고자 한다.

01 외상 후 스트레스 장애의 이해

대부분 보통의 사람들은 정신적, 신체적 회복이 빠르지만 너무 충격적이고 파괴적인 어떤 상황은 신체적으로나 정신적으로 오랫동안 심각한 영향을 줄 수 있다. 외상적인 사건이 행동에 계속 영향을 주고, 사건 발생 후에도 지속적으로 계속 부정적인 영향을 미치는 외상 후 스트레스 장애가 그 예이다. 따라서 이 절에서는 외상 후 스트레스 장애의 개념 및 원인, 증상 등에 대한 내용을 기술하고자 한다.

1) PTSD 장애의 개념

외상 후 스트레스 장애(PTSD: Post Trauma Stress Disorder)는 생명을 위협하는 심각한 위기나, 충격적인 사건 등 극심한 외상성 스트레스 사건에 노출된 후 강렬한 두려움이나 무력감 등의 정신장애를 경험하는 것을 말한다. PTSD는 자연재해에서 인재에 이르기까지 모든 문제에서 나타나지만 1980년에 미정신의학회의 DSM-3에서 처음으로 정신장애로 인정을 받았다. 이는 가정폭력, 강간, 아동학대, 미국의 베트남전쟁참전 퇴역 군인들에서 보이는 다양한 정신건강상의 문제 등에 관한 다양한 연구결과에서 신체적 · 성적 희생자가 심리적 외상으로 인해 오랫동안 고통을 받는다는 것을 재발견함으로써 DSM-3에서 하나의 진단 범주로 완성된 것이다(한인영 외 공역, 2008).

여기서 말하는 외상(trauma)성 사건들은 직접적으로 경험한 전투, 폭행(추행, 신체 공격, 강도, 노상강도), 유괴, 인질, 테러리스트의 공격, 전쟁 포로나 수용소 수감, 자연적 혹은 인위적 재해, 심한 자동차 사고, 생명을 위협하는 질병에 대한 진단 등이 포함된다. PTSD는 특히 사람에 의해 스트레스가 가해졌을 때(예: 강간, 고문) 심하고 오래 가며 이 장애가 나타날 가능성은 스트레스의 강도나 스트레스에 대한 신체적 접근도가 증가할수록 높아진다(이근후 외 공역, 1995). 이러한 사건에 대한 반응으로 극심한 공포, 무력감 두려움이 일어나며, 결과적으로 사건 이전에는 없었던 불안이나 각성이 증가하고 이를 지속적으로 재경험하게 된다.

PTSD는 모든 연령층에서 발생할 수 있다. 아동의 경우, 지각을 통하여 과거 사건에 대한 재경험을 하는 성인과 다르게 반복적인 놀이를 통하여 외상사건이 다시 일어나는 경험을 하는 차이가 있다(한인영 외 공역, 2008).

Tip! PTSD 환자수 추이

외상 후 스트레스 장애는 심각한 외상을 겪은 후에 나타나는 불안 장애를 의미한다. 대개는 전쟁이나 재난, 혹은 성폭행이나 교통사고 같은 아주 예외적이고 생명을 위협하는 상황에서 발생한다. 한번 증상을 경험하게 되면 심한 불안감에 사건을 떠올리게 하는 자극을 피하기 위해 항상 신경을 곤두세우게 된다. 성폭력 피해자들이 건장한 남자의 뒷모습만 보아도 위협을 느껴 외출이 힘들어지는 경우가 있고, 화재 사고 피해자들은 골목에 가스통을 보면 폭발하지 않을까 두려워 길을 돌아가는 경우도 있다. 외상 후 스트레스 장애는 사고 직후에는 사고와 관련된 두려움, 악몽 등이 주된 증상이나 시간이 지나면서 불면증, 우울증, 알코올 의존 등 다양한 문제들이 같이 나타날 수 있다.

도움 되는 곳: 국립정신건강센터의 국가 트라우마 센터(https://nct.go.kr/)가 재난 및 외상후스트레스장애에 대한 포괄적인 정보를 제공하고 있고, 해피마인드(http://www.mind44.co.kr)를 통해 정보와 무료 상담이 가능하다.

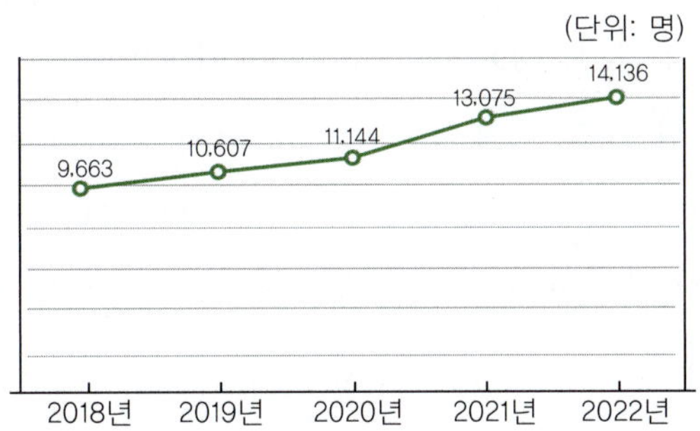

외상 후 스트레스 장애 환자수 추이

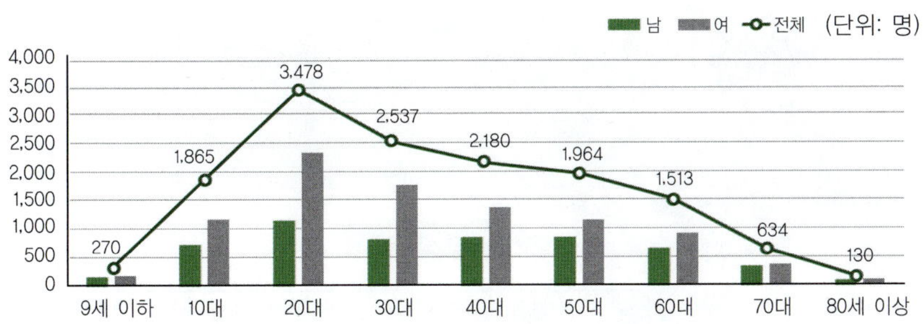

2022년 기준 성별, 연령별 외상 후 스트레스 장애 환자수 분포

출처: 생활 속 질병 진료행위 통계(2023). 건강보험심사평가원. 외상 후 스트레스장애 144쪽.

2) PTSD 장애의 진단 및 원인

PTSD는 다양한 부적응 행동 때문에 불안장애, 우울장애, 기질적 정신장애, 물질사용장애와 동반되는 경우가 많다. 결과적으로 PTSD의 특징 중 하나는 종종 다른 질환을 동반하는데 치료과정에서 이미 다른 정신질환으로 진단되기도 한다(한인영 외 공역, 2008).

극심한 충격을 주는 사건 이후 4주 이내에 증상이 나타나고 4주 이내에 해소되는 경우는 급성 스트레스 장애로서 PTSD와는 구별된다. 그러나 증상이 사건 이후 한 달 이상 지속되고 PTSD의 진단기준과 일치한다면PTSD 장애로 진단이 내려져야 한다(이근후 외 공역, 1995). 다음 [그림 10-1]은 외상 후 스트레스 장애의 진단을 도식화한 것이다.

외상 후 스트레스 장애를 유발시키는 원인은 외상 그 자체만으로는 설명하기는 어렵다. 정신적 외상을 경험하였다고 해서 모든 사람에게 같은 증상이 나타나는 것은 아니기 때문이다. PTSD를 일으키는 주된 원인은 스트레스와 스트레스를 받았을 때의 사회적 환경, 피해자의 성격 경향과 생물학적 취약성 등이다. 특히 외상의 강도, 외상 시 연령과 발달단계, 외상의 지속시간, 외상의 개인적 의미나 배경 등이 PTSD의 발현과 증상 양상에 중요한 영향을 미치는 것으로 알려졌다(정지영, 2014).

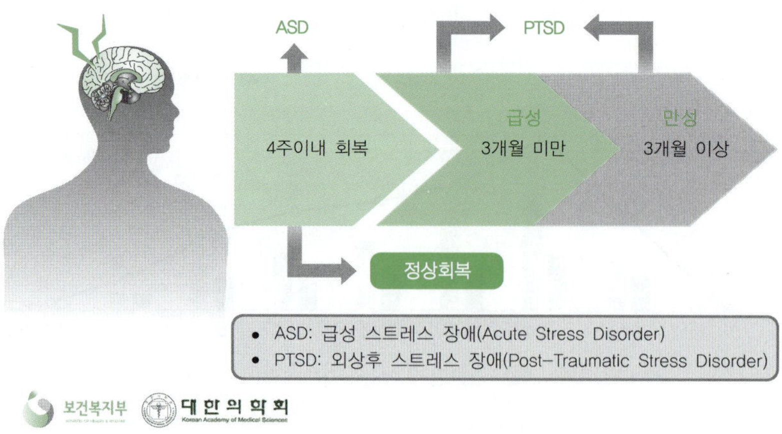

[그림 10-1] 외상 후 스트레스 장애의 진단

출처: 국가건강정보포털(http://health.mw.go.kr).

외상 후 스트레스 장애의 발병 원인은 여러 가지 요소가 복합적으로 작용하여 발현하기 때문에 외상사건 이전 요인, 외상사건 자체 요인, 외상 후 요인 등이 고려되어야 한다. 다음 [그림 10-2]는 외상 후 스트레스 장애의 원인을 그림으로 나타내고 있다. 외상 후 스트레스 장애가 유발되는 과정과 결과를 설명하기 위해 인지행동적, 생물학적, 정신역동적, 심리사회적 원인론 등이 제시되어 왔는데 살펴보면 다음과 같다(정지영, 2014; 주성아, 2009).

첫째, 인지 모델에서는 외상 사건을 처리하거나 합리화하는 데 실패한 결과 PTSD가 발생하는 것으로 설명한다. 즉, 외상적 사건은 그 사건을 경험한 사람에게 엄청나게 많은 양의 내적·외적정보를 던져주는데, 이러한 정보의 대부분은 일상적인 경험과 너무 동떨어진 것이기 때문에 개인의 인지체계에 의해 잘 수용되지 않고 그 결과 정보의 과부하가 생겨, 개인은 부정과 감정마비(numbing)를 사용하여 압도되는 것을 방어하게 된다.

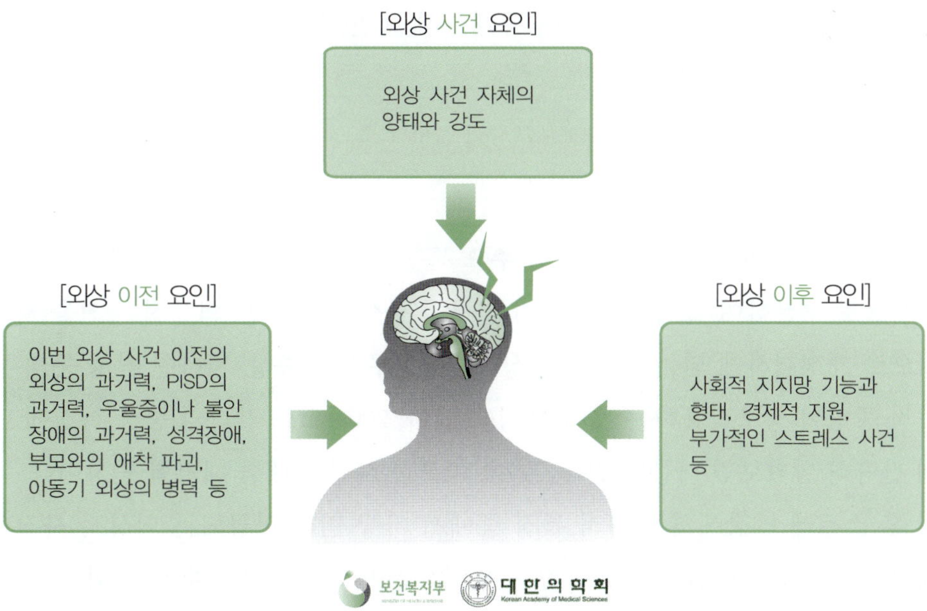

[그림 10-2] 외상 후 스트레스 장애의 원인

출처: 국가건강정보포털(2014).

둘째, 생물학적 원인으로서, 유전적 요인이 외상 후 스트레스 장애에 대한 취약성과 연관이 있다는 주장이 제기되고 있고, 외상 후 스트레스 장애를 지닌 환자들이 특정한 신경전달물질의 이상을 나타낸다는 연구결과가 뒷받침되고 있다.

셋째, 정신역동적 원인에 의하면, 고전적인 정신분석모델에서는 자아(ego)가 감당할 수 없는 자극에 압도당하여 자극을 적절하게 처리할 수 없을 때를 외상이라고 정의하고(Arlow & Brenner, 1964), 외상 후 스트레스 장애는 스트레스나 외상이 소아기의 미해결된 무의식적 갈등을 다시 불러일으킨 결과로 퇴행이 일어나고 억압, 부인, 취소의 방어기제가 동원되어 장애 증상이 초래된다고 설명한다.

넷째, 심리사회적 원인에 의하면, 동일한 외상적 사건을 경험하더라도 외상경험, 개인의 성격 특성, 회복환경의 상호작용 결과에 따라 장애 유무가 다르게 나타난다고 본다. 외상경험과 관련하여 중요하다고 언급한 결정적 요인은 스트레스 요인의 심각성, 외상의 지속기간, 증상 개시의 속도, 사별경험, 죽음에 노출된 정도 등이고, 개인적 특징 중에서는 자아강도, 대처 자원, 기존의 정신병리 유무, 이전의 외상 경험, 행동 경향, 인구통계학적 요인(나이, 성별, 교육수준)이 중요한 요인이 된다고 하였다.

3) 주요 증상

외상 후 스트레스 장애의 임상적 주요 특징들에는 일차적인 증상과 이차적인 증상으로 구분하여 볼 수 있다. 먼저 일차적 증상에 의하면, 외상적 사건을 지속적으로 재경험하게 되는 침습적 증상, 회피와 무감각 증상, 지나친 각성 등의 세 가지 증상이 상호작용하는 것이 특징(주성아, 2009)으로 각각의 증상 특징에 대해 간략히 살펴보면 다음과 같다. 첫째, 외상적 사건에 대한 재경험 증상이다. 외상 후 스트레스 장애의 일차적 특징 중에서 가장 먼저 언급되는 외상적 사건의 재경험은 의도하지 않았는데도 불쑥 들어오는 반복적이고 침투적인 회상, 반복되는 괴로운 꿈과 악몽, 외상적 사건이 다시 일어나는 것처럼 행동하거나 느끼는 심리적인 고통과 신경생리학적 반응 등의 다양한 형태로 나타날 수 있다.

둘째, 회피와 무감각(마비) 증상이다. 회피증상은 연관된 생각, 느낌, 대화뿐 아니라 외상을 다시 생각나게 하는 활동, 장소, 사람들을 피하려고 하는 것이다. 심한 경우에는 모든 사고, 지각, 감정, 언어반응이 멈추어버리게 되고 점점 광범위해지면 심리적 마비상태까지 온다. 정신적인 마비는 극도의 외상 경험에 노출된 직후에 시작되는데, 불쾌한 기억과 감정을 차단하기 위해 정서적인 마취상태 등으로 나타난다.

셋째, 지나친 각성 수준의 증상이다. 신체의 자율적 흥분의 증가는 극도의 외상 경험을 한 사람들에게서 흔히 볼 수 있는 증상이다. 이로 인해 심장박동률이나 혈압의 증가, 피부반응의 증가뿐 아니라 수면 곤란, 신경이 날카로워지고 화를 잘 냄, 집중의 어려움, 위험하지 않을까 지나치게 살피는 경계, 잘 놀라는 반응 등이 증가한다.

외상 후 스트레스 장애를 경험하는 사람들은 이러한 일차적 증상에 더하여 부차적으로 나타나는 이차적 증상으로 고통 받기 쉽다. 주요 이차적 증상은 우울, 불안, 충동적 행동, 약물남용, 신체화와 시간감각에서의 변동 및 자아기능에서의 다양한 변화, 생존자 죄의식 등으로 나타난다.

4) 치료적 개입

어떤 외상성 사건을 겪은 후에 그 사건의 경험을 감내하기가 어려울 때에는 적절한 치료나 전문가의 도움을 받아야 한다. 외상 후 스트레스 장애의 개입에는 크게 상담과 약물치료 등이 있다. 약물치료에서는 환자의 증상에 따라 항우울제나 세로토닌 재흡수 억제제 등이 사용되며 증상의 완화에 도움이 되지만 명확히 치료효과에 대해 확립되어 있지는 않는 상태이다. 일반적으로 심리요법은 개인 또는 집단 상담의 형태로 진행되며, 가족, 친구들, 때로는 동료들도 환자에 대한 이해를 돕기 위해 함께 참여시키기도 한다. 외상에 따라 그들 자신이 공포에 맞서도록 하는 인지행동치료가 대표적으로 사용된다.

인지행동치료는 현재 외상 후 스트레스장애의 정신치료 중 가장 효과적인 것 중 하나로서, 인지치료와 노출치료 등이 있다. 인지치료는 정신적 외상에 따른 생각을 어떻게 이해하고 변화시킬 수 있는지를 치료자가 돕는 방법이다. 스트레스를 유발시키는 생각으로부터 벗어나 편안한 생각으로 대치하는 방법을 익히고, 사고 이후에 생기는 불필요한 죄책감 등이 있다면 그것으로부터 벗어날 수 있도록 기존의 인지체계를 수정시킨다.

노출치료의 경우, 치료 목표는 사고 기억에 대한 공포를 덜 느끼게 하는 것이다. 학습된 공포를 역으로 되돌려 사고에 대한 편안한 감정을 느끼도록 학습하는 것으로, 치료자와 환자가 사고에 대해서 반복적으로 이야기를 나누면서, 사고에 대한 부정적인 느낌과 생각을 점차 조절할 수 있게 된다. 기억하기조차 힘든 사고에 대한 생각과 감정을 치료자의 도움을 받아 이야기를 하고 떠올리다 보면 점차 사고에 대한 고통스런 기억이 줄어들게 된다. 이러한 기법은 대부분 고통스러운 기억이 떠오를 때 마음을 이완시키는 방법을 연습하는 이완훈련이나 분노조절법 등을 같이 병행하여 시행한다. 결과적으로 외상경험과 관련된 자극이나 상황에 점진적으로 노출시키다 보면 점차적으로 안정된 심리상태를 가져오게 된다(권석만, 2014).

02 성격장애의 이해

성격은 개인마다 타고난 개성과 관련된 것으로서 사람마다 서로 다른 독특함을 특징으로 하고 일시적인 것이 아닌 항상성을 지니는 심리적 체계를 말한다. 보통사람도 종종 우발적이고 일시적인 이유에 의해서 예측하기 힘든 행동을 하기도 하지만 성격장애를 갖고 있는 개인은 현실적으로 적응하는 데 있어서 혹은 사회적으로 기능하는 데 있어서 예측 불허한 행동을 초래함으로써 이상성격의 양상을 보인다.

성격장애(Personality Disorder)란 '개인이 속한 문화에서 기대되는 것과는 상당히 편중되고, 전반적으로 융통성이 없으며, 청소년기나 초기 성인기에 발생을 하여 시간이 지나도 변화되지 않으며 고통이나 장애를 초래하는 내적 경험과 행동의 지속적인 양상'이라고 정의하고 있다(American Psychiatric Association, 2000).

성격장애는 DSM-5에 의한 성격장애의 10가지 하위유형을 A-B-C군으로 분류하여 제시하고 있다. 다음 <표 10-1>은 각 군별로 나타나는 특성을 요약하여 정리한 것이다. 이 절에서는 A-B-C군에 의해 분류된 성격장애별로 특성을 간단히 기술하고, 정신분석적 해석에 대한 내용과 치료 방안(이무석, 2014)에 관해 설명하고자 한다.

〈표 10-1〉 성격장애의 하위유형과 주요특성

군집별	하위유형	주요특성
A군 특이한, 동떨어진, 괴상한 경향을 보임	편집성 성격장애	자신에 대해 위협하고 의심하며 고의적으로 악의를 품는 행동
	분열성 성격장애	엉뚱하고 대인관계에 의심
	분열형 성격장애	다른 사람들과 조화되지 않고 특이한 사고나 행동을 함
B군 극적이고 감정적, 변덕스러운 경향을 보임	반사회성 성격장애	사회적 규칙을 습관적으로 위배하며 아동기에 이러한 행동의 전력이 있음
	경계선 성격장애	혼자 있는 것을 견디지 못하며 만성적인 분노, 약물 및 알코올 남용
	자기애성 성격장애	자기에게만 열중하고 다른 사람에 대한 시기심을 가짐
	연극성 성격장애	즉각적인 충족을 원하고 항상 안심시켜 주기를 원하는 지지의 욕구와 급작스런 기분 변화가 있음
C군 불안하고, 근심스러우며, 두려움을 호소하는 경향을 보임	회피성 성격장애	가까운 친구가 거의 없고, 스트레스가 될 수 있는 경험을 피하려고 함
	의존성 성격장애	다른 사람들이 결정을 대신 내려 주기를 원함
	강박성 성격장애	완벽주의적이고 우유부단하며 통제와 정리정돈을 잘함

1) A군 성격장애

A군의 성격장애는 괴상하고 별난 경향을 보이는 것이 특징이며, 흔히 편집성, 분열성, 분열형 성격장애가 포함된다.

(1) 편집성 성격장애

편집성 성격장애(Paranoid Personality Disorder)는 타인에 대하여 의심을 잘하고 오해를 잘하며, 자신의 잘못을 인정하지 않고 오히려 남의 탓으로 돌리고 다른 사람을 비난하는 성격유형을 말한다. 편집성 성격장애의 경우 가족들과 주변 사람에게 많은 스트레스를 주기 때문에 환자와 평생을 같이 하는 가족들 입장에서는 굉장히 괴로우며, 상대방을 화나게 하고 상대방이 화를 내면 자신의 예상이 적중했다는 생각에 의심과 경계를 더욱 강화하게 된다. 심지어 자신은 정상인데 오히려 괴로워하는 가족들을 비정상으로 몰기도 한다(권석만, 1997). 의심과 불신이 주요 특징인 편집성 성격장애를 지닌 사람들은 모든 상황에서 타인을 경계하며, 주변에 도와주는 사람이 아무도 없다고 믿으며 적들에게 포위되어 있다고 생각한다. 편집성 성격의 사람들은 융통성이 없고 대처기술이 부족하여 공격적인 행동을 해서 주변 사람들과 잦은 다툼과 적대적 인간관계를 나타내기 쉽다(이훈진, 2000).

편집증적 성격의 정신분석적 해석에 의하면, 이런 유형의 사람은 어렸을 때 인간관계의 기본이 되는 신뢰감을 경험하지 못했거나 부모에 대한 진정한 사랑과 보살핌을 받지 못해서 방치되거나 학대받을 때 신뢰가 깨지고 불신이 형성되는데 바로 이러한 점이 성인이 되어서도 무의식을 지배하면서 편집증적 성격이 형성된다고 본다.

편집성 성격장애는 대부분의 환자가 문제점을 깨닫지 못하여 치료가 어려울 수 있기 때문에 치료를 받을 수 있도록 가족과 친구의 강력한 권유가 필요하다. 치료방법으로는 환자의 주된 문제가 타인에 대한 신뢰감 결여에 있으므로 주위 사람들은 일관성 있게 중립적인 태도를 보여 주도록 노력해야 한다. 환자에게 너무 잘 해 주거나 지나친 관심을 나타낼 경우에는 오히려 그 동기를 의심받을 수 있다. 환자가 지나치게 초조·불안·긴장되어 있거나 망상적 사고가 있을 경우에는 행동 치료나 정신과적인 치료가 필요하다.

(2) 분열성 성격장애

분열성 성격장애(Schizoid Personality Disorder)는 사회로부터 고립되어 있어서 주변 환경에 대한 관심이 없고, 혼자 있기를 좋아하며, 변화나 현실에 대해 무감각하며, 어떤 일에 대한 의욕도 없는 성격을 말한다. 사람들과 어울리는 것을 좋아하지 않기 때문에 주로 혼자 시간을 보내며, 공상을 많이 하는 성격으로 주로 공상 속에서 생활한다. 따라서 사이버 세상이나 게임에서 영웅이 되려고 게임중독에 빠지기도 한다.

정신분열성 성격의 정신 분석적 해석에 의하면, 이러한 성격의 소유자는 유아기 때 부모의 관심과 보살핌을 받지 못한 사람들에게서 나타날 수 있다. 어렸을 때 사랑받았던 경험이 없기 때문에 타인에 대한 따뜻함이나 부드러움이 없고, 버림받은 상처를 가지고 있어서 성인이 되어서도 상처받을까봐 사람을 피하며, 정서적으로 냉담하고 얼굴표정이 없으며, 눈맞춤을 회피하는 등 사회적으로 위축되어 있어서 대인관계에 어려움을 보인다.

치료적 방법으로는 편집성 성격장애의 치료와 유사하게 이루어지는데 이 분열성 성격장애의 경우, 대부분 고립된 상태로 있으며, 다른 사람과의 관계형성에 어려움을 가지기 때문에 집단치료도 의미가 있다. 즉, 처음에는 저항하고 비협조적으로 나오지만 시간이 지나면서 서로에게 의미 있는 경험이나 활동을 하게 하여 치료적 효과를 볼 수 있다. 환자가 치료받고자 하는 동기가 강하면 행동치료도 도움이 된다(조성호, 2000).

(3) 분열형 성격장애

분열형 성격장애(Schizotypal Personality Disorder)는 정신분열증과 매우 유사하지만 환청이나 환시 등의 망상이 나타나는 심각한 정신병과는 다르기 때문에 분열성 성격장애와 정신분열병 사이의 경계영역에 해당된다. 현실성이 떨어져 가족도 친구도 없이 혼자 고립되어 살고, 미신을 좋아하며, 텔레파시를 믿고, 사주, 관상 등에 관심을 보이며 마술적 사고를 갖는 것이 특징이다. 이들은 흔히 미신이나 유사종교에 사로잡혀 있는 경우가 있고, 혹은 자신이 특수한 사고나 통찰력을 가진 초능력자라고 믿는 경우도 있다.

정신 분열형 성격의 정신분석적 해석에 의하면, 어린 시절 유아들은 엄마라면 모르는 것이 하나도 없고, 모든 것을 할 수 있는 전능함이 있다고 믿지만 점점 자라면서 능력에 한계가 있다는 것을 알게 된다. 즉, 어린 시절의 따뜻한 보살핌과 욕구충족에 대한 경험은 크면서 현실적으로 합당한 사고능력 및 판단력을 형성하게 하는 기초가 되는데 이러한 과정을 제대로 경험하지 못한 경우, 현실 판단 능력에 장애가 생겨 비현실적인 것을 현실적으로 착각하고 공상에 빠져드는 성격장애가 된다.

분열형 성격장애는 정신치료에 의하여 도움을 받을 수 있다. 환자들은 자신만의 뚜렷한 신념체계를 가지고 있으므로 환자의 내적인 경험을 무시하거나 서투르게 다루지 않는 것이 중요하다. 주변에 일어나는 일이 자신과 관련이 있다고 생각하는 관계사고 및 착각상태나 인지장애가 심할 경우에는 항정신병약물에 의한 치료가 이루어져야 한다(조성호, 2000).

2) B군 성격장애

B군의 성격장애는 대체로 극단적이고 감정적이며 변덕스러움이 특징이며, 대개 반사회성 및 경계선, 자기애성, 연극성 성격장애가 해당된다.

(1) 반사회성 성격장애

반사회성 성격장애(Antisocial Personality Disorder)는 사회 적응의 여러 면에 걸쳐서 비이성적, 비도덕적, 충동적, 반사회적 또는 범죄적 행동 등을 지속적이면서 만성적으로 행하는 경우를 말한다. 예를 들면, 수표를 부도내 놓고 타인을 곤경에 빠트리지만 본인은 뒤로 돈을 빼돌려 그 돈으로 외제차에 골프를 즐기는 등의 범죄 행위를 하는 행위에 대해 죄책감을 느끼지 않는다. 지나친 야망과 우월한 태도를 보여 타인에 공감하지 못하며 감정 기복이 심한 정신 장애로서 사회의 정상적 규범에 맞추지 못하는 등 사이코패스의 병적 상태를 보인다.

반사회적 성격장애의 임상적 양상에 의하면, 성장 과정에서 부모가 너무 차갑고 냉정하게 대하며, 옳고 그른 것에 대한 적절한 보상과 체벌을 경험하지 못함으로 인해 초자아 발달에 이상이 생겨서 나타난다고 본다. 아동기 또는 초기 사춘기에서부터 시작되며 증상은 15세 이전에 이미 나타나고 사춘기와 초기 성인기에 절정에 도달한다.

치료방법으로는 같은 문제를 가진 사람들과 같이 있다고 느껴질 때 치료동기가 생길 수 있으므로 자조집단과 같은 치료가 도움이 될 수 있다. 정신치료에서는 시작 때부터 단호한 한계설정을 하는 것이 중요하며, 행동치료의 경우에는 장기적인 계획이 필요하다(민성길, 2006).

(2) 경계선 성격장애

경계선 성격장애(Borderline Personality Disorder)는 강렬하지만 불안정한 인간관계를 맺으며 극단적인 정서변화를 나타내고 충동적이고 자기 파괴적인 행동을 서슴지 않고 '나는 누구인가' 하는 자기정체감의 혼란을 지니고 있고 감정의 기복이 심한 이상 성격을 말한다. 대인관계는 지나친 기대를 가지고 가깝게 접근했다가 곧 실망해서 원망하며 멀리하는 양극단의 양상이 반복되는 증세가 나타난다.

경계선 성격장애의 임상적 양상으로는 정신분열성 성격장애와 히스테리성 성격장애가 공존하기도 하고 만성적인 공허감과 부적절한 심한 분노, 스트레스에 의한 망상적 사고 또는 심한 해리증상 등을 들 수 있다. 사회에 대한 반감, 비관을 하기도 하며, 의존성과 자기 확신 사이에서 방황하며 충동적이고 기분파적인 양상을 보여 사회적, 직업적 기능에 실패하는 수가 많다.

경계선 성격장애의 정신분석적 해석에 의하면, 발달과정 초기에 어머니와 상호작용 시 금지와 좌절은 분노를 일으키게 되는데 이때 허용해 주는 엄마는 '좋은 엄마', 금지하는 엄마는 '나쁜 엄마'로 인식하게 된다. 그러나 성장하면서 금지하는 엄마와 허용하는 엄마가 하나로 통합되는 과정에서 '엄마는 한결같이 나를 사랑해.'라고 믿으며, 대상항상성이 발달하게 된다. 이렇게 대상항상성을 갖게 되면 대인관계 시 자신한테 나쁘게 하고 화나게 한다고 관계를 단절하지는 않게 되지만 어린 시절 분리와 통합이 이루어지지 않으면 자신의 주체성은 모호해지고 대인관계에서도 모든 사람들을 선과 악의 이분법적인 사고로 분리시킴으로써 왜곡된 인간관계를 갖게 된 것이라고 보고 있다.

치료적 방안으로는 심리치료와 약물치료를 병행하면 효과적으로 치료할 수 있다. 적개심, 분노, 일시적 정신병적 상태, 충동적 행동, 불안과 우울 등에 대한 약물치료가 도움이 되며, 심리치료로는 정서적 균형을 회복하고 현실생활에 적절히 적응할 수 있도록 돕는 것이 주된 목표이며, 내담자의 잠재력과 가능성을 발휘하여 궁극적으로 인간적 발달과 성숙을 이루도록 하는 것이다(조성호, 2000).

(3) 자기애성 성격장애

자기애성 성격장애(Narcissistic Personality Disorder)란 자신이 중요하다고 믿고, 자신의 재능, 능력을 과대평가한다. 대인관계에서 끊임없이 관심과 칭찬을 받기를 바라며, 지나치게 자기중심적이다. 차 두 대를 주차할 수 있는 공간에 자신의 차 한 대만 주차해 놓고 자신은 특별하니까 괜찮다고 믿는 식으로 자신의 가치를 과대평가하고 자만에 가득 차 있으며 허풍이 심하며 사람들과의 관계에서 공감할 줄 모르며, 자신에게 도취되어 있다. 반면 타인에 대한 평가는 지나치게 인색하다(하지현 외, 2008).

자기애성 성격장애의 정신분석적 해석에 의하면, 유아기에 충분한 사랑을 받고 자란 사람들은 모든 사람들이 자기를 좋아한다고 믿는데 코헛(H. Kohut, 1968)이라는 정신분석가는 곧 이를 '건강한 자기애'라고 했다. 그러나 어린 시절 사랑을 받지 못하고 자란 사람은 건강한 자기애를 경험하지 못하고 결핍상태에 있어 원초적인 정상적 자기가 발달하지 못하고 자기애의 결핍증으로 인하여 고착된 것으로 본다.

자기애성 치료방법은 자기애적 속성을 포기하는 것을 의미하므로 치료에 대한 저항이 많을 수 있으므로 치료하기가 쉽지는 않다. 정신치료에 있어서는 코헛에 의하면, 환자의 손상받기 쉬운 자기애적 감정을 잘 받아주고 이해해 주는 태도와 공감은 치료에서 가장 중요한 요소가 될 수 있다. 반면 컨버그(O. Kernberg, 1985)에 의하면, 치료 초기부터 환자의 과대성과 그에 따른 비적응적인 면을 직접적으로 해석해 주고 직면하게 해 줌으로써 자신의 문제점을 인식하도록 해 주어야 한다고 주장한다.

Tip! '관심'받으려는 자기애성 성격장애: "뮌하우젠증후군"

뮌하우젠증후군이란 주변인의 관심을 끌기 위해 아픈 증상을 꾸며내거나 일부러 만드는 것을 말한다. 1951년 미국 정신과 의사 리처드 애셔 박사가 정의한 뮌하우젠증후군이란 이름은 허풍으로 유명했던 18세기 독일 귀족 칼 프리드리히 히에로니무스폰 뮌하우젠 남작의 이름을 따서 붙여진 것이다.

사회와 가정에서 관심과 애정을 받지 못한 이들은 상처받은 자존감을 회복하기 위해서 잘못된 수단으로라도 관심을 받으려 한다. 전문가들은 이런 행동이 도를 넘어서면 '관심병'이라고 진단한다. 현대인의 신 증상 '디지털 뮌하우젠증후군'이다.

디지털 세상에는 관심병의 정도와 방식에 따른 용어들이 다양하게 나와 있다. '관종'은 관심병 종자를 일컬은 용어로서 관심병에 걸린 사람을 비하하는 은어이다. 허세를 부리거나 SNS에 셀카를 과도하게 올리는 이까지 타인의 반응을 이끌어내는 데 집착하는 모든 사례를 통칭한다.

'어그로'는 비난을 받는 방법을 써서라도 관심을 얻으려는 방식을 말한다. 공격적이라는 의미의 용어 aggressive에서 온 것으로 추정한다. 예를 들면, 어그로는 특정계층이나 인물에게 심한 모욕이나 공격을 가하여 거센 반발이 뻔히 예상되는 상황을 만드는 것이다. 한일 관계나 정치 등이 단골 소재이며, 스포츠 스타나 연예인의 팬 게시판에 일부러 그를 비난하는 글을 올리기도 하며 이러한 사람을 어그로꾼이라고 부른다.

정신건강의학과의원 유범희 원장에 의하면, "서구사회가 70년대 이후 정서적 결핍을 물질적 풍요로 메우며 급격한 자기애적 경향을 갖게 되었는데 2000년대부터 국내에서도 이 현상이 뚜렷하여지면서 병리현상의 디지털 표출이 앞으로 크게 증가할 것"으로 내다봤다. 인터넷과 소셜네트워크서비스(눈)로 개인의 표현창구가 늘어난 디지털 시대에 뮌하우젠증후군은 보다 심각해지고 있다.

출처: 중앙일보(2015. 3. 7).

(4) 연극성 성격장애

연극성 성격장애(Histrionic Personality Disorder)란 감정적인 사람들로서, 흥분을 잘하고 자기 과시적이며, 허영심이 많고, 외향적이고, 지나치게 연극적인 특성이 있다. 연극성 성격장애를 가진 사람들은 스스로 자기 가치를 찾지 못하고 남들로부터 인정과 사랑을 받기 위해 자신을 애써 꾸미려 한다. 지나치게 극적이며, 매우 흥분하기 쉽고 과장된 행동을 일삼아 연극을 하는 듯한 장애라고 보는 것이다(김정욱 외, 2000).

연극성 성격장애의 임상적 양상에 의하면, 타인의 주의를 끌기 위한 행동이 심하며, 가벼운 자극에도 지나치게 반응하고 변덕스럽다. 이러한 유형의 사람은 연극적이고 감정이 풍부해서 감동을 잘하고 '내가 지금 울면 이 사람이 굉장히 나를 좋아하게 될 거야' 라고 생각하는 순간 0.5초 이내에 눈물을 흘릴 수 있는 유형이다. 감정과 사고가 오직 목표를 성취하기 위한 수단이나 불쾌한 상황을 회피하기 위한 수단으로 이용할 뿐이어서 대인관계에서 친밀한 관계를 오래 지속하지 못하며, 이성 관계에서도 낭만적인 환상에 잠시 도취되다가 곧 싫증을 내고 중단해 버리는 경우가 많다. 연극적 성격에 대한 정신분석적 해석에 의하면, 이런 유형의 사람은 유년기 아버지 결핍을 경험하고 오이디푸스 콤플렉스가 잘 해결되지 못한 경우나 어렸을 때 자신을 키워 준 사람이 너무 자주 바뀐다거나 이사를 자주 했다거나 하는 경우에 형성된다고 본다.

연극성 성격장애를 위한 치료법으로는 증상에 따라 약물치료를 병행하면서 개인 또는 집단적 정신분석 치료가 효과적일 수 있다. 이들은 실제적인 감정을 깨닫지 못하고 연극적이고 피상적인 감정반응만을 하기 때문에 자신의 숨겨진 실제의 내면적 감정이 무엇인지를 찾아내어 명료하게 해 주는 것이 필요하다.

3) C군 성격장애

C군의 성격장애는 마음이 억제되어 있고 불안해하고 두려움을 많이 느끼는 특성으로 회피성, 의존성, 강박성 성격장애가 포함된다.

(1) 회피성 성격장애

회피성 성격장애(Avoidant Personality Disorder)는 친밀한 대인관계를 원하면서도 상대에게 거부당하는 것이 두려워 사람들을 피하는 성격장애이다. 비난이나 꾸중, 거절의 두려움 때문에 대인관계를 회피하며, 사회적 위축, 부적절함, 자신에 대한 부정적 평가에 대해 지나치게 과민하게 반응한다. 즉, '난 한심하고 부적절해, 내 못생긴 얼굴과 내 모습을 보고 저 사람들이 비웃겠지' 이렇게 생각하며, 열등감과 자존감이 매우 낮아, 대인관계를 맺고 싶은 소망은 있으나 거부당할 것이라는 두려움 때문에 피해버리는 것이 특징이다(민병배, 2000).

회피성 성격장애의 정신분석적 해석에 의하면, 유년기에 부모가 자신을 예뻐해 주지 않았기 때문에 자신을 좋아하지 않는 부모 이미지가 무의식 속에 잠재되어 있다가 그 이미지를 상대방에게 투사하게 되면 그 사람도 자기를 싫어하게 된다고 믿게 되면서 비롯된다. 거절에 대한 지나친 경계심 때문에 심한 마음의 상처를 받으며 다른 사람들로부터 떨어져 나와 은둔생활을 하며, 자존심이 낮고 사회공포증도 많이 나타난다.

치료적 방법으로는 과도한 불안에 대해서는 약물치료를 실시하는 것이 효과적이며, 심리치료가 함께 이루어져야 한다. 치료적 유대관계를 형성하기 위해서는 환자를 지지하고 공감하는 따뜻함과 신뢰가 바탕이 되어서 낮아진 자존감이 회복되고 대인관계에 있어서 자신감을 얻을 수 있도록 도움이 필요하다. 거절에 대한 민감성이 다른 사람들에게 어떻게 나쁘게 영향을 끼치는지 깨닫게 하는 것도 도움이 되며, 불안 증상, 부끄러움, 내향성 등을 호전시키기 위한 체계적 탈감법을 사용할 수 있다.

(2) 의존성 성격장애

의존성 성격장애(Dependent Personality Disorder)는 혼자서는 결정 내리는 일이 하나도 없을 정도로 자신의 모든 행동과 결정을 다른 사람에게 맡기며 자꾸 의지하려고 한다. 자신이 책임져야 하는 상황이 오는 것을 두려워하며, 분리불안이 심하여 상대방의 말을 거스르거나 반대하는 일이 없어서 우호적이고 친절해 보인다. 자존감이 낮아서 자신을 무시하고 타인을 이상화하는 모습을 보이며, 자발적으로 하는 일은 불안해서 하지 못한다. 자신의 요구를 들어주지 않으면 아기처럼 화를 내고 좀 더 시간이 지나면 우울, 분노, 무력감에 빠지기도 한다(민병배, 2000).

의존성격의 정신분석적 해석에 의하면, 이런 유형의 사람은 마치 갓난아기가 엄마에게 의존하는 것과 같다. 어린 시절 모성결핍을 경험한 경우, 어머니와의 분리가 일어나지 못한 결과로 볼 수 있다. 유아기 동안 엄마와 떨어져 있었고, 두려웠던 경험이 있던 사람은 성인이 되어서도 대인관계에서 그때 상황으로 착각하여 상대방에 대해 엄마의 존재를 확인하는 것과 같은 행동을 끊임없이 하게 된다는 것이다. 의존적인 관계를 유지하기 위해서 매우 신경을 쓰며 만약 이러한 관계가 깨지게 되면 어찔할 바를 모르고 두려움에 사로잡힌다.

치료적 방법으로는 약물치료, 정신과 치료 및 집단치료, 행동요법 등이 효과적이다. 불안, 공황발작, 공포, 우울 등 증상에 따라 약물치료를 병행한다. 심리치료는 의존적인 심리를 최대한 존중해 주면서 내면적인 원인을 탐색하면서 환자의 의존적인 전이현상을 해석해 주면 효과적이다. 또한 자기주장훈련을 통하여 대인관계에 효과적으로 대처하도록 도움을 줄 수 있으며, 자율적 기술과 사회적 대처 기술을 증진시키는 데 집단치료도 활용할 수 있다.

(3) 강박성 성격장애

강박성 성격장애(Obsessive-Compulsive Personality Disorder)는 완벽주의자라고 할 수 있을 정도로 자신이 정해 놓은 기준대로 행동하며 세부 사항에 지나치게 집착하는 모습을 보이는 유형을 말한다. 강박적 성격의 대표적인 특징으로는 매사에 지나치게 철저하며 자신의 실수를 용납하지 않는 완벽주의자, 완고한 윤리적 기준을 자신과 타인에게 강요하는 엄격한 도덕주의자, 성취에 집착하고 융통성이 부족한 원칙주의자 등이 대표적이다(민병배 외, 2000). 또한 청결, 시간 엄수 및 정리정돈에 지나칠 정도로 민감하여 조금이라도 자신의 기준에 맞지 않으면 불안하며, 타협이 없으며, 감정이나 즐거움을 억제하는 특성이 있다. 한편 강박적 성격은 일 중독자에게서 많이 나타난다. 삶의 즐거움을 누리는 것을 사치라고 생각하며, 모든 일이 계획적으로 진행되어야 하기 때문에 어떠한 여행도 즐기지 못하여, 스포츠 등에서도 즐거움을 누리지 못한다.

강박성 성격장애의 원인은 프로이트에 의하면 대소변 훈련 과정에서 부모의 요구와 어린아이의 요구 사이에 갈등이 해결되지 않을 때 강박성 성격이 형성된다고 하며, 주로 사용하는 방어기제는 고립, 반동형성, 취소 및 전치 등이다.

임상적 양상에 의하면, 모든 일이 일정한 틀에 맞게 유지되고 있는지에 대해 과민성 반응을 보이며, 너무 정확한 것을 추구하기 때문에 상황의 전체적인 것을 보지 못하고 너무 세부적이고 지엽적인 것에 집착되어 있다. 책을 읽어도 단어 하나하나에 신경을 쓰느라 전체 의미를 파악하지 못하며 진도가 나가지 못한다. 모든 일에 합리적이고 형식적이며, 타인에게 지나치게 냉담하여 통제된 생활을 하므로 적절한 대인관계를 유지하지 못한다. 치료적 접근에 의하면, 약물치료와 함께 집단치료, 행동치료 및 개인 정신치료가 효과적일 수 있다.

Tip! 재미삼아 주차 형태로 알아보는 성격장애 유형

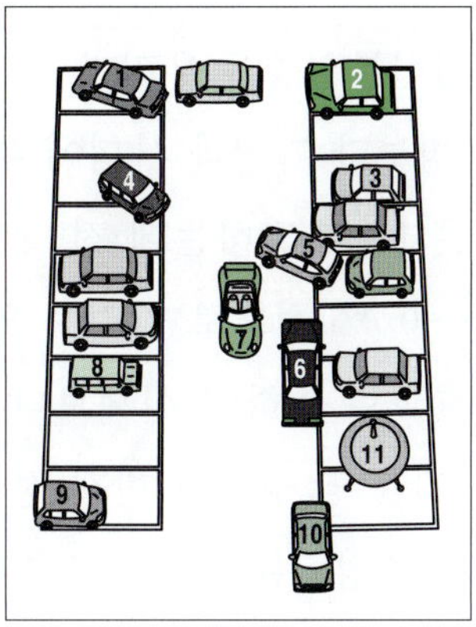

- 1번 유형(편집증적 성격장애): 의심이 많아서 상대방이 잘 못해서 내 차가 못 나간다고 상대 차를 비난하고 자신의 잘못을 인정하지 않는다.
- 2번 유형(자기애성 성격장애): 자기도취와 우월주의, 그리고 이기적, 독선적일 수 있어서 차 두 대 공간을 혼자 차지하며 '나는 특별한 사람이니까 이래도 괜찮아'라고 생각한다.
- 3번 유형(의존성 성격장애): 누구에게만 의지하려고 하여 혼자 세워두기 불안하여 옆 차에 딱 붙어 있다.
- 4번 유형(수동공격성 성격장애): 직접적으로 공격하지 않으면서 상대방이 무서워 수동적으로 공격한다. 다른 차가 댈 수 없게 삐딱하게 두 칸에 걸쳐 주차한다.
- 5번 유형(경계선 성격장애): 변덕이 심하고 충동적이어서 뒤에 주차한 차가 헤어진 옛 애인 차라고 진로를 방해한다든가 힘껏 들이받는 행동을 보인다.
- 6번 유형(반사회성 성격장애): 양심이나 죄책감을 못 느끼는 사이코패스형, 골탕 먹어봐라. 다른 차가 나가지 못하게 앞을 막아버린다.
- 7번 유형(연극성 성격장애): 관심 끌기를 좋아하여, 사람들에게 잘 보이기 위해 주차장 한가운데 주차하며 차 색깔도 핑크색이다.
- 8번 유형(강박성 성격장애): 기준, 원칙을 중요시하여 앞뒤 좌우를 자로 잰 듯 반듯하게 주차한다.
- 9번 유형(회피성 성격장애): 열등감이 심하고 자존감이 낮은 유형으로, 넓은 주차공간을 두고도 한쪽 구석에 주차한다.
- 10번 유형(정신분열성 성격장애): 주변 환경의 변화나 현실에 무관심하고 때때로 이상한 행동을 보여, 차의 절반이 주차장 안에 있지만 절반은 밖에 나가 있다.
- 11번 유형(정신분열형 성격장애): 평소에도 이상하며 현실성이 떨어져 혼자 고립되어 산다. 차 대신에 우주선을 타고 와서는 주차하는 격이다.

출처: 이무석(2014).

03 정신분열증의 이해

정신분열증은 우리가 생각하고 있는 것보다 훨씬 많이 나타나는 병이며 그 어떤 병보다 가정과 사회에 부담을 주는 병이다. 일생 동안 정신분열병에 걸릴 확률은 1%에 달하는데 전 세계 인구 중 이 증상에 의해 영향을 받고 있는 사람은 0.3~0.7% 정도로 알려져 있다. 우리나라는 정신질환에 대한 사회의 편견과 낙인효과로 인하여 실제보다 다른 나라에 비해 더 낮은 비율로 보고되고 있지만 약 50만 명 정도가 현재 정신분열병 환자이거나 앞으로 환자가 될 가능성이 있다고 추정되는데 당사자뿐 아니라 그들의 가족까지 포함한다면 정신분열병으로 인해 막대한 정신적, 신체적, 경제적 손실을 입게 된다는 결론이 나온다. 이 절에서는 정신분열증에 대한 정확한 이해를 위하여 필요한 내용을 제공하고자 한다.

1) 정신분열증의 개요

정신분열증(Schizophrenia)은 뇌의 활동이 장해를 받아 현실을 올바르게 판단하는 능력이 방해를 받거나, 감정의 통제와 올바른 의사 결정을 할 수 없게 되어, 보통의 사회생활과 인간관계를 유지하는 것이 어려워지는 질환을 말한다.

인류역사에서 오랫동안 광증이라고 불려 왔던 일련의 증상들에 대해 근대적인 개념을 처음 정립한 사람은 독일의 정신과 의사 에밀 크래펠린(Emil Kraepelin, 1856~1926)으로서, 초기에는 '조발성 치매'라는 이름으로도 불리었다. 그러나 치매는 인지기능이 저하되어 나타나는 증상이며, 정신분열증은 환청, 망상 등의 주요 증상으로 나타나기 때문에 치매와는 다르게 분류하게 되었다. 따라서 21세기에 들어와서는 뇌 인지과학이 발달함에 따라 정신분열증상에서 나타나는 뇌의 기질적인 변화들이 밝혀진 결과, 최신의 DSM-4에 의하여 정신분열증과 치매는 명백히 다른 질환으로 분류되었으며 진단기준을 체계화하였다(최창호, 2012).

우리나라에서는 2011년 이전까지 정신분열증이 공식 명칭이었으나 "정신이 망가졌다.", "마음이 분열되어 있다.", "실조" 등과 같은 부정적 단어가 주는 낙인, 편견문제 때문에 대한의사협회에서 2011년 3월에 그 명칭을 조현병으로 개정하기로 확정했다. 조현병은 환각, 망상, 환영, 긴장, 기이한 행동뿐만 아니라, 사회활동과 가족관계를 악화시키는 일종의 만성 사고 장애이며, 우울증과 더불어 상당한 비중을 차지하는 정신 질환으로 우울증, 스트레스성 불면증과 더불어 '문화병'의 선두를 달리는 병으로 알려져 있다.

2) 진단 및 임상적 특징

정신분열증이란 사고, 감정, 지각, 행동 등 인격의 여러 측면에 걸쳐 광범위한 임상적 이상 증상을 일으키는 정신 질환으로서 전형적으로 현실을 왜곡시킬 수 있는 혼란된 사고를 보인다. 정신분열증은 뇌의 이상에 의해 발생하는 뇌질환, 뇌장애로 보는 것이 옳다. 뇌는 인간의 모든 정신적, 신체적 기능들을 조절, 관리하는 기관이기 때문에 뇌에 이상이 생기면 다양한 증상이 나타날 수 있다.

정신분열증의 진단을 내리려면 증상이 6개월 이상 진행되어야 한다. 이보다 적은 기간, 즉 1개월 이상 6개월 미만의 증상이 보이는 경우에는 정신분열형 장애라고 한다. 6개월 이상 증상이 진행되었을 때 진단을 내릴 수 있기 때문에 증상이 언제 시작되었는지, 어떤 증상이 있었는지 본인이나 주변 사람들의 이야기를 통해 정보를 최대한 수집하는 것도 중요하다. 정확한 진단을 위해서는 신체검사, 신경학적 검사를 받아야 하고, 기본혈액검사, 내분비검사, 뇌파, 뇌 촬영 등의 검사 및 임상심리검사도 필요하다. 자세한 진단을 받아보지 못해 정신분열병인지 모르고 시간을 보내서 병을 키우거나, 반대로 섣불리 정신분열증으로 생각하면 안 된다.

정신분열증은 여러 가지 유형으로 나타나며, 단일 질병이 아닌, 공통적 특징을 지닌 몇 가지 질병으로 이루어진 질병군으로 파악되고 있다. 정신분열증을 이해하기 위해서는 주요한 증상을 잘 이해해야 한다. 핵심증상으로는 망상, 즉 피해망상, 과대망상, 관계망상, 애정망상 등이 있으며, 환각증상으로 환청, 환시, 환후 등이 나타나며, 혼란스러운 언어와 부적절한 행동, 그리고 정서적 무감각 및 의욕상실 등으로 설명되고 있다(권석만, 2014). 정신분열증상에 대해 정밀하고 전문적인 연구가 이루어지면서 1980년대 이후 크로우(Crow, 1981)에 의해 양성 증상과 음성 증상으로 분류된 방법에 주목하고 있다.

(1) 양성 증상

양성 증상은 신체 상태의 변화에 따라 환각과 망상의 증상이 두드러지게 나타나며, 환영, 격앙, 긴장, 기이한 행동 등의 특성이 있다. 환각이란 외부자극이 없는데도 마치 있는 것처럼 지각하는 것으로 질적인 면에서 실제 지각과 큰 차이는 없다. 대표적인 4가지 증상은 '망상'과 '환각', '지리멸렬', '이상한 행동'이다.

'망상'이란 사실과는 다른 잘못된 생각이나 객관적으로 사실이 아닌 것을 믿는 것을 말한다. 망상의 종류에는 관계망상, 피해망상, 성적망상, 신체망상, 종교망상, 허무망상 등 매우 다양한 종류로 나뉜다. 망상 중에서 피해망상과 관계망상이 가장 흔하게 나타난다. 피해망상은 누군가가 자신을 해친다거나 괴롭힌다고 생각하는 것이며, 관계망상이란 어떤 일이 자신과 모두 관련된 것으로 생각한다.

'환각증상'은 외부의 자극이 없이도 자극이 있는 것처럼 지각하는 것을 말한다. 감각의 종류에 따라 환청, 환시, 환촉, 환미, 환후 등으로 분류되며, 정신분열병 환자에서 가장 흔한 증상은 환청으로 약 70%가 이에 해당되며, 20%는 환시가 나타난다.

'지리멸렬'이란 말에 두서가 없어서 대화가 잘 안되며 이해할 수 없는 경우를 말하는 것으로 앞뒤가 맞지 않거나 논리적으로 연결할 수 없는 말을 하는데, 예를 들면, '나는 내가 정신분열증인 것을 알고 있다. 어릴 때 시계를 잃어버린 후부터 그렇게 되었다' 등과 같이 대표적으로 와해된 언어를 사용한다. 집중력과 기억력이 저하되어 사고를 함에 있어서 핵심에 다다르지 못하고 세밀한 부분에서 겉돌기만 하는 행동을 동반하기도 한다.

'이상한 행동'이란 상식적으로 납득이 안 되는 일련의 행동들을 말한다. 위생 불량이나 상황에 맞지 않는 부적절하고 괴이한 행동으로 인하여 사회생활에 적응하지 못한다.

(2) 음성 증상

음성 증상은 정서 상태에 관련된 증상으로서 정동의 둔마, 언어의 빈곤, 무쾌감증, 에너지와 흥미의 상실 등과 인지기능의 결함으로 주의 집중 곤란, 사고의 차단, 정신운동지체 등이 있으며, 사회적 측면에서 위축되고 용모나 위생에 신경을 쓰지 않으며 대인관계를 맺지 못하는 것 등을 특징으로 하는 증상을 말한다.

장기적으로 정신분열병 환자는 표정이 경직되어 있고 무덤덤하며, 목소리는 높낮이가 없이 단조롭다. 말을 하더라도 의미가 전달되는 말이 거의 없어서 자발적인 언어의 제한이 따르며, 즐거움을 느끼지 못하고 취미를 가지는데 흥미가 없으며 성욕도 줄어들며, 식사 준비, 빨래, 청소 등의 일상적인 활동을 가능하게 하는 능력이 상실되어 결과적으로 일에 대한 의욕이나 동기, 진취력 등이 없어진다. 이는 게으름이 아니라 증상의 일부일 뿐이며 일상의 업무를 수행하는 것을 더욱 힘들게 한다. 또한 감정을 표현할 수 있는 능력이 격감되어 행복하거나 슬픈 일들에 대해 부적절한 반응을 보이는 증상 등이 수반된다. 이러한 증상으로 교우관계나 직장생활 등의 사회활동과 가족관계를 악화시키며 그로 인해 사망과 경제적인 손실을 초래하게 된다.

3) 개입 및 예후

정신분열증의 예후는 불량하며 아직까지 특별한 치료법은 없다. 투약 중단 1년 후의 재발률은 70%이며 지속적으로 항 정신병 약을 투여할 때는 23%로 감소된다. 25~30년의 치료 추적기간 동안의 조사에 따르면 환자의 1/3만이 회복 또는 증상이 소실되었고 그 밖의 환자는 주증상이 지속되고 있거나 여전히 입원치료하고 있다(최정윤, 2010). 양성 증상의 완화를 위해서는 항정신병 약물이 처방되며, 최근에는 음성 증상의 개선에 도움이 되는 약물이 개발되어 사용되고 있다(권석만, 2014).

정신분열증을 위한 가장 효과적인 치료는 심리사회적치료를 병행한 약물치료를 원칙으로 한다. 약물치료와 함께 기본적인 생활기능이라든가 사회활동 훈련, 직업훈련과 가정생활의 기능 향상 등 정신사회적 재활치료를 실시하게 된다. 한편으로는 정신분열병에 대한 인지행동치료에 관심이 증가하고 있는데 이는 치료 저항적 양성 증상을 보이는 정신분열증 환자에게 효과가 있음을 보고하고 있다(National Institute for Clinical Excellence, 2002; 정영철 외, 2004).

환자 자신의 망상이나 환각과 같은 경험 등은 입원을 필요로 하며 가족의 붕괴를 초래할 수 있다. 왜냐하면, 그러한 증상은 환자 자신들이 경험한 것들이 사실이라고 믿기 때문에 종종 병을 앓고 있다는 사실을 모르기도 한다. 병에 대한 인식 부족은 치료를 거부하는 것으로 연결되기 때문에 가족들에게 큰 고통을 줄 수 있다. 따라서 정신분열증 환자뿐 아니라 그 가족이나 주변 사람들을 힘들게 하고 고통스럽게 하기 때문에 보다 나은 지역사회의 이해, 후원과 교육은 치료에 있어서 중요한 부분을 차지한다. 정신병에 관련된 교육과 병의 우발을 알리는 초기 경고성 징후들에 대해 효과적으로 반응하는 법을 배우는 것도 중요하다. 결과적으로 정신장애를 가진 사람들은 약물치료의 유지뿐 아니라 개인정신치료를 비롯한 다양한 심리사회적 치료가 병행되어야 한다.

최근에는 보건정책의 선진화에 따라 환자와 지역사회 지지체계 사이에 효과적인 연계를 구축하여 사회적인 기능을 최대한 유지하는 것을 목표로 하고 있기 때문에 의사, 정신과 의사, 각 전문 분야의 협력팀인 정신과 간호사, 사회사업가, 작업 요법사와 심리학자 등과의 정기적인 만남을 통해 증세를 관리하고 더 온전하고 생산적인 삶을 살 수 있도록 도울 수 있는 방법도 강구되어야 한다.

생각거리

1. 외상 후 스트레스 장애의 원인은 무엇인가?
2. 주변에서 있는 외상 후 스트레스 장애의 사례를 찾아보자.
3. 성격장애는 생활 속 여러 상황에서 나타나기 마련인데 강박적 성격 중 일중독자의 특성이나 기준을 찾아보자.
4. 정신분열증과 치매는 어떻게 다른가?

읽을거리

매우 예민한 사람들을 위한 상담소(2023)

저자: 전홍진(삼성서울병원 정신건강의학과 교수) 출판사: 다산초당

현대 사회에서 '예민하다'라는 말은 종종 부정적인 의미로 사용되지만, 전홍진 교수는 예민함이 단지 성격적 결함이 아니라, 타인의 감정과 환경에 민감하게 반응하는 정신적 기질임을 강조한다. 그리고 그러한 기질을 가진 사람들이 불안, 우울, 과도한 자기비판, 감정기복 등으로 고통받는 현실에 대해 따뜻한 시선으로 접근하고 있다.

이 책은 정신과 진료 현장에서 만난 다양한 사례를 바탕으로, 예민한 사람들이 흔히 겪는 문제들과 그 원인, 그리고 어떻게 감정을 조절하고 자신을 돌볼 수 있는지를 실제적 언어로 설명하고 있다. 특히 "예민함은 타고나는 것이며, 이를 바꾸려 하기보다 다루는 방법을 익히는 것이 중요하다."라는 저자의 메시지는 자존감이 낮고 자기확신이 부족한 청년 세대에게 큰 위로가 될 것이다.

전문적인 심리학 이론을 일상 속 사례와 연결시켜 쉽게 풀어내는 방식은, 정신건강론을 수강하는 대학생들에게도 매우 유익할 것이다. 이 책을 통해 '예민함'을 병리적인 것이 아닌 하나의 성향으로 받아들이는 관점, 그리고 감정과 뇌의 연관성, 정서적 회복력에 대한 구체적인 이해를 얻을 수 있을 것으로 기대한다.

『매우 예민한 사람들을 위한 상담소』는 정신건강 개념을 단지 '진단명'이나 '장애'의 틀로만 바라보는 시각에서 벗어나, 인간의 기질과 감정의 흐름을 더 따뜻하고 현실적으로 이해하게 만들어 준다. 정신건강론 수업에서 배우는 '다양한 정신장애', '기질과 환경의 상호작용', '스트레스 대처' 등의 이론이 이 책 속에서는 실제 사람들의 이야기로 풀어진다. 이론적 개념과 일상적 현실이 어떻게 연결되는지를 생생하게 체감할 수 있는 좋은 읽을거리가 될 것이다.

볼거리

올빼미(2022)

장르: 사극, 스릴러 **감독**: 안태진 **출연**: 류준열, 유해진

영화 「올빼미」(2022)는 단순한 사극 미스터리를 넘어, 극한의 스트레스와 외상 상황에서 인간의 정신이 어떻게 무너져가는지를 깊이 있게 조명하는 작품이다. 주인공 경수는 시력을 상실했지만 밤에는 희미하게 사물을 볼 수 있는 침술사로, 조선시대 인조의 명을 받아 세자 치료를 맡게 된다. 어느 날 밤, 그는 몰래 세자의 죽음을 목격하게 되지만, 자신의 신분과 정치적 억압이라는 이중의 장애물로 인해 그 진실을 세상에 말하지 못한다.

특히 외상을 목격한 이후 나타나는 극심한 과각성, 주변의 위협에 대한 과민 반응, 주변 인물들에 대한 의심과 불신은 편집성 성격장애의 특징을 떠올리게 한다. 이러한 경수의 반응은 단순히 '무서움'이라는 감정의 표현을 넘어, 생존과 공포 사이에서 균형을 잃어버린 한 인간의 정신적 균열을 생생히 보여 준다. 또한 후반부로 갈수록 경수는 현실과 환상을 명확히 구분하지 못하게 되며, 환각과 같은 지각 왜곡 현상을 경험하게 된다. 이는 해리 증상(dissociation), 즉 과도한 스트레스로 인한 인지적 단절 현상으로 해석될 수 있다.

정신건강론을 수강하는 학생들에게 이 영화를 추천하는 이유는 바로 여기에 있다. 「올빼미」는 교과서 속 진단 기준이나 병리 개념들이 실제로 인간의 삶에서 어떻게 드러날 수 있는지를 서사와 연기를 통해 사실적으로 그려낸다. 특히 "진실을 알지만 말할 수 없는 상황에 놓인 인간은 어떤 심리적 붕괴를 겪는가?"라는 질문은 정신건강의 본질을 생각해 보게 만든다. 이를 통해 학생들은 PTSD, 편집성 성격장애, 해리 증상, 공황발작 등 여러 개념을 현실적인 맥락에서 연결 지어 생각해 볼 수 있다.

CHAPTER

11 성, 사랑, 결혼

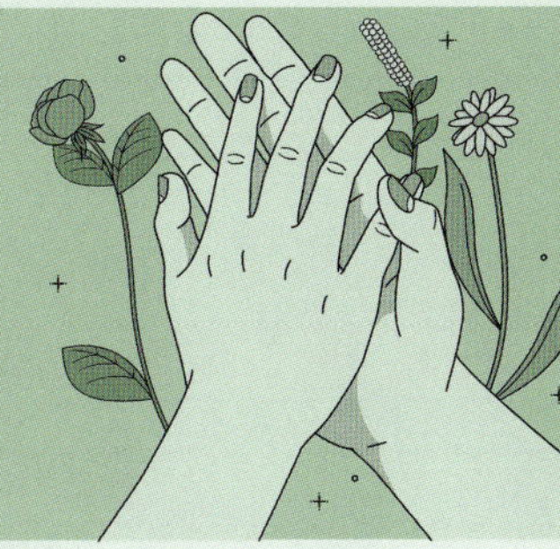

01 성 심리

1) 성의 의미

'성(性)'이라는 단어를 들으면 무엇이 연상되는가? 아마도 어떤 사람은 '성행위'가 연상되기도 하고, 어떤 사람은 '결혼', 또 어떤 사람은 '성폭력' 등을 연상하는 사람도 있고, 성 산업과 오락, 포르노나 임신을 생각할 수도 있을 것이다(여성을 위한 모임, 2014).

우선 '성(性)'이라는 한자가 뜻하는 의미는 '마음(心)'과 '몸(生)'을 모두 지칭하는 것으로 인간 전체를 의미한다(윤가현, 2007). 즉, '성(性)'을 몸과 마음을 포함하는 포괄적인 의미라고 볼 수 있다. 그러므로 '성(性)'의 개념은 성격, 인성, 본성 등을 뜻하는 단어들을 이해하는 맥락에서 인식할 필요가 있다(류승아 외, 2015). 이처럼 성과 관련된 개념은 상황과 사람에 따라 다양하게 표현될 뿐만 아니라 의미 또한 다양하다.

'성(性)'과 관련된 개념을 살펴보면 섹스, 젠더, 섹슈얼리티 등이 있다.

'섹스(sex)'는 원래 라틴어의 '자른다', '나눈다'라는 뜻을 가진 말에서 유래하였으며, 남녀를 구분하는 성(gender)의 의미로 사용하였다. '섹스(sex)'라는 영문 단어는 최소한 세 가지 의미를 지니는데, 이들은 생물학적 성별, 종족 보존을 위한 성행위, 그리고 종족 보존과 무관하게 성욕을 발산하는 행위이다. 그럼에도 불구하고 아직도 섹스의 가장 기본적인 의미는 생물학적 성별에 해당된다(윤가현 외, 2005). 예를 들면, 우리가 병원 진료 시 진료기록지에 기록하는 male/female은 생물학적 성별에 의한 구별이 된다.

우리 문화권에서는 'sex'와 'gender'를 모두 '성(性)'으로 번역하고 있다. 전자는 출생과 동시에 선천적으로 결정된 성별(여자, 남자)을 의미하며, 후자는 '사회심리학적 성'으로 다양한 사회제도, 즉 환경의 영향을 받으면서 형성된 남녀 간의 구별된 상태를 뜻한다(윤가현 외, 2005). 예를 들면, '여성다움(feminine)과 남성다움(masculine)', '여자는 자고로 ~해야 한다', '남자는 모름지기 ~해야 한다'에서 말하는 여자와 남자는 사회에서 기대하는 여자와 남자에 대한 구별된 개념을 말한다.

섹슈얼리티(sexuality)는 생물학적 성(sex)과 후천적인 성(gender)을 포괄하는 개념으로서 인간의 태도, 가치관, 감성, 문화, 성 형태 등을 포함하는 전성적(全性的)이고 전인적(全人的)인 인격적(人格的) 성을 말한다. 이는 성성, 성욕, 성애 등으로 표현되며, 인간의 구체적인 성 행위뿐만 아니라 개인이가지고 있는 성에 대한 관념, 가치관, 태도, 행동, 감정, 기호 및 선호도 등을 포함하는 포괄적인 의미라고 볼 수 있다(한희선 외, 2014).

이와 같이 '성(性)'은 한 개인의 신체적 · 심리적 특성을 보여 주는 역할을 할 뿐만 아니라 타인과의 상호작용이나 행동방식에 영향을 준다. 이 절에서는 성정체감, 성역할 사회화의 개념을 중심으로 살펴보고자 한다.

2) 성 정체감 및 성역할 정체감

성 정체감(gender identity)은 자신을 남성 혹은 여성으로 분별하는 개인적인 경험과 개념을 의미한다. 사실 성 정체감은 생물학적 성을 바꾸는 것은 거의 불가능하므로 자아상 형성에 있어서 매우 중요한 개념이다. 사람들은 태어난 순간 자신이 여성 혹은 남성으로 명명되고 취급됨에 따라 생물학적 성에 기초한 성 정체감을 형성하며, 그 이후에 성 정체감을 바꾸는 것은 매우 어렵기 때문이다(정혜정 외, 2009).

성역할 정체감(gender-role identity)은 성에 대한 독특한 개인의 성격 및 행동특징의 내면화 정도로서 남자가 남자라는 것을 인식하고 남자로서 행동하는 것, 그리고 여자가 여자라는 것을 인식하고 여자로서 행동하는 것을 의미한다(정진선, 2001).

성역할의 발달은 시대와 상황에 따라서 남성과 여성에 대한 어떤 요구가 주어지는가에 따라 다르다. 성역할 정체감에 관한 연구의 관점을 종합해 보면, 사람은 누구나 태어날 때 성별에 관계없이 여성성과 남성성을 함께 가지고 있고, 여성성과 남성성을 모두 지닌 양성성이 가장 바람직하고 적응적인 유형인 것으로 보고 있다(김은희, 2010). 현대사회는 전통적인 성역할을 고수하기보다는 남녀 모두 양성적 역할을 습득해야 한다고 가르치고 있다. 양성의 기질을 지닐 경우, 친교관계의 발달도 용이하고, 정신적으로 건강하며, 노인이 되어서도 자신의 삶에 더욱 만족하고 있는 것으로 나타났다(윤가현 외, 2005).

〈표 11-1〉 성역할 정체감 유형 질문지

전혀 나의 성격과 같지 않다	대체로 나의 성격과 같지 않다.	어느 정도 나의 성격과 같다.	거의 나의 성격과 같다.
1	2	3	4

특성	점수	특성	점수
1. 공격적인		12. 진심 어린	
2. 이해성 있는		13. 주장이 강한	
3. 도움이 되는		14. 부드러운	
4. 결단력 있는		15. 변덕스러운	
5. 양육적인		16. 지배적인	
6. 행복한		17. 인정이 있는	
7. 위험을 무릅쓰는		18. 예측할 수 있는	
8. 수줍은		19. 독립적인	
9. 조직적이지 않은		20. 동정심이 있는	
10. 강한		21. 믿음직한	
11. 자애로운			

- 나의 여성성 점수: ( )점 (2번+5번+8번+11번+14번+17번+20번)/7
  남성성 점수: ( )점 (1번+4번+7번+10번+13번+16번+19번)/7
  양성성 점수: ( )점 (남성성 점수 - 여성성 점수)

* 양성성 점수가 0에 가까울수록 양성적임.
(점수가 +로 높을수록 남성적, 점수가 -로 높을수록 여성적임)

〈표 11-2〉 성역할 태도 질문지

문항 내용	전혀 그렇지 않다	대체로 그렇지 않다	그저 그렇다	대체로 그렇다	매우 그렇다
1. 집안의 중요한 결정은 남편이 해야 한다.					
2. 가족을 부양하는 것은 남편(남성)의 의무이다.					
3. 아내가 직업을 갖고 있다 해도 가정 살림은 아내의 책임이다.					
4. 아내가 직업이 있더라도 가족의 경제적 부양은 남편의 책임이다.					
5. 가정에서 남자가 할 일과 여자가 할 일은 따로 있다.					
6. 재산은 남편 명의로 해야 한다.					
7. 여자아이는 얌전하게, 남자아이는 씩씩하게 키워야 한다.					
8. 여자아이는 남자아이보다 말투나 행동을 조심해야 한다.					
9. 결혼한 남성이 집안일을 하거나 가족을 간호하는 것을 보면 불쌍해 보인다.					
10. 여성이 가족을 위해 자신을 희생하는 것은 어쩔 수 없는 일이다.					
11. 남성이 노부모의 식사나 대소변 등의 시중을 드는 것은 어렵다.					
12. 식사 준비나 손님 접대하는 일은 여성이 해야 한다.					
13. 부모가 수족을 못 쓰게 되면 딸이나 며느리 같은 여성이 간호해야 한다.					
14. 여성의 직장 일은 집안일이나 자녀양육에 지장에 없는 범위에서 해야 한다.					
15. 자녀를 키울 동안 여성은 직장에 다니지 않는 것이 좋다.					
16. 남성이 자녀양육문제로 직장을 휴직하는 것은 좋지 않다.					
17. 여성이 직장 일과 가정일 둘 다 하기 어려워 고민하면 무리하지 말고 퇴직해야 한다.					

〈점수계산〉

* 전혀 그렇지 않다 1점부터 매우 그렇다 5점으로 계산하여 전체 문항 합산점수가 34점 이하는 평등적 태도이고 적을수록 평등적 태도가 강하며, 51점 이상은 전통적 태도이고 이보다 많을수록 더 전통적 태도가 강함.

출처: 최규련(2007).

3) 성역할 사회화

성역할이란 개인이 속한 사회문화권에서 구분하고 있는 남성 또는 여성으로서의 역할을 의미한다(윤가현 외, 2005). 따라서 성역할 사회화(gender role socialization)는 젠더에 대한 사회문화적 기대치를 충족시키면서 사회구성원으로서의 역할을 습득하는 과정으로 혹은 젠더화(gendering)라고 한다. 성역할 사회화는 한 개인을 둘러싼 사회문화적 환경 안에서 출생 순간부터 시작되어 평생 동안 지속되는데, 성역할 사회화를 통하여 사회문화적으로 생물학적 여성 혹은 남성에게 권장되는 행위나 특성은 권장되는 반면, 그렇지 못한 행위는 발달시키지 못하도록 제재를 받는다(정혜정 외, 2009).

Tip! 성역할 사회화가 가져온 여성 콤플렉스: 위장된 여성성, 내 안의 여성 콤플렉스를 말하다

우리 사회는 '남성다움'과 '여성다움'에 대한 기준을 가지고 있으며, 이에 미치지 못할 때 개인적 측면에서는 자존감의 저하, 위축 등으로 나타나며, 사회구성원들 또한 기준에 미치지 못하는 개인에 대해 공식, 비공식적인 압력을 행사하기도 한다.

실례로 20년 전 여성을 위한 모임(1992)에서 조사한 '우리 사회의 성역할 사회화가 여성과 남성에게 미치는 영향'의 결과를 통해 '여성의 일곱 가지 콤플렉스'와 '남성의 일곱 가지 콤플렉스'로 소개한 바 있다. 이 책에서는 우리 사회의 여성과 남성은 사회적으로 기대되는 여성다움과 남성다움의 기준에 도달하기 위해 부단히 애를 쓰거나 도달하지 못할 때 좌절감을 경험하는 콤플렉스를 가지는 것으로 나타났는데, 여성의 경우, 착한 여자 콤플렉스, 신데렐라 콤플렉스, 성 콤플렉스, 외모 콤플렉스, 맏딸 콤플렉스, 지적 콤플렉스, 슈퍼우먼 콤플렉스에 사로잡혀 있다는 것이다. 즉, 여성은 사회문화적으로 착하고 순종적이어야 하며, 스스로 주도적인 역할을 하기보다는 구원자(왕자)로부터의 구원을 기다려야 하며, 성에 대해서는 항상 정결하고 억압적이고 수동적이어야 하는 존재이며, 인생에서 중요한 것은 날씬하고 예쁜 외모여야 하고, 남성보다는 지적으로 둔하고, 일과 가정에서 완벽해야 하는 존재로 기대한다는 것이다. 따라서 이러한 성 고정관념을 충실히 충족시키기 위해 여성들은 집착하거나 충족시키지 못하는 자신에 대해 자기비하, 위축감을 경험한다는 것이다.

그렇다면, 20년이 지난 현재, 여성들의 삶의 조건이 달라지고, 여성들 자신도 많은 변화를 겪은 시점에서 과연 여성들의 성 고정관념은 여전히 존재하는가? 라는 물음에 답하기 위해 여성을 위한 모임(2014)에서는 다시 한 번 여성들의 심리적 특성을 분석하였다. 그 결과, 20년 전의 여성들은 사회문화적으로 기대하는 여성성이 여성들의 삶을 옭아매는 억압과 굴레로 작용했다면, 오늘날 여성들은 전략적 필요에 따라 여성성을 활용하는 '위장된 여성성'으로 더욱 무장하고 콤플렉스는 더욱 강화되어 있다고 하였다. 즉, 현대를 살아가는 여성들은 신자유주의 시장의 무한 경쟁과 자기 계발론의 홍수 속에서 살아남기 위해 전략적으로 여성성, '위장된 여성성'을 이용하고 있다는 것이다. 결론적으로 우리나라 여성들은 사회에서 기대하는 성역할 고정관념이 주는 억압은 더 이상 존재하지 않는다고 생각하거나 자신과는 관계가 없다고 생각하나, 실제 생활에서는 이를 생존의 방법으로써 교묘하게 사용하고 있음으로써 여전히 성역할 사회화는 진행되고 있음을 알 수 있다.

출처: 여성을 위한 모임(2014).

02 사랑

동서고금을 막론하고 남녀 간의 사랑은 인류의 주된 화두이자 삶의 문제라는 데에는 크게 이의를 제기할 사람이 없을 것이다. 그러나 이 주제에 대한 학문적인 접근이 시작된 것은 그리 오래되지 않았다. 이 절에서는 남녀 간의 사랑이라는 주제에 대해 사랑의 특성, 사랑과 성차, 사랑의 요소, 사랑의 유형 등을 중심으로 살펴보고자 한다.

1) 사랑과 성차

남성과 여성은 생물학적으로 다르다. 그렇다면, 이와 같은 생물학적 차이, 즉 성차가 남성과 여성의 특성의 차이에도 영향을 미치는 것인가? 이에 대해서는 여러 의견들이 있으나 대부분 약간의 차이를 보이는 것들이다. 예를 들면, 남성은 여성에 비해 신체적 크기와 신체적 힘, 수학적 능력, 시각 및 공간능력, 대 근육 운동에서 우수하고 공격성과 활동성이 더 발달되어 있는 반면 여성은 언어능력 질병에의 저항능력, 촉각의 민감성, 손재주 같은 소근육 운동, 양육성, 사회성, 공감 능력 등이 남성보다 더 발달되어 있다는 견해가 있다(Greenberg et al., 1992. 최규련, 2007, 재인용). 그러나 모든 남성과 모든 여성이 과연 그러한가? 라는 물음에는 꼭 그렇다고 답하기는 어렵다. 즉, 이는 남성과 여성의 성차에서 발생하는 특성의 차이는 대다수의 남성과 대다수의 여성에게서 보이는 특성임을 의미하나, 성차 외에도 개인차가 존재해야 함을 의미한다(최규련, 2007).

그렇다면, 남성과 여성이라는 성차는 사랑, 의사소통과 친밀감, 관계 맺기 등에 있어서도 차이를 나타내는가? 이에 대한 합의된 의견은 없으나 몇 가지 의견을 정리하면 다음과 같다(정혜정 외, 2009).

먼저, '사랑에서의 성차가 존재하는가?'에 대한 답을 찾기 전에 보편적인 통념을 살펴보자면, 통념적으로 사랑에 대한 남녀의 기대와 경험은 차이가 있는 것으로 여긴다. 즉, 삶에서 사랑이 차지하는 비중은 남성보다는 여성이 더 크며, 여성은 사랑을 위해 목숨이나 인생을 걸지만, 남성은 사랑을 위해 자아나 일을 포기하지는 않는다. 또 다른 통념은 사랑과 성의 관계에 대한 의미 역시 남녀 간 성차가 발생한다는 것이다. 여성에게 사랑과 성은 상호 간의 친밀감과 소통, 시간의 공유, 공동의 관심사를 의미한다. 즉, 사랑하는 사람과 성의 관계를 맺는다고 생각하는 것이다. 반면에, 남성에게 사랑과 성은 사랑과 성, 친밀감을 혼동하며 성적인 면과 낭만적 측면의 사랑을 중시한다. 즉, 성의 관계를 통해 사랑한다고 생각하는 것이다.

친밀감에서의 성차는 어떠한가? 2000년에 베스트셀러였던『화성남자, 금성여자(존 그레이, 2000)』에서 남성과 여성은 친밀감을 나누는 의사소통에 있어서 성차가 존재함을 발표하여 많은 사람의 입에 회자된 적이 있다. 즉, 여성은 감정표현 중심의 언어를 사용하는 반면, 남성은 사실 전달 중심의 언어를 사용하는데, 비록 같은 어휘를 사용하더라도 서로 다른 의미로 사용한다고 밝혔다.

마지막으로 관계 맺기에 있어서 남성과 여성 간의 성차는 통념적으로 남성보다는 여성이 더 관계 지향적이라고 알려져 있다.

그러나 이에 대해 여성심리학의 반론이 만만찮게 제기되고 있다. 즉, 이와 같은 성차에 의한 남성과 여성의 특성은 약간의 유전적 차이는 있을지라도 성장과 발달 과정에서 훈련의 차이와 역할의 학습에서 차이를 만들었고, 이런 것의 상호작용 결과로 차별적으로 사회화된 성 각본(sex script)을 각각 학습한 것뿐이라는 주장이다. 이와 관련하여 앞서 성의 개념에서 논의한 바 있듯이 결국 현시대에 논의되고 있는 남성과 여성 간의 성차 특성은 유전적 차이에서 비롯되었다기보다는 생물학적 성과 학습된 성 간에 혼동의 역사의 산물로 보는 것이다(류승아 외, 2015).

2) 사랑의 요소와 사랑의 유형

이 절에서는 사랑의 요소와 사랑의 유형에 대해 알아보기로 한다. 이를 위해 로버트 스터인버그가 사랑에 대한 열정적, 온정적 태도에 관한 연구를 통해 발전시킨 사랑의 삼각형 이론을 중심으로 사랑의 요소에 대해 살펴보기로 한다.

스터인버그의 사랑의 삼각형 모델은 사랑을 구성하는 세 축으로 친밀감(intimacy), 열정(passion), 헌신적 태도(commitment)를 설정하고 있다.

첫째, 친밀감(intimacy)은 상대방과의 정서적인 연결감을 말한다. 즉, 상대방과 가깝고, 연결되어 있으며, 결합되어 있는 느낌을 말한다.

둘째, 열정(passion)은 열정적인 감정, 신체적인 매력, 성적몰입과 성적인 욕구를 증진시키는 동기를 포함한다. 상대방에 대한 열정의 감정은 마치 중독과 같아서 상대방이 곁에 없으면 견디지 못하고 상대방을 그리워한다.

셋째, 헌신적 태도(commitment)는 사랑의 사고적이고 인지적인 측면을 말한다. 헌신은 관계를 지속시키겠다는 결심과 상대에 대한 헌신을 의미한다. 사랑하는 사람과 어려움이 있더라도 의식적인 결단을 통해서 상대방과의 관계를 유지하려는 결단과 책임감을 말한다.

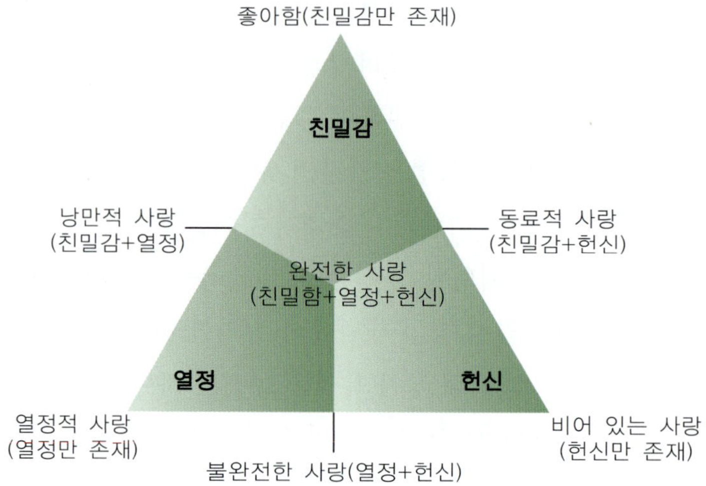

[그림 11-1] 스터인버그의 사랑의 삼각형

출처: Stenberg(1986, 현성용 외, 2008, p. 259 재인용).

사랑의 유형은 이 세 가지 요소가 어떻게 구성되느냐에 따라 구분할 수 있다. 즉, 사랑은 좋아함, 낭만적 사랑, 열정적 사랑, 비어 있는(공허한) 사랑, 동료적(우애적) 사랑, 불완전한(얼빠진) 사랑, 그리고 완전한(성숙한) 사랑의 일곱 가지로 분류된다(그림 11-1)(이혜숙, 2005; 현성용 외, 2008).

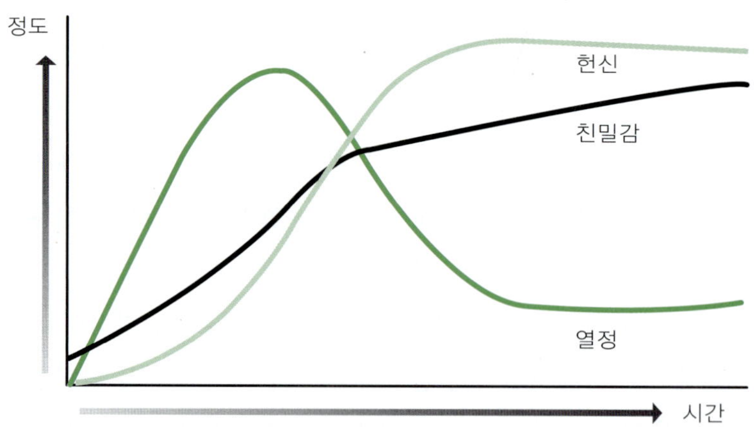

[그림 11-2] 스터인버그의 시간의 경과에 따른 사랑 요소 정도의 변화

출처: 현성용 외(2008).

한편 스터인버그는 시간이 경과함에 따라 사랑의 요소도 변화한다고 주장하였다. 열정은 사랑하는 관계에서 초기에 발생하여 점점 시간이 지날수록 그 강도는 줄어든다. 반면에, 친밀감과 헌신적인 태도는 시간이 지나면서 서서히 발전하는 양상을 보인다. 따라서 사랑하는 사람들 사이에 친밀감과 헌신적인 태도가 발달되지 않으면 열정이 점점 줄어들고 있으므로 그 관계는 오래 지속하기 어렵다.

결론적으로 스터인버그는 완전한 사랑이란 사랑의 세 가지 요소가 어느 한쪽으로도 치우치거나 빠지지 않고 항상 균형을 이루어야 가능한 것으로 보았다. 완전한 사랑은 상대에 대한 열정과 상대에 대한 배려와 친밀한 관계, 이를 서로에 대한 책임과 헌신으로 관계를 맺을 때 할 수 있는 것이다(현성용 외, 2008).

〈사랑의 삼각형이론 척도〉

아래의 문장들은 현재 당신이 사귀고 있는 이성 친구에 대한 당신의 심리상태를 기술한 것입니다. ㅇㅇ는 이성 친구의 이름을 뜻합니다. 각 문장이 ㅇㅇ에 대한 상태를 잘 나타내는 정도를 아래와 같이 적절한 숫자에 ㅇ표시 해 보자.

전혀 아니다 1　약간 그렇다 3　보통이다 5　상당히 그렇다 7　매우 그렇다 9

문항	점수
1. 나는 ○○의 행복을 위해서 적극적으로 지원한다.	1 2 3 4 5 6 7 8 9
2. 나는 ○○과 따뜻한 관계를 맺고 있다.	1 2 3 4 5 6 7 8 9
3. 나는 힘들 때 ○○에게 의지할 수 있다.	1 2 3 4 5 6 7 8 9
4. ○○는 힘들 때 나에게 의지할 수 있다.	1 2 3 4 5 6 7 8 9
5. 나는 ○○와 나의 모든 것을 공유할 의향이 있다.	1 2 3 4 5 6 7 8 9
6. 나는 ○○로부터 상당한 정서적 지지를 받고 있다.	1 2 3 4 5 6 7 8 9
7. 나는 ○○에게 상당한 정서적 지지를 주고 있다.	1 2 3 4 5 6 7 8 9
8. 나는 ○○와 말이 잘 통한다.	1 2 3 4 5 6 7 8 9
9. 나는 내 인생에서 ○○를 매우 중요시한다.	1 2 3 4 5 6 7 8 9
10. 나는 ○○와 친밀감을 느낀다.	1 2 3 4 5 6 7 8 9
11. 나는 ○○와 편안한 관계를 느끼고 있다.	1 2 3 4 5 6 7 8 9
12. 나는 ○○를 정말 이해하고 있다고 느낀다.	1 2 3 4 5 6 7 8 9

13. 나는 ○○가 나를 정말 이해하고 있다고 느낀다.	1 2 3 4 5 6 7 8 9
14. 나는 내가 ○○를 정말 신뢰한다고 느낀다.	1 2 3 4 5 6 7 8 9
15. 나에 관한 매우 개인적인 정보를 ○○와 공유하고 있다.	1 2 3 4 5 6 7 8 9
16. ○○를 보기만 해도 가슴이 뛴다.	1 2 3 4 5 6 7 8 9
17. 나는 낮에도 ○○에 대해서 생각하는 나 자신을 자주 발견한다.	1 2 3 4 5 6 7 8 9
18. ○○와 나의 관계는 정말 낭만적이다.	1 2 3 4 5 6 7 8 9
19. 나는 ○○이 매우 매력적이라고 느낀다.	1 2 3 4 5 6 7 8 9
20. 나는 ○○를 이상화하고 있다.	1 2 3 4 5 6 7 8 9
21. 나는 ○○처럼 나를 행복하게 만드는 사람을 상상할 수 없다.	1 2 3 4 5 6 7 8 9
22. 나는 다른 어떤 사람보다도 ○○와 함께 있고 싶다.	1 2 3 4 5 6 7 8 9
23. ○○와의 관계보다 더 중요한 것은 이 세상에 없다.	1 2 3 4 5 6 7 8 9
24. 나는 ○○와 신체적으로 접촉하는 것을 특히 좋아한다.	1 2 3 4 5 6 7 8 9
25. ○○와의 관계에는 '마술적'인 점이 있다.	1 2 3 4 5 6 7 8 9
26. 나는 ○○를 칭찬한다.	1 2 3 4 5 6 7 8 9
27. 나는 ○○없는 인생을 생각할 수 없다.	1 2 3 4 5 6 7 8 9
28. ○○와 나의 관계는 열정적이다.	1 2 3 4 5 6 7 8 9
29. 낭만적인 영화나 책을 볼 때면 ○○를 생각하게 된다.	1 2 3 4 5 6 7 8 9
30. 나는 ○○에 대해서 공상을 하곤 한다.	1 2 3 4 5 6 7 8 9
31. 내가 ○○에 대해서 염려하고 있다는 것을 알고 있다.	1 2 3 4 5 6 7 8 9
32. 나는 ○○와의 관계를 지속시키기 위해 최선을 다하고 있다.	1 2 3 4 5 6 7 8 9
33. 다른 사람이 우리 사이에 끼어들지 않도록 나는 ○○에 대해 헌신할 것이다.	1 2 3 4 5 6 7 8 9
34. 나는 ○○와의 관계가 흔들리지 않을 것이라는 점에 대해 자신감을 가지고 있다.	1 2 3 4 5 6 7 8 9
35. 나는 어떤 난관에도 불구하고 ○○에게 헌신할 것이다.	1 2 3 4 5 6 7 8 9
36. ○○에 대한 나의 사랑은 남은 일생 동안 계속되리라고 예상한다.	1 2 3 4 5 6 7 8 9
37. 나는 ○○를 위해서 항상 강한 책임감을 느낄 것이다.	1 2 3 4 5 6 7 8 9
38. ○○에 대한 나의 사랑은 확고한 것이다.	1 2 3 4 5 6 7 8 9
39. 나는 ○○와의 관계가 끝나는 것을 상상할 수 없다.	1 2 3 4 5 6 7 8 9
40. 나는 ○○에 대한 나의 사랑을 확신한다.	1 2 3 4 5 6 7 8 9
41. 나는 ○○와의 관계가 영원히 지속될 것이라고 생각한다.	1 2 3 4 5 6 7 8 9
42. 나는 ○○와 사귀는 것을 잘한 결정이라고 생각한다.	1 2 3 4 5 6 7 8 9

42. 나는 ○○와 사귀는 것을 잘한 결정이라고 생각한다.	1 2 3 4 5 6 7 8 9
43. 나는 ○○에 대한 책임의식을 느낀다.	1 2 3 4 5 6 7 8 9
44. 나는 ○○와의 관계를 계속 유지할 작정이다.	1 2 3 4 5 6 7 8 9
45. 설혹 ○○와 갈등이 생긴다 해도, 나는 여전히 우리 관계를 유지할 것이다.	1 2 3 4 5 6 7 8 9

■ **채점**

1번에서 15번까지의 점수를 합산하시오. 이 점수가 당신의 친밀감 점수이다. 16번에서 30번까지의 점수를 합산한 것이 당신의 열정 점수이다.
31번에서 45번까지의 점수를 합산한 것은 당신의 헌신 점수이다.

- 세 구성 요소의 점수를 각각 세 변의 길이로 하여 삼각형을 구성해 보자.
- 당신의 사랑삼각형은 어떤 모양을 하고 있는가?
- 어떤 구성 요소가 가장 크고 어떤 구성 요소가 가장 작은가?
- 이것은 당신의 사랑에 대해 무엇을 의미하는가?

03 결혼

이 절에서는 사람들에게 결혼이 주는 의미는 무엇인지, 또 사람들이 결혼을 하게 되는 이유는 무엇인가에 대해 살펴보고자 한다.

1) 결혼의 의미

결혼(結婚)은 남녀가 정식으로 부부 관계를 맺는 것으로 적절한 연령에 도달한 남녀가 자유로운 이성교제를 통해 애정과 신뢰를 확인하고 자유의사에 의해 정신적 · 육체적으로 결합하는 것을 의미한다. 또한, 결혼은 정서적 · 육체적 친밀감과 다양한 과업 및 경제적 자원을 서공유하는 두 사람이 정서적 · 법적 책임

관계를 형성하는 것이다. 또한, 결혼을 두 사람은 상대방에 대해 성적으로 충실할 것을 약속하게 된다(정옥분 외, 2014; 김영희 외, 2013).

우리나라 법상 결혼의 의미는 성인 남녀의 결합으로 가족관계를 형성하는 것을 말하며, 동거하고 협조하고 서로 동거하는 관계가 됨을 의미한다(헌법 제36조 1항, 민법 제800조와 제843조).

그렇다면 결혼의 동기는 무엇일까? 결혼하는 사람들의 가장 중요한 동기는 사랑하는 사람과 함께 살고 싶다는 것이다. 결혼의 긍정적 동기로는 사랑의 실현, 성적인 욕구충족, 경제적 안정 유지, 정서적 안정 유지, 자녀출산의 기회(부모의 역할), 성인으로서의 신분획득, 사회적 기대에의 부합, 개인적 성취감 등을 들 수 있다. 반면에, 결혼의 부정적 동기로는 순간적인 열정, 자아 도피, 외로움으로부터의 회피, 중요한 사람의 상실을 보상받기, 지위상승의 수단, 혼전 임신 등으로 볼 수 있다(김영희 외, 2013).

결혼에 대한 신화(Coleman, 1988)

- 대부분의 결혼한 커플들은 사랑에 빠져 있다.
- 자녀들이 불행한 결혼생활을 회복시켜 줄 수 있다.
- 외로움은 결혼에 의해 치유될 수 있다.
- 종교적인 신념이 강한 여성들은 결혼생활에서 성적으로 만족하기 어렵다.
- 인종이나 종교가 다른 사람들 사이의 결혼은 대부분 실패한다.
- 전통적인 성역할을 바탕으로 결혼생활을 하는 사람들은 평등주의적 성역할을 바탕으로 생활하는 부부들보다 행복하지 못하다.
- 연애결혼이 중매결혼보다 더 행복하다.
- 젊은 사람들 사이의 결혼 생활이 나이 많은 사람들 사이의 결혼 생활보다 더 행복하다.
- 만약 사람들이 또다시 결혼해야 한다면, 현재의 배우자를 다시 선택할 것이다.

출처: 김영희 외(2013).

한편 최근에는 여성의 교육 신장, 사회진출과 경제력 신장 등의 사회적 변화, 가치관의 변화 등이 맞물려 결혼 풍속도가 많이 달라지고 있음을 알 수 있다. 먼저, 혼인종류별 구성비를 살펴보면, 지난 10여 년 동안 남성 초혼 + 여성 초혼의 비율이 증감을 반복하고 있으나, 남성 초혼 + 여성 재혼이 남성 재혼 + 여성 초혼보다 지속적으로 높은 비율을 유지하는 경향을 보인다.

2) 배우자의 선택과정 이론

과거에는 배우자를 선택할 때 결혼을 가문과 가문의 결합으로 보는 중매혼이 주를 이루었다. 그러나 오늘날 현대사회는 결혼에 있어서 개인의 자유의사를 중시하는 자유혼, 중매혼, 자유혼과 중매혼을 절충한 절충혼의 세 가지 유형을 통해 배우자를 선택한다(정옥분, 2005).

우리나라의 결혼에 대한 생각은 "결혼은 필수가 아닌 선택"이라는 의식이 증가하고 있으며, 이상적으로 생각하는 결혼적령기도 점차 높아지고 있어 만혼의 증가 추세를 보이고 있다.

이 절에서는 배우자를 선택하게 되는 의사결정 과정에서 어떠한 과정을 거치는가에 대한 여러 관점들에 대해 살펴보았다(정옥분, 2005; 정옥분 외, 2005).

(1) 사회교환 이론

배우자 선택을 일종의 교환과정으로 설명하는 관점이다. 사람들은 배우자 선택과정에서 비용(costs)보다 더 많은 이득(benefits)을 얻으려 하는 경향이 있으며, 그 결과 자신에게 가장 많은 보상을 주는 사람을 배우자로 선택하게 된다는 것이다. 예를 들면, 전문직을 가진 남성에게는 혼수로 열쇠 몇 개라는 우리의 혼인 풍속 등이다. 신자본주의 사회에서 배우자 선택 시 남성은 자신의 경제력과 여성의 외모가 서로 교환되는 것으로 설명할 수 있다. 이런 관점에서 한 때 우리나라에 열풍처럼 불었던 '농촌 총각 장가보내기'는 결혼시장에서 중요한 보상 요인으로 제공할 수 있는 자원이 없는 농촌의 만혼 남성이 결혼시장에서 탈락하게 되고, 이를 보상받고자 세계화로 인해 빈곤이 양극화된 제 3세계국의 나이 어린 여성과 결혼을 하는 것에서도 드러난다.

(2) 공평성 이론

사회교환 이론과는 달리 공평성 이론에서는 배우자 선택과정에서 사람들은 보다 많은 보상을 추구하고 보다 적은 비용을 기대하는 것이 아니라 공평한 것을 추구하며, 이것이 가장 편안하고 행복감을 보장해 준다는 것이다. 그러므로 가장 중요한 사회적 결합으로 간주되는 결혼에 있어서 사회적 지위에서 차이가 많이 나는 남녀일수록 그들의 결혼 기능성은 낮아지며, 그 결과 사회적 지위에 따라 선택 혼이 이루어지게 된다.

(3) 보완욕구 이론

윈치(Winch)의 이론으로 자신과 비슷한 특성보다는 서로의 성격이나 욕구가 다르다는 것이 보완적 역할을 하여 서로에게 매력을 느끼고 배우자로 선택하게 된다는 것이다. 그러나 연구결과, 윈치의 보완욕구 이론은 거의 지지를 받지 못하고 있다.

(4) 여과 이론

여과 이론은 배우자 선택의 과정을 일련의 여과과정으로 보는 심리학적 접근법이다. 커오프와 대이비스(Kerckoff & Davis, 1962)가 처음 소개한 이 이론은 배우자 선택이 단순히 사회적 배경의 유사성이나 보완욕구에 의해 결정되는 것이 아니라 일련의 여과망을 거치면서 이루어진다고 보았다. 이후 우드리(Udry, 1971)가 이러한 관점을 보다 발전시켜 하나의 모형을 제시하였다. 이 모형에서는 두 사람이 이성교제에서 결혼에 이르기까지 여섯 개의 여과망을 거치면서 대상이 좁혀져 배우자를 선택하게 된다고 하였다(그림 11-3).

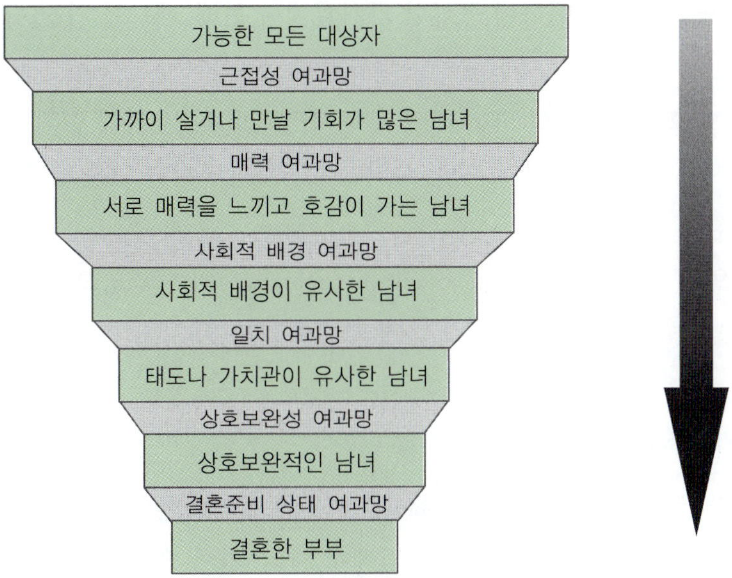

[그림 11-3] 배우자 선택의 여과이론

출처: Udry(1971, 정옥분 · 정순화, 2014 재인용).

첫째, 근접성(propinquity)의 여과망은 가능한 모든 대상 가운데 지리적으로 가깝고 만날 기회와 상호작용의 기능성이 많은 사람으로 그 대상이 제한된다. 가령, 예를 들면, 대전에 살고 있는 남자는 제주도에 살고 있는 여자보다는 대전에 살고 있는 여자와 만날 기회와 상호작용의 가능성이 많으므로 결혼 가능성이 높아진다.

둘째, 매력(attractiveness)의 여과망으로 두 번째 여과망을 통하여 상호매력을 느끼고 끌리는 사람들로 그 대상은 다시 좁혀진다. 사람들은 상호 매력을 느끼는 요인이 서로 개인차가 있으나 주로 외모, 성격 등이 주요 요인이 된다.

셋째, 사회적 배경(social background)의 여과망으로 세 번째 여과망을 통하여 인종, 연령, 종교, 직업, 교육수준 등의 사회적 배경이 유사한 사람들로 더욱 범위가 축소된다. 같은 종교를 가지고 있거나, 같은 직종에 종사할 경우, 결혼가능성은 더욱 높아진다.

넷째, 상호일치(consensus)의 여과망으로 네 번째 여과망을 통하여 인생관이나 결혼관 등 중요문제에 대하여 동일한 가치관이나 견해, 태도를 가진 사람들만 남게 된다.

다섯째, 상호보완(complementarity)의 여과망으로 다섯 번째 여과망을 통하여 상호 간의 욕구와 필요를 서로 충족시켜줄 수 있고, 단점을 보완해 줄 수 있을 때 결혼가능성은 높아진다.

마지막으로 결혼준비 상태(readiness for marriage)의 여과망으로 마지막 여섯 번째 여과망을 통과함으로써 비로소 결혼에 이르게 된다.

(5) 자극-가치-역할이론

컥오프와 데이비스(Kerckoff & Davis, 1962)의 여과이론을 기초로 하여 무스타인(Murstein, 1970)은 배우자 선택 과정에서 자극-가치-역할이론을 제시하였다. 즉, 두 사람이 가진 자극 속성들이 공평하게 균형을 이룬다고 판단하게 되면 서로에게 끌리고 관계가 지속된다. 자극단계를 거쳐 가치단계로 옮아가면 서로의 태도나 가치가 일치하는지를 판단하게 된다. 역할단계에서는 상호 간 역할에 대한 기대가 자신의 욕구나 성향과 일치하는가를 점검하게 된다. 상호 간에 역할기대가 일치하고 이를 수행할 능력이 있다고 생각되면 결혼으로 발전되며, 그렇지 못할 경우 관계는 종결된다.

Tip! "잡코리아 설문, 배우자 인기 직업 1위 '공무원'"

우리나라 미혼 남녀들은 배우자 직업으로 공무원을 가장 선호하고 있었고, 배우자를 선택할 때는 가장 중요한 기준이 되는 것은 '인성'이었다. 취업포털 잡코리아(www.jobkorea.co.kr)는 20대 이상 미혼남녀 1,336명을 대상으로 '결혼 인식'에 대한 설문조사를 실시했다.

먼저, 설문에 참여한 이들에게 '배우자를 선택할 때 가장 중요한 기준'이 되는 것은 무엇인지(복수응답)'를 묻자 '인성'이 응답률 69.2%로 1위에 올랐다. 2위부터는 성별에 따른 차이를 보였다. 미혼 남성은 '사랑(30.8%)'을 배우자 선택 기준 2위로 꼽은 반면,

미혼 여성은 '경제력(44.3%)'을 꼽았다. 다음으로 미혼 남성은 ▲외모(17.1%) ▲건강(16.5%) ▲가치관(15.6%) ▲경제력(13.4%) 순이었고, 미혼 여성은 ▲사랑(19.2%) ▲가치관(13.0%) ▲건강(12.3%) 등의 순으로 나타났다.

가장 선호하는 배우자 직업으로는 '공무원'이 전체 비율 22.1%로 가장 높았고, 회사원이 20.9%로 그 뒤를 이었다. 이 외에도 ▲교사(9.4%) ▲의사/한의사(5.4%) ▲자영업(4.4%) ▲프리랜서(3.6%) 등을 배우자 직업으로 선호한다는 의견이 있었다.

배우자의 직장으로 선호하는 기업 형태를 묻는 질문에는 '기업의 형태는 관계없다'는 의견이 전체 38.3%로 가장 높았고, 다음으로 ▲공기업(27.5%) ▲대기업(13.3%) ▲외국계 기업(11.5%) ▲중소기업(4.7%) 등의 순으로 나타났다.

한편, 미혼남녀 10명 중 6명은 결혼을 필수가 아닌 선택사항으로 인식하고 있었다. '결혼을 반드시 해야 한다고 생각하는지'를 묻자, 전체 응답자 62.9%가 '결혼은 해도 그만 안 해도 그만'이라고 답한 것. 결혼을 반드시 해야 한다는 답변은 27.8%였고, 반드시 안 해도 된다는 답변은 9.2%였다.

이들 미혼 남녀가 생각하는 결혼 적령기로는 남성은 35세(24.0%), 여성은 30세(28.7%)라는 답변이 가장 많았다. 다음으로 남성의 결혼 적령기는 ▲32세(17.6%) ▲33세(16.0%) ▲30세(13.0%) ▲34세(12.3%) 순이었고, 여성의 결혼 적령기는 ▲28세(20.0%) ▲32세(14.1%) ▲33세(7.0%) ▲35세(6.7%) 등의 순으로 나타났다.

출처: 서울매일신문(2015. 7. 7). 김봉근 기자(http://www.smaeil.com/news/articleView.html?idxno=198826).

생각거리

1. 여성과 남성에 관한 속담을 찾아보고, 속담 속에 담겨 있는 성역할 고정관념에 대해 논의해 보자.
2. 각자가 생각하는 사랑의 의미와 배우자 선택 조건에 대해 논의해 보자.
3. 여성과 남성에게 달리 적용되는 성의 이중구조에 대해 논의해 보자.
4. 여성과 남성이라는 성의 차이에 따른 성차별의 사례를 찾아보고, 성차별이 여성과 남성에게 미치는 영향에 대해 논의해 보자.
5. 영화, 소설, 드라마, 대중가요 등 대중매체상에서 나타내는 남녀 간의 낭만적 사랑에 대해 살펴보고, 실제 삶에서의 사랑과 비교·설명해 보자.

읽을거리

남자의 탄생(2003)

– 한 아이의 유년기를 통해 보는 한국남자의 정체성 형성과정 –

저자: 전인권 출판사: 푸른숲

저자의 실제 경험을 바탕으로 저자가 5살부터 12살까지 자신의 유년기를 소재로 삼아 한국 남자의 인성 형성 과정을 심리적, 정치적, 사회적 맥락에서 분석한 책이다. 이 책에서는 이 시대 한국 남자들의 정체성을 결정지은 한국 특유의 가족문화와 한국사회의 구조적 특징들을 적나라하게 소개하고 있으며, 한 개인이 자신의 심리 형성 과정을 탐구, 분석한 분석서인 동시에 '사적 기록을 통해 현대 한국사회의 모습을 조명하는 테스트'로서 의미를 갖는다.

볼거리

멜로가 체질이야

[젊은 남녀의 일과 연애에 관한 영화]

감독: 이병헌 출연: 천우희, 안재홍, 공명, 한지은 등

서른 살 여자 친구들의 일과 연애에 대한 고민을 다룬 드라마.

각기 사별, 이혼, 미혼으로 일과 연애를 하는 과정에서 경험하는 에피소드들을 통해 현대를 살아가는 여성들과 남성들의 남녀관계에 대한 각기 다른 생각, 연애가 더 이상은 필수가 아닌 선택의 문제라는 가치관에 대한 화두를 던진 드라마이다.

CHAPTER

12 건강한 인간관계

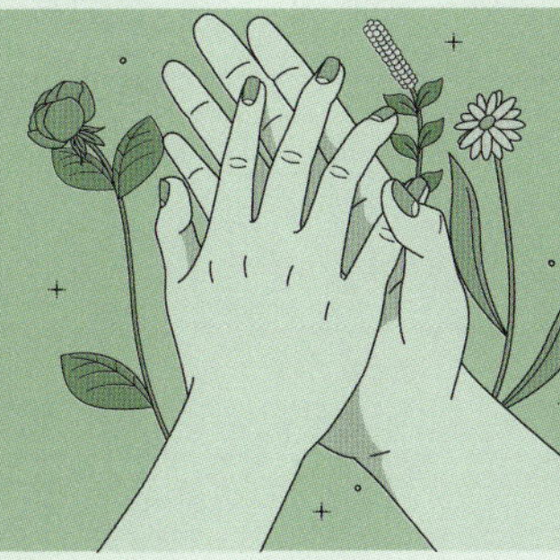

인간은 인생의 발달단계에 따라 만나는 사람들이 달라지고 경험하게 되는 인간관계의 양상도 달라진다. 인간에게는 타인과 만족스러운 관계를 유지하면서 마음을 주고받으며 우정, 사랑, 친밀감 등을 경험하고 싶은 욕구가 있다. 정신건강에서의 조건 중 결정적인 변수는 인간관계라 할 수 있으며 인간관계란 가족, 그리고 타인과의 관계 모두를 지칭한다. 원만한 인간관계는 정신건강에 영향을 미치며, 정신건강은 또한 원만한 인간관계를 형성하는 요인으로 작용하게 된다.

01 인간관계 의미와 중요성

인간관계란 타인과의 상호작용을 통하여 이루어지는 사회화 과정으로, 효과적인 인간관계는 그 관계에 참여하는 개인들에게 중요한 역할을 한다. 인간과 인간 사이의 원만한 화합을 통해 상호 간에 더욱 좋은 상태를 유지하기 위한 모든 행동을 인간관계라고 할 수 있다. 또한 인간관계란 두 사람 혹은 그 이상의 사람들 간의 역동적이며 계속적인 상호작용의 복합적인 패턴을 의미한다(이형득,

1996). 이런 인간관계는 출생에서부터 죽음까지 일어나는 삶의 제 과정, 인간과 인간의 일정한 심리적 관계, 두 사람 이상의 사람들 사이에 발생하는 모든 상호작용 등으로 말할 수 있다.

〈표 12-1〉 국민행복 관련 설문조사

- 문화체육관광부의 2022년 한국인의 의식가치관 조사에 따르면 국민의 65%가 행복하다고 답함
- 삶에서 가장 중요한 가치로 건강을 1순위로 꼽았고, 이어 행복한 가정, 경제적 풍요, 자신의 능력개발, 사회적 성공을 중시함

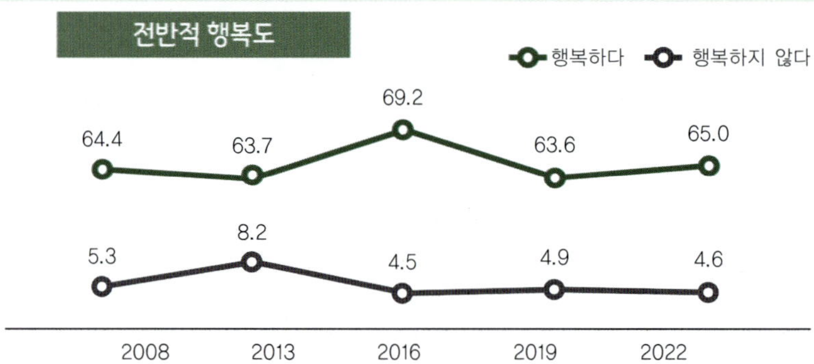

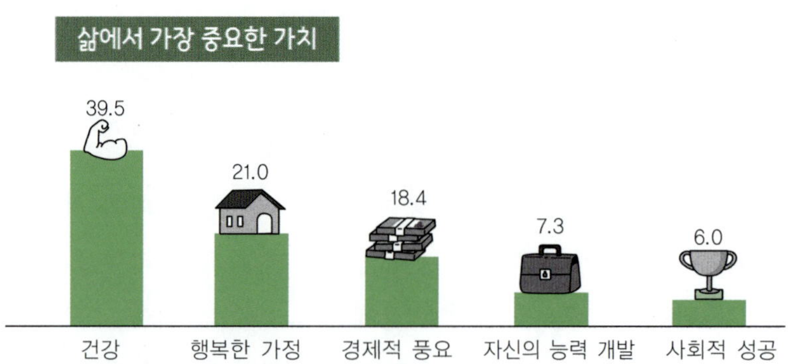

출처: 문화체육관광부(2022). 2022년 한국인 의식 가치관 조사.

인간관계는 여러 가지 특징이 있는데(임영제 외, 2007), 첫째, 독특성으로 관계하는 두 사람 간의 인간관계는 사람마다 다르며 어떠한 인간관계도 사람마다 동일할 수 없다. 둘째, 특정의 인간관계 자체가 갖는 독특성 때문에 어떠한 인간관계도 다른 인간관계에 의해 대체될 수는 없다. 그렇기 때문에 사랑하는 사람과 헤어졌을 때 겪는 고통과 외로움은 바로 그 사람과의 관계 자체가 회복되지 않는 한 그대로 남아있게 된다. 셋째, 상호의존성으로 인간관계에서는 관계하는 당사자 간에 서로 연관이 되어 있다. 관계를 맺고 있는 상대방의 입장과 처지가 바뀜에 따라 자기의 입장과 처지도 달라지며 서로 영향을 주고받는다. 넷째, 노출로 인간관계에서는 필연적으로 자기 노출이 수반된다. 관계의 종류와 깊이에 따라 자기 노출의 차원과 깊이는 다르게 나타나지만 자신의 생각, 감정, 경험에 대한 노출은 자연스럽게 이루어진다. 다섯째, 참 만남의 희소성으로 참 만남은 어떤 외적인 목적 때문이 아니라 관계 그 자체가 목적이며 상대방의 성장과 행복을 위하여 그와 함께 행복할 수 있는 경험을 하는 인간관계이다. 수많은 인간관계 속에서 진정한 인간관계는 많지 않다. 여섯째, 내적 보상으로 인간관계가 보다 밀접하고 깊을수록 관계 그 자체가 주는 내적 보상은 크게 나타나는데, 관계 그 자체에서 얻게 되는 기쁨이나 만족이나 행복 같은 내적 보상은 더 커지게 된다. 이러한 인간관계를 많이 맺을수록 만족스럽고 행복한 삶을 살 수 있게 된다.

사람은 인간관계를 통하여 인지적, 정신적, 사회적으로 성숙한 사람으로 성장하며 긍정적이고 일관된 자아정체감을 형성하고 현실적 감각을 가질 수 있게 된다. 타인과 원만한 관계를 맺는 사람은 다른 사람과의 상호작용을 하면서 서로의 수용과 성장을 촉진하게 되며 자신과 다른 사람의 삶을 보다 잘 이해하게 되고 다른 사람의 욕구와 장점, 능력 그리고 단점까지도 이해하려는 노력을 한다(최애경, 2006: 17). 그리하여 상대가 문제를 경험할 때 그 문제를 해결할 수 있도록 힘이 되어주기도 하며, 개인의 자아실현과 행복에도 기여하게 된다. 반면에 타인과 원만한 관계를 맺지 못하는 사람들은 흔히 불안, 우울, 좌절, 소외, 갈등, 긴장 등을 경험하게 되며 서로에게 피해가 되고 스트레스가 되고 고통의 원인이 되며 극단적인 경우 정신적 장애 증상을 보일 수도 있다.

Tip! 취업 · 인간관계 어려움에... 고립 · 은둔 청년, 두 배로 늘었다

2024년 국내에 거주하는 고립 · 은둔 청년(만 19~34세)의 비율이 5.2%에 달하는 것으로 나타났다. 2년 전(2.4%)에 비해 2배 이상으로 늘어난 수치다.

국무조정실이 11일 발표한 '2024년 청년의 삶 실태조사'에는 고달픈 삶을 사는 한국 청년의 현실이 고스란히 담겨 있었다. 「청년기본법」에 따라 2년마다 실시되는 '청년의 삶 실태조사'는 2022년에 이어 이번이 두 번째였다. 국무조정실은 한국보건사회연구원과 한국리서치에 의뢰해 지난해 전국 17개 시 · 도의 만 19~34세 청년 세대원이 있는 1만 5098가구를 대상으로 면접 조사를 진행했다.

이번 조사에서 가장 눈에 띄는 건 거의 집에만 있는 고립 · 은둔 청년의 비율이 대폭 증가한 점이다. 면접에 응한 청년들은 고립을 택한 이유로 취업의 어려움(32.8%)과 인간관계 어려움(11.1%), 학업 중단(9.7%) 등을 꼽았다

청년들이 바라는 삶의 요소는 원하는 일자리(95.9%)와 좋은 인간관계(94.7%), 높은 소득과 많은 자산(93%), 결혼(74.4%), 출산 · 양육(69%) 순이었다.

청년들, 고립·은둔 시작 이유

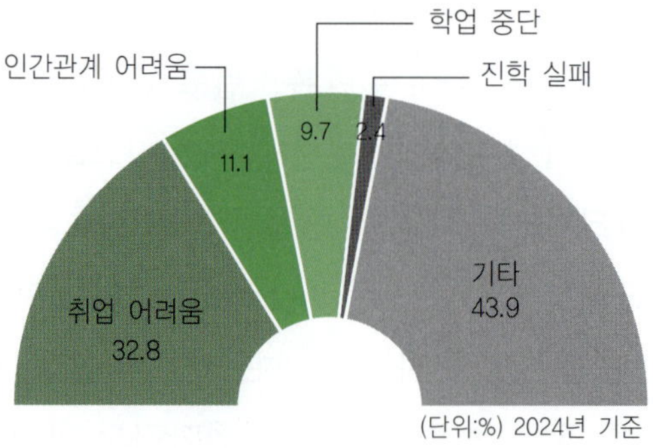

출처: 중앙일보(박태인, 2025. 3. 12.).

02 인간관계의 형성요소

우리는 삶을 영위하면서 수많은 사람과 관계를 맺고 살아가며 어떤 인간관계를 맺고 사느냐에 따라 삶의 행복이 좌우되기도 하며, 삶의 질과 방향이 결정되기도 한다. 인간관계는 긍정적으로 형성될 수도 있고 부정적인 방향으로 형성될 수도 있다. 긍정적인 인간관계는 관계를 맺고 있는 쌍방에게 도움이 되는 관계이며, 부정적인 인간관계는 서로에게 피해가 되고 스트레스나 고통의 원인이 되는 관계이다. 인간관계는 서로의 성장과 발전에 도움이 되며, 자아존중감의 증진 및 즐거움을 가져다줄 때 개인의 정신건강에 기여하게 된다(박순남, 2012). 따라서 좋은 인간관계를 형성하는 것은 무엇보다도 중요하다고 볼 수 있는데, 친밀한 인간관계에 영향을 주는 요소들은 다음과 같다.

1) 인상형성

사람의 첫인상은 사람과 사람 간의 관계를 형성하는 데 매우 중요한 역할을 한다. 어떤 사람이나 어떤 대상에 대한 첫 느낌, 첫인상은 그 사람에 대한 전반적인 기대나 호감을 형성하는 데 결정적인 영향을 미친다. 인상형성은 주로 '3초' 만에 형성된다고도 하며, 이에 대한 선입견이 깨지기엔 6개월이 걸리기도 한다. 주로 첫인상은 우리가 가진 고정관념에 의해서 결정되기도 하는데, 자신이 정해 놓은 고정관념의 틀에 맞추어 재고 판단하고 결정하기도 한다. 대체로 그 사람의 외모나 외적인 분위기가 첫인상형성에 영향을 미치게 되며 이를 초두효과(Primacy)라고 한다. 그리고 자신이 가진 고정관념으로 그 사람에 대한 전반적인 인상을 형성하기도 하는데 이를 후광효과(Halo Effect)라고도 한다. 이러한 인상형성은 장기간 교류하다 보면 처음에 형성된 인상은 차츰 사라지기도 하고 그 사람이 가진 다양한 특성에 근거해 전반적인 인상형성을 하게 되는데 이를 최신효과(Recency Effect)라고 한다. 첫인상, 후광효과, 최신효과 등 이러한 인상형성은 관계를 촉진하기도 하고 관계형성을 방해하기도 하는 것으로써, 인간관계에서 자신이 타인에게 주는 인상형성과 타인에 대해 가지는 자신의 인상형성의 영향들을 고려할 필요가 있다.

2) 근접성

"눈에서 멀어지면 마음도 멀어진다." 즉, "out of sight, out of mind"란 말은 가까이에 있는 사람에게 끌리는 경향을 잘 표현하는 말이다. 같은 지역에 살거나, 같은 대학에 다니거나, 같은 동아리에 있는 등 물리적으로 가까이 있는 사람을 좋아하게 될 가능성이 크다. 두 사람이 서로 가깝게 살거나 자주 만날수록 서로 좋아지게 되는 경우가 많은데 두 사람이 가까이 있다는 것은 심리적 거리를 의미하는 것이 아니라 지리적 거리를 뜻한다. 이러한 근접성이 매력을 증가시키는 이유는 우선 자주 만날 수 있어서 친숙성이 증가되기 때문으로 낯선 자극을 반복해서 접하게 되면 호감이 증가하는 경향이 있는데 이를 단순접촉 효과라고 한다(시부야 쇼조, 2005; 이규원 역). 따라서 함께 일을 하거나 같은 모임에서 활동을 하게 되면 자주 접촉하게 되고 마음에 들게 되는 경향이 높게 되며 반복해서 잦은 만나게 되면 자연스럽게 서로에게 관심이 생기고 편안해지는 경향이 많아진다.

3) 유사성

사람들은 자신과 생각, 태도, 흥미, 취미, 가치관이 유사한 사람들을 좋아하며 편안함을 느낀다. 유유상종이라는 말처럼 사람들은 성격 또는 배경 등이 자신과 비슷하다고 지각되는 사람들을 좋아한다. 친구, 연인, 배우자를 선택함에 있어서 유사성의 원리가 적용되는 경우가 많은데 좋아하는 사람과 중요한 면에서 유사하다는 것은 심리적 균형 상태를 제공하기 때문이다(서상택, 2012). 유사한 사람은 우리가 갖고 있는 태도가 실제로 옳은 것이라고 느끼게 해 주고 개인적 타당성을 느끼게 해 주며, 반면 유사하지 않은 것은 반감을 불러일으키기 때문이다.

4) 상호성

사람들은 자신을 좋아한다고 생각하는 사람을 좋아하는 경향을 보인다. 사람은 자신의 욕구를 충족시켜 주거나 보상을 주는 사람을 좋아한다(김정미 외, 2012). 사람들은 자신을 좋아한다고 믿는 사람들에게 호감을 되돌려 주며, 상대에게 동일한 정서로 보답하는 일종의 의무감을 가지는 경우가 많다. 사람들은 상대의 예상하지 못한 칭찬을 받을 때 호감을 크게 느끼며 특히 자신이 부정적으로 몰린 상황에서 자신을 긍정적으로 인정해 주는 사람이 있다면 더욱 그를 좋아하게 되는 경우가 많다. 좋은 인간관계를 위해서는 상대방에 대한 관심이 필요하며 관심을 두게 되면 그 사람의 행복과 평안을 성취하도록 협조하게 된다.

03 인간관계 유형

인간은 누구나 다양한 인간관계를 형성한다. 인간관계는 사람들 사이에 역동적이고 계속적인 상호작용이며 인생의 각 시기마다 새로운 인간관계가 형성되며 그 형성된 인간관계 속에서 다양한 모습이 나타난다(서상택, 2012).

1) 1차적 인간관계와 2차적 인간관계

인간관계는 그 형성요인에 따라 1차적 인간관계와 2차적 인간관계로 분류할 수 있다. 1차적 인간관계는 혈연, 지연, 학연 등에 의해 형성되는 인간관계로 부모, 형제자매, 친척, 동문, 동향인들과의 관계가 여기에 해당된다. 1차적 인간관계는 본인의 선택이나 의사와는 무관하게 이루어지게 되며 가입과 탈퇴가 자유롭지 못하며 공식적이고 집단적인 관계이다. 2차적 인간관계는 개인적인 매력이

나 직업적 이해관계, 가치의 공유에 의해 형성되는 인간관계로 동호회, 직장동료, 친구 등이 이에 해당된다. 2차적 인간관계는 본인의 의사에 따라 선택이 자유로우며, 가입과 탈퇴도 비교적 자유롭고 1차적 인간관계에 비하여 그 관계가 일시적일 수도 있다.

2) 수직적 인간관계와 수평적 인간관계

인간관계는 구성원의 연령, 촌수, 학번, 계급, 지위, 권한 등의 동등성 여부에 따라 수직적 인간관계와 수평적 인간관계로 분류할 수 있다. 수직적 인간관계는 상위자와 하위자 간의 관계로 가정에서는 부모-자녀관계, 학교에서는 스승-제자관계 또는 선배-후배관계, 직장에서는 상사-부하관계가 이에 해당된다. 이러한 관계에서 상위자는 하위자에게 명령, 통솔, 인도, 책임, 보살핌 등의 역할이 기대되며 하위자는 상위자에 대한 순종, 존경, 의존의 역할이 기대된다. 수평적 인간관계는 서로 동등한 위치에 있는 사람들 간의 평등관계로서 친구관계, 연인관계, 부부관계 등이 이에 해당된다.

3) 애정 중심적 인간관계와 업무 중심적 인간관계

인간관계를 형성하고 유지시키는 핵심요인에 따라 애정중심적 인간관계와 업무 중심적 인간관계로 분류할 수 있다. 애정 중심적 인간관계는 사랑, 우정, 인정을 주고받는 것이 관계유지에 중요한 요인이며 목적이 되며, 업무 중심적 인간관계는 어떤 사람이든지 상관없이 업무에 의해 관계가 형성되고 유지된다. 이러한 상호작용을 통해 얻게 되는 이득과 성과가 인간관계의 주요 목적이 된다.

4) 우호적 인간관계와 적대적 인간관계

인간관계에서 상대방에 대하여 느끼는 감정과 태도와 우호성 여부에 따라 우호적 또는 협동적 인간관계와 적대적 또는 경쟁적 인간관계로 나뉠 수 있다. 우호적 인간관계는 쌍방 간에 우호적인 감정을 갖고 서로 도우려는 태도로 공동의 목표를 추구하려고 협동적인 상호작용이 생긴다. 이에 반해 적대적 인간관계는 쌍방이 적이나 경쟁상대로 인식하여 적대감을 갖고 상대의 성공과 행복은 자신의 실패와 불행으로 여기고 상대방의 일을 방해하거나 비협조적인 태도를 지니게 된다.

〈표 12-2〉 나의 대인관계 양식

아래 문항은 대인관계 형용사 척도(Interpersonal Adjective Scale)이다.

1=전혀 그렇지 않다 2=약간 그렇다 3=상당히 그렇다 4=매우 그렇다

1	자신감이 있다	1 2 3 4	21	온순하다	1 2 3 4
2	꾀가 많다	1 2 3 4	22	단순하다	1 2 3 4
3	강인하다	1 2 3 4	23	관대하다	1 2 3 4
4	쾌활하지 않다	1 2 3 4	24	열성적이다	1 2 3 4
5	마음이 약하다	1 2 3 4	25	지배적이다	1 2 3 4
6	다툼을 피한다	1 2 3 4	26	치밀하다	1 2 3 4
7	인정이 많다	1 2 3 4	27	무뚝뚝하다	1 2 3 4
8	명랑하다	1 2 3 4	28	고립되어 있다	1 2 3 4
9	추진력이 있다	1 2 3 4	29	조심성이 많다	1 2 3 4
10	자기자랑을 잘한다	1 2 3 4	30	겸손하다	1 2 3 4
11	냉철하다	1 2 3 4	31	부드럽다	1 2 3 4
12	붙임성이 없다	1 2 3 4	32	사교적이다	1 2 3 4
13	수줍음이 있다	1 2 3 4	33	자기주장이 강하다	1 2 3 4
14	고분고분하다	1 2 3 4	34	계산적이다	1 2 3 4
15	다정다감하다	1 2 3 4	35	따뜻함이 부족하다	1 2 3 4
16	붙임성이 있다	1 2 3 4	36	재치가 부족하다	1 2 3 4
17	고집이 세다	1 2 3 4	37	추진력이 부족하다	1 2 3 4
18	자존심이 강하다	1 2 3 4	38	솔직하다	1 2 3 4
19	독하다	1 2 3 4	39	친절하다	1 2 3 4
20	비사교적이다	1 2 3 4	40	활달하다	1 2 3 4

- **채점하기:** 각 유형별 문항에 대한 응답을 합산하여 아래 빈칸에 기록한다. 각 유형의 점수범위는 5~20점이다.

* 지배형(1, 9, 17, 25, 33) ___
* 실리형(2, 10, 18, 26, 34) ___
* 냉담형(3, 11, 19, 27, 35) ___
* 고립형(4, 12, 20, 28, 36) ___
* 복종형(5, 13, 21, 29, 37) ___
* 순박형(6, 14, 22, 30, 38) ___
* 친화형(7, 15, 23, 31, 39) ___
* 사교형(8, 16, 24, 32, 40) ___

- **나의 대인관계 양식 평가:** 자신의 유형별 점수를 표시하고 점수를 연결하여 팔각형을 그린다.
- **해석하기:** 8가지 유형의 특징. 팔각형이 어느 유형 쪽으로 기울어져 있는가에 따라서 대인관계 유형이 결정된다. 단 이 결과는 자신의 대인관계에 대한 주관적을 지각한 것으로 고정관념을 갖지 않도록 한다.

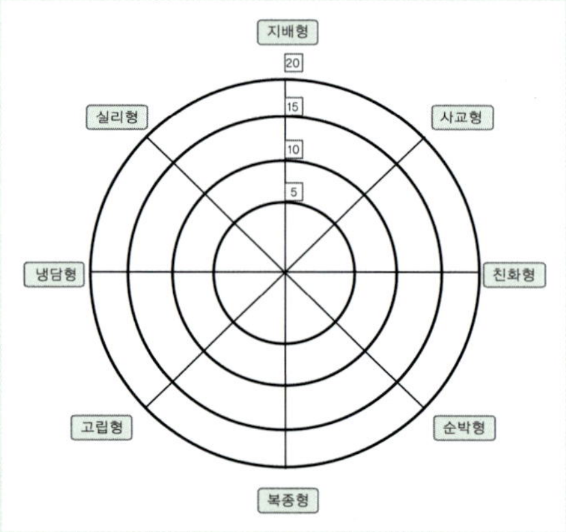

* 지배형: 대인관계에서 자신감이 있으며 자기주장이 강하고 타인에 대하여 주도권을 행사하는 경향이 있다. 지도력과 추진력이 있어서 집단적인 일을 잘 지휘할 수 있다. 그러나 이러한 경향이 과도할 경우, 강압적이고 독단적인 행동으로 나타나서 타인과 잦은 마찰을 겪을 수 있다. 윗사람의 지시에 순종하지 못하고 거만한 모습으로 비쳐질 수 있다. 이런 사람은 타인의 의견을 잘 경청하고 수용하는 자세가 필요하며 타인에 대한 자신의 지배적 욕구를 깊이 살펴보는 것이 바람직하다.

* 실리형: 대인관계에서의 이해관계에 예민하고 치밀하며 성취 지향적이다. 이런 경향이 강한 사람은 자기중심적이고 경쟁적이며 자신의 이익을 우선적으로 생각하기 때문에 타인에 대한 관심과 배려가 부족할 수 있다. 타인을 신뢰하지 못하고 불공평한 대우에 예민하며 자신에게 피해를 입힌 사람에게는 보복하는 경향이 있다. 이런 사람은 대인관계에서 타인의 이익과 입장을 배려하는 노력이 필요하며 타인과 신뢰를 형성하는 일에 깊은 관심을 갖는 것이 바람직하다.

* 냉담형: 대인관계에서 이성적이고 냉철하며 의지력이 강하고 타인과 거리를 두는 경향이 있다. 이런 경향이 강한 사람은 타인의 감정에 무관심할 뿐만 아니라 타인에게 상처를 줄 수 있다. 타인에게 따뜻하고 긍정적인 감정을 표현하기 어렵고 대인관계가 피상적이며 오랜 기간 깊이 사귀지 못하는 경향이 있다. 이런 사람은 대인관계에서 타인의 감정 상태에 깊은 관심을 지니고 타인에게 긍정적인 감정을 부드럽게 표현하는 기술을 습득하는 것이 필요하다.

* 고립형: 대인관계에서 혼자 있거나 혼자 일하는 것을 좋아하며 감정을 잘 드러내지 않는다. 이런 경향이 강한 사람은 타인을 두려워하고 사회적 상황을 회피하며 자신의 감정을 지나치게 억제한다. 자주 침울한 기분이 지속되고 우유부단하며 사회적으로 고립될 수 있다. 이런 사람은 대인관계의 중요성을 인식하고 대인관계 형성에 좀 더 적극적인 노력을 할 필요가 있으며 타인에 대한 불편함가 두려움에 대해 깊이 생각해 보는 것이 바람직하다.

* 복종형: 대인관계에서 수동적이고 의존적이며 타인의 의견을 잘 따르고 주어지는 일을 순종적으로 잘한다. 그러나 자신감이 없고 타인으로부터 주목받는 일을 피하며 자신이 원하는 것을 타인에게 잘 전달하지 못한다. 이런 사람은 어떤 일에 대한 자신의 의견과 태도를 확고하게 지니지 못하며 상급자의 위치에서 일하는 것을 매우 부담스러워 한다. 이런 사람은 대인관계에서 독립심을 키우고, 자기표현이나 자기주장을 위한 노력이 필요하다.

* 순박형: 단순하고 솔직하며 대인관계에서 너그럽고 겸손한 경향이 있다. 이런 경향이 강한 사람은 타인에게 잘 설득당하고 주관 없이 타인에게 너무 끌려 다닐 수 있으며 잘 속거나 이용당할 수 있다. 원치 않는 타인의 의견에 반대하지 못하고 화가 나도 이를 타인에게 잘 표현하지 못한다. 이런 사람은 대인관계에서 타인의 의도를 좀 더 깊게 생각하고 행동하는 신중함이 필요하며 아울러 자신의 의견을 표현하고 주장하는 노력이 필요하다.

* 친화형: 대인관계에서 따뜻하고 인정이 많으며 타인을 잘 배려하고 도와주는 자기희생적인 태도를 보인다. 타인을 즐겁게 해 주려고 지나치게 노력하며 타인의 고통과 불행을 보면 과도하게 나서서 도와주는 경향이 있다. 타인의 요구를 잘 거절하지 못하고 타인의 필요를 자신의 것보다 앞세우는 경향이 있어 자신의 이익을 잘 지키지 못할 수 있다. 이런 사람은 타인의 정서적 거리를 유지하는 노력이 필요하며 타인의 이익만큼 자신의 이익도 중요함을 인식할 필요가 있다.

* 사교형: 대인관계에서 외향적이고 쾌활하며 타인과 함께 대화하기를 좋아하고 타인으로부터 인정받고자 하는 욕구가 강하다. 혼자서 시간 보내는 것을 어려워하며 타인의 활동에 관심이 많아서 간섭하며 나서는 경향이 있다. 흥분을 잘하고 충동적인 성향이 있으며 타인의 시선을 끄는 행동을 많이 하거나 자신의 개인적인 일을 타인에게 너무 많이 이야기 하는 경향이 있다. 이런 사람은 타인에게 인정받으려는 자신의 욕구에서 벗어나 자신의 내면적 생활에 좀 더 깊은 관심을 가질 필요가 있다.

출처: 권석만(2008).

04 부적응형 인간관계 유형

인간관계 문제는 주변 상황에 의해 발생하는 경우도 있고, 그 사람의 개인적인 성격 특성 때문에 발생하는 경우도 있다. 이러한 인간관계 문제는 일시적으로 특정 시기에 발생하기도 하고 지속적으로 장시간에 걸쳐 만성적으로 겪게 되기도 한다. 인간관계의 부적응은 첫째, 인간관계 속에서 느끼는 주관적 불편감이 그 기준이 될 수 있다. 불편감은 인간관계 속에서 느끼는 불안, 분노, 우울, 고독, 좌절감을 포함하는 것으로 이러한 불쾌감정의 강도가 지나치게 강한 경우로서 이 정도가 심하고 지속감이 지나쳐 말을 제대로 못 하거나 관계를 지속하지 못할 때 해당이 된다. 또한 불쾌감정을 느끼지 않을 상황에서 부적절하게 그러한 감정을 느끼는 경우인데, 즉 버스 안에서 남들이 쳐다본다는 생각 때문에 불안해하거나 위축감을 느끼는 것이 된다. 이러한 감정 때문에 학업, 직업, 사회생활에 현저한 지장을 받게 되는 경우이다. 인간관계 부적응의 두 번째 기준은 사회문화적 규범으로부터 일탈이다. 인간관계의 대상과 상황에 따라 지켜야 할 행동규범과 행동양식에 대해서 무지하거나 부적절한 행동을 하는 사람은 주변 사람들에게 좋은 인상을 줄 수 없게 된다. 권석만(2008)은 부적응적인 인간관계유형에 대해 크게 4가지, 즉 회피형, 피상형, 미숙형, 탐닉형으로 분류하여 설명하였다.

첫째, 회피형은 인간관계를 회피하고 고립된 생활을 하는 사람들로 이러한 사람들을 인간관계 회피형이라고 하며 이들은 인간관계에 대한 욕구와 동기가 적은 사람들이 많다. 인간관계에 매우 소극적이어서 그 결과 거의 친구가 없거나 인간관계의 폭이 매우 제한되어 있다. 또한 많은 시간을 혼자 있으려 하며 사람을 만나서 하는 일을 가능한 한 피하는 경향이 있다. 이는 인간관계를 중요하게 생각하지 않거나 인간관계에 대한 불안과 두려움을 느끼는 경우이다.

둘째, 피상형은 깊이 있고 의미 있는 인간관계를 맺지 못하고 피상적인 인간관계를 맺는 사람들이다. 이들은 겉으로 보기에 원만한 인간관계를 맺고 있는 것 같지만 자신의 속마음을 털어놓고 이야기할 수 있는 친구가 거의 없는 경우가 많다. 평소에 커다란 갈등 없이 지내지만 자신의 고민이나 괴로움을 같이 나눌 사람이 없기 때문에 심한 외로움과 고독감에 빠져들게 된다. 피상형은 다른 사람과 깊이 있고 밀착된 관계를 맺는 것에 대한 불편함과 두려움을 가지고 있는 경우가 많으며 다른 사람과 적당한 거리를 두고 피상적인 수준에서 사귀는 것이 편안하게 느껴진다.

셋째, 미숙형은 대인관계 기술 또는 사교적 기술이 부족하여 인간관계가 원활하지 못한 사람들이다. 이러한 사람들은 다른 사람들과 깊이 있는 인간관계를 맺고자 하는 욕구가 높고 사람들에게 접근하지만 다른 사람들이 호감을 느낄 수 있도록 자신을 적절하게 표현하는 기술이 부족하다. 이러한 유형의 사람들은 대인관계 기술의 미숙으로 인해 다른 사람들과의 관계에서 소외당하거나 갈등을 야기하는 경우가 많다.

넷째, 탐닉형은 다른 사람과의 친밀한 관계를 강박적으로 추구하는 사람들로 마치 인간관계에 중독된 것처럼 혼자 있으면 불안하고 허전하여 참을 수 없다. 탐닉형은 비교적 짧은 기간 동안에 매우 친밀하고 깊은 관계를 형성하는 경향이 있지만 이러한 관계를 장기간 안정되게 유지시키지 못하는 경향이 있으며 소수의 사람들과 배타적이고 제한적인 인간관계에 집착하기 때문에 폭넓은 인간관계를 형성하지 못한다.

인간은 누구나 완벽하지 않기에 불완전한 인간관계의 모습이 있다. 다만 지나쳐서 개인의 생활이나 단체생활에 불편하거나 불쾌하게 만들 때 부적응이 되므로 이를 알고 적절한 조절을 통해 건강한 생활을 영위하도록 할 필요가 있다. 긍정적이고 원만한 인간관계는 행복한 삶뿐만 아니라 정신건강을 유지하는 필수적 조건이라 할 수 있다.

05 원만한 대인기술

건강한 인간관계를 위해서는 자기 자신을 잃지 않고 상대방도 자신의 본성을 그대로 지닌 상태에서 서로를 인정하고 존중해 주는 가운데 '우리'라는 영역을 함께 조성해 가는 것이다(박문태 외, 2010). 건강한 인간관계를 위해서는 타인과의 관계 속에서 효과적으로 수행하는 행동적 능력이 필요한데 이러한 능력은 대인기술이라고 할 수 있다. 대인관계 기술은 자신의 입장과 타인의 입장을 고려하면서 다른 사람들과 상호작용할 수 있게 하고 동시에 사회적 관계에서 갈등이 있을 때 부정적 결과를 가져올 수 있는 문제에 대처할 수 있는 기술이다. 대인기술은 자신의 권리 요구, 만족 또는 의무를 효율적으로 수행하며 동시에 타인의 유사한 권리, 요구, 만족을 훼손시킴 없이 자신과 타인의 권리 등을 생산적으로 공유하는 방식으로 타인과 의사소통할 수 있는 능력이다. 대인기술은 크게 언어적 대인기술과 비언어적 대인기술로 나눠지는데 언어적 기술은 경청하기, 공감하기, 반영하기, 자기공개하기, 자기주장하기 등이 있으며 비언어적 기술은 얼굴 표정, 몸 움직임, 말하는 태도, 대화하는 거리 등 비언어적 행동을 통해 자신의 의사와 감정을 전달하는 것이다. 일상적인 인간관계 속에서 다른 사람들과 상호작용해 나가는 데 있어서 문제를 적절히 대처할 수 있는 대인기술로 본 절에서는 자기노출, 공감하기, 경청하기, 자기표현하기 등으로 살펴보고자 한다.

1) 자기노출

자기노출은 자기 개방이라고도 하며 자기 자신을 있는 그대로 다른 사람들에게 내보이는 것이다. 진정한 의미에서 자기노출이란 상대방에게 자신의 생각과 느낌을 솔직하게 드러내는 것으로 자신의 생각이나 느낌을 분명하게 전달하면서도 어느 정도의 노출을 할 것인지에 대해서는 관계가 진전됨에 따라 스스로의 결정에 의해 이루어져야 한다. 인간이 자신을 자기 혹은 다른 사람에게 노출한다는 것은 타인과의 삶을 공유하기도 하고, 자신과 타인을 이해하고 수용하는 하나의 과정이며 진실한 자신과의 만남이라고 할 수 있다. 자기노출은 대화관계를 심화시키며 상대방으로 하여금 자신에 대한 경계심과 두려움을 완화시키고 신뢰감을 증진시키는 데 효과적이다. 자기 노출 이후에는 좀 더 솔직하고 깊이 있는 대화가 가능해지며 서로 사적인 정보를 공유하게 된다. 따라서 상대방에 대한 개방성과 신뢰가 높아지게 되어 대인관계가 심화하게 된다.

〈표 12-3〉 조해리의 창(Johari Window)

- 조해리의 창은 두 명의 심리학자 Joseph Luft와 Harry Ingham의 이름을 따서 조해리의 창문이라고 명명되었다.
- 네 가지 영역이 있으며 이를 사분도 또는 유리창이라고 함, 개방영역(공개된 영역), 맹인영역(보지 못하는 영역), 음지 영역(숨겨진 영역), 미지영역(알려지지 않는 영역)
- 창틀의 크기와 형태는 상호 신뢰의 수준과 피드백 및 자아의 개방을 교환하는 정도에 따라 결정된다.
- 개방영역: 내가 나 자신에 대하여 알고 있는 동시에 타인도 나에 대하여 알고 있는 경우이다.
- 맹인영역: 내가 나에 대하여는 모르지만 타인은 나에 대하여 알고 있는 경우이다. 자신이 알고 있지 못한 버릇, 습관, 행동양식 등이 이에 속한다.
- 은폐영역: 내가 나 자신에 대하여 알고 있으나 타인들은 알지 못하는 경이다. 여러 가지 이유로 인하여 나에 대한 정보를 상대방에게 숨기므로 상대방이 모르는 경우이다.

- 미지영역: 자기 자신에 대해서 자신도 타인도 모두 모르는 영역이다. 수많은 정보가 사람이 전혀 알 수 없는 심층부에 숨겨져 있다.
- 네 창의 크기는 스스로와 타인에게 알려진 나에 대한 정보의 양과 관계가 있으며 고정불변은 아니다. 자신을 솔직하게 내보이지 않고 타인의 의견을 귀담아듣지 않으면 숨겨진 나와 깨닫지 못한 나의 영역이 큰 크기로 존재해 서로 오해하고 갈등하기 쉽다.

	본인이 인식하고 있음	본인이 인식하지 못함
타인이 인식	개방영역 (개방형)	맹인영역 (자기주장형)
타인이 인식하지 못함	은폐영역 (신중형)	미지영역 (고립형)

출처: 강문희 · 이광자 · 박경(2009).

조해리의 창에서와 같이 인간관계를 초기에 맺는 시기에는 개방 영역이 좁으나 인간관계가 지속되고 신뢰 수준이 증가되면 자기 노출을 많이 하게 되며 내 자신이 나에 대하여 보지 못하던 정보를 타인들로 하여금 피드백을 하게 됨으로써 개방영역이 증가하게 된다. 타인들이 자신을 제대로 알게 하고 자신에 대해 실제의 나와 같은 이미지를 갖게 원한다면 다양한 방법을 통한 공개와 피드백을 활발히 해야 하며, 진정성 있게 자신을 보여 주고, 상대의 이야기에 귀를 기울이며 스스로에 열심히 피드백을 해야 한다.

효과적인 자기노출을 위해서는 다음을 고려하여야 한다(설기문, 1997).

첫째, 상대방이 자신에게 중요한 사람인지 검토하여 자기노출의 내용과 깊이가 달라져야 한다. 둘째, 자기 노출에 위험부담이 따른다는 점을 고려하여 지나친 양과 수준으로 인해 후회하지 않도록 한다. 셋째, 상대방의 연령, 경험, 사고나 감정 수준 등에 맞추어 적절하게 이해할 수 있는 수준으로 자기 노출을 하는 것이 필요하다. 넷째, 시간적인 적절성을 고려하여 적절히 이루어져야 하며 관계가 성숙하기 이전에 과다한 자기노출을 하는 것은 효과적이지 못할 수 있다. 원만한 관계를 위해서는 두 사람 사이에 있는 신뢰성, 자기노출 수준은 매우 중요하다고 할 수 있다.

2) 공감하기

블랙먼(Blackman)과 스턴(Stern)은 공감은 다른 사람의 신발에 발을 넣었다가 다시 발을 빼 쉽사리 자신의 신발에 다시 신어보는 능력이라고 하였으며 신발이 꽉 끼면 상대방과 더불어 의사소통하고 신은 신발이 편안하게 느껴지면 그 상대방과 함께 편안함을 즐기는 것이라 하였다. 장자는 진정한 공감이란 자신의 존재 전체로 듣는 것으로 귀로만 듣는 것과 이해로 듣는 것은 서로 전혀 다른 것이라고 하였다.

인간관계에서 상대방의 입장에서 상대방을 대하는 태도는 매우 중요한 기술로 상대방의 표현 내용에 대해 사실적인 이해를 넘어서 상대방의 주관적인 기분과 입장에 대한 정서적 이해는 매우 중요하다. 이러한 정서적 이해를 공감이라고 한다. 공감은 상대방이 자신의 상황과 감정을 잘 이해하며 수용하고 있다는 느낌을 주게 되어 상대방과의 관계에서 신뢰를 증대시킨다. 공감하기는 먼저 상대방이 이미 표현한 감정을 다시 반영하는 기초 수준의 공감 반응이 있으며 대상자가 스스로 표현할 수 있었던 것보다 더욱 내면적인 감정을 표현하면서 의사소통하는 촉진수준의 공감 반응이 있다. 공감하기는 인간관계를 발전시키는 요인으로써 인간은 자신을 잘 이해해 주는 사람을 좋아하고 호감을 가지며 인간관계를 맺고자 한다.

Tip! 상처를 어루만져 주고 회복시켜 주는 공감의 힘

어린 시절 내내 아버지와 사이가 안 좋았던 여성이 있다. 권위적인 아버지로 인해 언제나 뭔가 짓눌린 듯한 기분을 느껴야 했고, 한창 예민한 사춘기 시절에는 작은 것도 마음대로 못 하게 하는 아버지와 싸우기도 많이 싸웠다. 그럼에도 불구하고 그녀에게는 따뜻한 육친으로서의 아버지에 대한 갈망이 있었다. 그래서 대학에 입학해 기숙사로 들어갈 때 아버지에게 먼 길을 태워다 달라고 부탁했다. 아버지와의 화해를 시도하기 위해서였다. 그녀는 아버지와 함께하면서 가슴속에 담아놓은 이야기를 할 수 있을 거라 기대했다. 그러나 아버지는 운전하고 가는 내내 대화는커녕 쓰레기로 가득하고 볼품없는 길가의 개울에 대해 불평만 늘어놓았다. 그녀가 보기엔 깨끗하고 아름다운 전원 풍경이 이어질 뿐이었는데도 말이지요. 결국 그녀는 아버지의 태도에 질려 입을 다물었고, 아버지 역시 그런 딸이 마땅치 않았다. 여행은 싸늘하게 끝나고 말았다.
세월이 흘러 아버지가 세상을 떠난 후 그녀는 어떤 일로 그 길을 운전하여 지나게 되었다. 그런데 놀라운 사실을 발견했다. 그 도로에는 양쪽에 개울이 있었는데, 운전자 쪽에서 보는 개울은 더럽고 황량했던 것이다. 그제야 그녀는 아버지의 창으로 바라보지 못한 자신을 후회했다.

출처: 모드르안(2014).

〈표 12-4〉 공감적 이해 5수준

수준 1

상대방의 언어(말) 및 행동 표현의 내용으로부터 벗어나거나 내용에 주의를 기울이지 않기 때문에 감정 및 의사소통에 있어서 상대방이 표현한 것보다는 훨씬 못 미치게 소통하는 수준.

- 실제: 상대방이 명확하게 표현한 표면적인 감정조차도 제대로 인식하지 못한 의사소통을 한다. 지루함을 느끼거나 무관심해지거나, 상대방의 판단 기준을 완전히 배제한 경우이다. 즉, 상대방의 이야기를 전혀 듣지도 않거나, 명백한 감정을 전혀 이해하지도 못하고 받아들이지도 못하여, 상대방과의 의사소통이 손상된 경우임.

수준 2

상대방이 표현한 감정에 반응은 하지만 상대방이 표현한 것 중에서 주목할 만한 감정을 제외시키고 의사소통하는 수준.

• 실제: 상대방의 명백한 표면적인 감정을 어느 정도 인식하나, 정서의 올바른 수준은 흘려버리거나 의미 수준을 왜곡시켜서 의사소통하는 수준이다. 본인은 자기의 의사를 전달할 수는 있으나 상대방의 표현 수준과 일치하지는 않는다. 즉, 상대방이 표현하거나 의도하는 것과는 거리가 있는 감정 및 의미에 반응하는 수준임.

수준 3

상대방이 표현한 것과 본질적으로 같은 정서와 의미를 표현하여 상호교류적인 의사소통을 하는 수준.

• 실제: 상대방의 표면 감정을 정확히 이해하여 반응을 하기는 하지만 보다 내면적 감정에는 반응하지 못하고 있다. 수준 3은 대인관계 기능을 촉진할 수 있는 기초 수준이다.

수준 4

상대방이 스스로 표현 할 수 있었던 것보다 더 내면적인 감정을 표현하면서 의사소통하는 수준. 수준 4부터는 의사소통이 촉진된다.

• 실제: 상대방이 말로 표현한 것보다 더 내면적인 감정을 표현해 줌으로써 상대방으로 하여금 이전에는 표현할 수 없었던 감정을 표현하거나 경험하게 한다. 즉, 상담자는 상대방이 표현한 것 외에 좀 더 깊은 감정과 의미를 첨가하여 의사소통하는 수준이다.

수준 5

상대방이 표현할 수 있었던 감정의 내면적 의미들을 정확하게 표현하거나, 상대방의 내면적 자기 탐색과 완전히 같은 몰입 수준에서 상대방이 표현한 감정과 의미에 첨가하여 의사소통하는 수준. 상대방의 적극적인 성장 동기를 이해하여 표현한다.

• 실제: 상대방의 표면적인 감정뿐만 아니라 내면적 감정에 대해서도 정확하게 반응하는 경우로 상대방과 함께 경험하거나 상대방의 말을 깊이 이해한다.

"우리 집은 왜 그리도 시끄러운지 모르겠어요. 집에선 영 공부할 마음이 없어요."

1수준 - "뭐가 시끄럽다고 그러니 : 공부하기 싫으니까 핑계가 많구나."
2수준 - "좀 시끄러워도 참고하면 되잖니?"
3수준 - "그래, 우리 집이 시끄러우니까 공부하기 힘들지?"
4수준 - "네가 공부할 때는 식구들이 좀 조용히 해 주었으면 좋겠단 말이지"
5수준 - "식구들이 좀 더 조용히 해 주면 공부를 더 잘할 수 있을 것 같단 말이지?"

출처: 이장호 · 금명자(2012).

3) 경청하기

경청하기는 타인의 말에 주의를 기울여 듣는 기술로 의사소통의 기본적인 과정이며 소통내용에 주의를 기울이고 이해하기 위한 노력행동이라고 할 수 있다. 경청하기는 상대방에게 관심을 표명해 주고 상대방으로 하여금 개방적이고 솔직한 표현을 촉진하는 기능을 가진다. 경청하기는 크게 '적극적 경청'과 '소극적 경청'으로 나눌 수 있다. 적극적 경청은 상대방의 말의 내용을 파악함은 물론, 상대방의 몸짓, 표정, 그리고 음성에서 섬세한 변화를 알아차리고 저변에 있는 메시지를 감지하고 상대방의 이야기에 집중하고 있다는 것을 외현적으로 표현하며 듣는 것을 말한다. 소극적 경청은 상대방의 이야기에 대해서 특별한 외현적 표현 없이 수동적으로 듣는 경우를 말하며 자세와 눈 맞춤을 유지하며 비언어적으로 상대방에게 흥미와 관심을 나타내며, '으흠', '오', '그래' 등과 같이 상대방에게 이해, 수용, 공감을 나타내는 간결한 말을 하는 경우가 여기에 속한다.

경청 시에는 상대방을 바로(Squarely) 바라보고, 개방적인(Open) 자세를 취하고 상대방 쪽으로 몸을 기울이고(Lean), 좋은 시선의 접촉(Eye contact)을 유지하고 편안하고(Relaxed) 자연스러운 자세를 취하도록 한다. 경청은 상대에 대한 신뢰, 애정, 관심이 있다는 것을 보여 주는 행위로 경청하기 핵심은 상대의 의견에 공감하며 듣는 것으로 상대의 말에 대해 충고를 하려 하거나 탐색하고 해석하고 판단하려고 하지 않는 것이다.

4) 자기표현하기

대인관계에서 자기표현은 매우 중요한 기술이다. 자기표현이란 자신의 가치관, 욕구, 바람이 무엇인지를 알고, 자신의 생각과 감정을 다른 사람에게 적절히 말함으로써 자신의 욕구를 충족시키는 주도적인 행동을 의미한다. 자기표현은 타인의 권리를 손상하고 위협하는 공격적인 행동과는 구분되며, 자기표현은 자신의 욕구와 바람이 무엇인지를 다른 사람에게 알게 되며 그들과 훨씬 더 잘 협조하고 도와주는 관계를 유지할 수 있게 되며 오해와 갈등을 피할 수 있게 된다. 자기표현은 자신이 믿고 생각하고 가치를 두는 것이 무엇인지에 관해 말하는 것으로 자기표현 시 다른 사람과의 가치 충돌이 생길 가능성이 있을 수 있으며, 자신의 견해와 다르다는 것을 알게 되면 거리감을 느낄 수도 있다. 자기표현은 자기개방적인 나-전달법과 주도적 나-전달법, 예방적 나-전달법, 직면적 나-전달법이 있다. 첫째, 자기개방적 나-전달법은 자기표현의 가장 기본적인 형태로 자신의 생각, 감정, 의견, 기호, 혐오 등을 다른 사람에게 알리는 방법이다. 나를 주어로 다른 사람을 평가하지 않고 있는 그대로 자신의 감정을 전달하는 것이 된다. 둘째, 주도적 나-전달법은 자신이 다른 사람의 비수용적 요구에는 '아니요', 수용적인 요구에는 '예'라고 말할 때 사용하는 것이다. 먼저 자기표현을 진술하고 그다음 다른 사람의 부탁이 자신에게 미치는 비수용적인 영향을 진술하게 된다. '아니요, 난 ___하고 싶지 않아요, 왜냐하면 ___해야 되기 때문이에요' 라고 다른 사람에게 이유를 제시하여 다른 사람이 이해하는 데 도움을 주게 된다. 셋째, 예방적 나-전달법은 자신의 욕구를 충족시키기 위해서 다른 사람의 협조가 필요하다는 것을 알리는 나-전달법이다. 미래에 일어날지도 모르는 갈등을 예방하기 위해서 사용하는 것으로 '나는 ___을 원한다' 혹은 '나는 ___이 필요하다'로 자기표현을 하며 그 이유를 함께 진술하게 된다. 이렇게 함으로써 자신의 인생을 계획하고 책임지며 미리 장래의 욕구에 대비하게 된다. 넷째, 직면적 나-전달법은 자신이 다른 사람의 행동을 수용할 수 없을 때, 즉 자신의 욕구를 충족시키는데 다른 사람의 행동이 방해된다는 것을 알리는 방법이다. 직면적 나 전달법은 세 가지 요소로 이루어지는데 먼저 자신에게 문제가 되는 행동을 진술하고, 그다음 그 행동이 자신에게 어떤 영향을 미치는지 진술한다. 마지막으로 그 행동 및 영향으로 인해 자신이 어떤 감정을 갖게 되는지 진술한다. 이 네 가지 나-전달법 중 자기개방적 나-전달법은 가장 위험부담이 적고, 직면적 나-전달법이 가장 위험부담이 높은 방법이라고 볼 수 있다. 자신이 처한 특정한 상황과 관련하여 적절하게 활용할 필요가 있을 것이다.

〈표 12-5〉 자기표현의 '나-전달법' 4가지 유형

- 자기개방적 '나-전달법'의 예
  - 날 초대해 주어서 정말 기뻐.
  - 난 골프는 좋아하지 않아.
  - 난 TV에서의 과다한 폭력장면을 싫어해요.
- 주도적 '나-전달법'의 예
  - 아니요, 전 연설하고 싶지 않습니다(자기표현) 왜냐하면 난 몹시 긴장해서 연설을 할 수 없을 것 같아요(비수용적 영향).
  - 아니요. 전 모금활동에 참여하고 싶지 않아요(자기표현) 집에 돌아와서 쉴 시간이 필요하기 때문이지요(비수용적 영향).
- 예방적 '나-전달법'의 예
  - 난 다음 달에 열리는 학회에 참가하고 싶어요. 왜냐하면 내가 일하는 데 도움이 되는 것을 배울 수 있거든요.
  - 전 적어도 일주일에 한 번 부장님과 회의시간을 갖고 싶어요. 왜냐하면 부장님은 저희가 하고 있는 활동상황을 알고 계실 필요가 있거든요.
- 직면적 '나-전달법'의 예
  - 난 힘들고 짜증이 나요. 당신이 켜 놓은 라디오 소리 때문에 일에 집중하기 힘들어요.
  - 물건을 사용하고, 난 후 제자리에 두지 않으면 물건을 찾을 수가 없어서 화가 나고, 잃어버린 게 아닌가 걱정이 돼요.

출처: 김진숙 외(2007).

생각거리

1. 우리의 행복감, 즉 정신건강 측면에서 인간관계가 가져다주는 영향과 결과들을 토론해 보자.
2. 인간관계 유형 중 어떠한 유형이 가장 편한지 생각해 보고 그 이유는 무엇일까 논의해 보자.
3. 원만한 대인관계를 유지하거나 형성하기 위해 필요한 자질은 무엇이 있을까?
4. 친구 혹은 선배와 갈등이 생겼을 때 어떠한 방법들이 효과적일까?

읽을거리

(사람 때문에 매일 괴로운 당신을 위한) 관계수업(2010)

[불편한 인간관계가 우리를 갉아 먹는다]

저자: 데이비드 D. 번즈 **출판사**: 흐름출판사

우리는 학교에서 읽기, 쓰기, 셈하기 등은 배웠지만 인간관계에서 생기는 문제를 어떻게 푸는지, 서로 어떻게 소통하는지 가르쳐 주는 수업은 받지 못했다. 때문에 서툴러서 멀어진 인간관계, 틀어지고 멀어진 인간관계를 회복하는 방법을 배울 필요가 있다. 「사람 때문에 매일 괴로운 당신을 위한 관계 수업」은 스탠퍼드 의과대학 심리행동학과 교수인 저자 데이비드 번즈가 25년간 불편한 인간관계로 고통 받는 수천 명의 상담자들을 연구하고 치료한 결과를 바탕으로 관계회복의 기술을 알려준다.

볼거리

세상의 모든 계절(Another Year, 2010)

[타인과의 소통에 어려움의 이유 찾기, 대인관계에서 반복되는 패턴 발견하기]

유형: 영국, 드라마 **감독**: 마이크 리

추운 겨울의 끝엔 언제나 봄이 찾아온다.

런던에 사는 노부부 톰과 제리의 일상과 계절별로 변화하는 주변의 관계를 이야기하는 영화이다. 가족과 관계, 외로움에 대한 이야기를 하고 있으며, 타인과의 소통하기, 대인관계에서 나타나는 어려움 등에 대해 살피게 하며, 이러한 모습을 통해 사랑의 메시지를 전하고 있다.

참고문헌

강문희 · 이광자 · 박경(2009). 인간관계의 이해. 학지사.

강은정 · 이수형(2010). 자살의 원인과 대책 연구: 정신의학적 접근을 넘어서. 한국보건사회연구원.

강지선(1999). PC 통신 이용자들의 고독, 사회불안 및 대처방식과 통신중독과의 관계. 카톨릭 대학교 대학원 석사학위논문.

건강보험심사평가원(2014). 소아 · 청소년에서 주로 발생하는 '틱장애'. 건강보험심사평가원 보도자료.

곽영숙(2005). 청소년 정신건강교육자료. 한국보건사회연구원 · 보건복지부.

국민건강보험(2015). 2012년 질병으로 인한 사회적 손실 한해 120조 6,532억 원 . 2015. 2. 9. 보도자료.

과학기술정보통신부(2024). 스마트폰의존실태조사.

국립정신건강센터(2019). 정신건강전문요원 실태조사 보고서.

권석만(1997). 인간관계의 심리학. 학지사.

권석만(2008). 인간관계의 심리학. 학지사.

권석만(2013). 현대 이상심리학(2판). 학지사.

권석만(2014). 이상심리학의 기초–이상행동과 정신장애의 이해. 학지사.

권석만 · 민병배(2006). 노년기 정신장애(이상심리학 시리즈 30). 학지사.

권중돈(2014). 인간행동과 사회환경 이론과 실천. 학지사.

김광웅(2010). 현대인과 정신건강. 시그마프레스.

김동기 · 노명래 · 박정옥 · 송인섭 · 신기명 · 심응철 · 오세진 · 윤영화 · 이승복 · 이양 · 이인혜 · 홍준표(1994). 심리학개론. 양서원.

김동열(2013). 국민행복관련설문조사. 현대경제연구원.

김범수(2009). 청소년 정신건강에 영향을 미치는 생태체계 변인에 관한 연구–우울과 불안을 중심으로. 한영신학대학교 대학원 박사학위논문.

김성희(1999). 한국인의 사회구조는 모계중심 사회. 광주시립정신병원에서 1999년 10월 이무석 교수님과의 대담 내용을 이무석(2000)의 정신분석에로의 초대에서 재인용.

김수영(2015). 긍정심리 교육 프로그램이 초등학생의 공감능력과 친사회성에 미치는 효과. 동신대학교 사회개발대학원 석사학위논문.

김순철(2015). 진정성 리더십, 긍정심리자본 및 정서조절이 조직효과성에 미치는 영향. 충남대학교 평화안보대학원 박사학위논문.

김승옥 · 이경옥(2005). 유아교육기관의 온라인 콘텐츠 사용실태 및 요구. 어린이미디어연구, 4, 223-241.

김연희(2014). 왜 나는 감정 때문에 힘든 걸까. 소울 메이트.

김영숙 · 윤여홍(2001). 교사와 부모를 위한 특수아 상담의 이해. 교육과학사.

김영택 · 이현주 · 김윤정 · 정성혜 · 최정화 · 조혜민 · 박주영 · 이연경 · 김성우 · 조영기(2008). 제3차 2007 청소년건강행태온라인 조사통계. 질병관리본부.

김영화 외(2006). 사회문제론. 양서원.

김영희 · 김경미 · 조주영 · 황종귀(2013). 결혼과 가족. 양서원.

김은희(2010). 진로역할지향성에 따른 지각된 진로장벽인식과 타협과정 연구. 숙명여자대학교 대학원 박사학위논문.

김이영 · 이우언 · 배기효 · 김병찬 · 정선화 · 정왕용(2013). 정신건강론. 양서원.

김자혜(2012). 경찰공무원의 외상사건 유형과 PTSD 증상의 관계. 성신여자대학교 대학원 석사학위논문.

김정미 · 박희숙 · 강인구(2012). 정신건강론. 공동체.

김정욱 · 한수정(2000). 연극성 성격장애(이상심리학시리즈 20). 학지사.

김정일(2006). 상담사, 교육자, 사회복지사, 지도자를 위한 상담의 물꼬를 터라. 창지사.

김지예(2013). 스트레스 대처방식과 정서적 섭취의 관계 및 컴포트 푸드. 광운대학교 대학원 석사학위논문.

김진숙 · 김지은 · 연미희 · 이인수 · 이창숙(2007). 인간관계 이론과 실제. 창지사.

김진희(2007). 인터넷 중독 대학생을 위한 집단상담프로그램 개발. 전남대학교 대학원 석사학위논문.

김청택 · 김동일 · 박중규 · 이수진(2002). 인터넷 중독 예방 상담 및 예방프로그램 개발연구. 한국정보문화진흥원.

김태완 · 조경욱 · 장봉우 · 김용인(1997). 농촌지역 중학생들의 체력과 정신건강에 관한 연구. 논문집. 9(1), 75-84.

김해금 · 송영주 · 임양미 · 김현자 · 김진숙(2012). 정신건강론. 정민사.

김현정(2006). 목회자 사모가 받는 스트레스 및 대처양식에 관한 연구: 서울 경기지역 중심으로. 총신대학교 선교대학원 석사학위논문.

나동석 · 서혜석 · 이대식 · 곽의향 · 김혜미(2008). 정신건강론. 양서원.

나동석 · 서혜석 · 이대식 · 곽의향 · 김미혜(2010). 정신건강론. 양서원.

남길우 · 엄나래(2014). 2013년 인터넷 중독실태조사. 미래창조과학부 · 한국정보화진흥원.

노영환 · 이상영(2013.6). 우리나라의 자살급증원인과 자살예방을 위한 정책과제. 보건복지포럼.

다고 아키라(2006). 심리학 콘서트. (장하영 편역). 스타북스.

대한신경정신의학회(2005). 신경정신의학(개정판). 중앙문화사.

대한 우울 · 조증학회(2012). 조울병(양극성장애)의 이해.

류문화(2005). 인지행동놀이치료가 ADHD 아동의 문제행동과 자아개념에 미치는 효과. 고신대학교 대학원 석사학위논문.

류승아 · 서혜희 · 정진복(2015). 생애주기에 따른 성과 심리. 학지사.

모드르안(2014). 김미정 역. 파리의 심리학 카페. 갤리온.

문화체육관광부(2022). 2022년 한국인 의식 가치관 조사.

문혁준(2003). 어머니의 양육태도 및 TV/비디오 시청 중재와 아동발달 특성. 아동학회지, 25(1), 47-60.

미국정신의학회(1997). 정신장애의 진단 및 통계 편람(Diagnostic and Statistical Manual of Mental Disorder: DSM-IV). (이근후 외 14인 역). 하나의학사.

민병배(2000). 의존성 성격장애와 회피성 성격장애(이상심리학시리즈 24). 학지사.

민병배 · 이한주(2000). 강박성 성격장애(이상심리학시리즈 23). 학지사.

민성길(2006). 최신 정신의학. 일조각.

박문태 · 박외숙 · 정규원 · 고원자 · 송명자(2010). 건강한 인간관계. 울산대학교 출판부.

박선환 · 박숙희 · 신은영 · 이주희 · 정미경 · 김혜숙(2003). 정신건강론. 양서원.

박선환 · 박숙희 · 이주희 · 정미경 · 김혜숙(2013). 정신건강론. 양서원.

박순남(2012). 군내 인간관계 향상 프로그램 개발연구: 에니어그램이론 중심으로. 초당대학교 산업대학원 석사학위논문.

박준혁(2013). 지역사회 노년기 우울증의 아형별 유병률과 위험요인 규명을 위한 역학적 연구. 서울대학교 대학원 박사학위논문.

박찬섭(2009). 청소년의 자아개념 및 완벽주의와 섭식장애와의 관계. 원광대학교 대학원 박사학위논문.

배은지(2013). 알코올 중독자의 성인애착과 재발위험성의 관계-사회적 지지의 매개효과를 중심으로. 경북대학교 대학원 박사학위논문.

보건복지부 보도자료(2024. 10. 4.) 2023년 자살률(10만 명당) 27.3명, 전년 대비 2.2.명(8.5%증가).

보건복지부(2007). 2006년 정신질환실태 역학조사.

보건복지부(2012). 2011년 정신질환실태 역학조사.

보건복지부(2012). 정신보건사업안내.

보건복지부(2012). 정신질환 실태 역학조사.

보건복지부(2013). 2012년 치매 유병률 9.18%, 치매환자 수 20년마다 2배씩 증가. 보건복지부 노인정책과 보도자료.

보건복지부(2014). 노인보건복지 사업안내 2014.

보건복지부 · 국립정신건강센터(2024). 국가정신건강현황보고서 2023.

보건복지부 · 국립정신건강센터. (2022). 2022년 아동 · 청소년 정신건강 실태조사 결과 보고서. 보건복지부.

보건복지부 · 국립정신건강센터. (2024). 2024년 국민 정신건강 지식 및 태도조사 결과 보도자료. 보건복지부.

보건복지부 · 대한의학회(2013). 과도한 스트레스로 인한 질병, 스트레스 관리방법.

보건복지부 · 서울대학교병원(2012). 치매노인 유병률 조사.

보건복지부 · 질병관리본부(2019). 청소년 정신건강행태조사.

사행산업통합감독위원회(2010). 도박문제의 사회 · 경제적 비용추계 연구.

사행산업통합감독위원회 중독예방치유센터(2010). 잃어버린 나를 찾는 희망 안내서2 -도박중독자 가족의 회복을 위한 안내서-.

서상택(2012). 인간관계 회복을 위한 대화훈련 프로그램 연구. 장로회신학대학교 대학원 박사학위 논문.

서울아산병원 · 의학유전학센터(2015). 의학유전학(상염색체성 질환) 강좌 자료.

설기문(1997). 인간관계와 정신건강. 학지사.

성미혜(2011). 긍정심리치료프로그램이 우울 성향 초등학생의 우울, 자아존중감 및 학교생활적응에 미치는 효과. 경성대학교 대학원 석사학위논문.

손명자 · 배정규(2003). 정신분열병과 가족. 도서출판 정신재활.

손희정(2012). 긍정심리 집단상담이 초등학생의 자기 주도적 학습능력과 학업성취도에 미치는 영향. 고려대학교 교육대학원 석사학위논문.

송진아(2008). 도박중독 과정에 관한 사례연구. 성균관대학교 대학원 석사학위논문.

송호연(1999). 공감훈련 프로그램이 초등학교 아동의 공감과 도움행동향상에 미치는 효과. 한국교원대학교 대학원 석사학위논문.

시부야 쇼조(2005). 즐거운 일상을 만드는 심리실험이야기. (이규원 역). 일빛.

신미숙(2010). 중학생의 섭식태도에 영향을 미치는 요인에 관한 연구. 호남대학교 대학원 석사학위논문.

신학진(2004). 자기조절학습전략훈련이 초등학교 아동의 친사회성과 학업성취에 미치는 효과. 한국교원대학교 대학원 석사학위논문.

안동현(2009). 청소년 정신건강장애. 대한의사협회지, 52(8), 745-757.

안동현 · 김윤영 · 장혜진 · 강화연(2003). 2003년도 전국정신보건센터 아동청소년정신보건사업-연구조사. 한양대학교 정신건강연구소.

안윤진(2013). 임산부 레지스트리 소개 및 현황. 질병관리본부 국립보건연구원.

여성을 위한 모임(2014). 내 안의 여성콤플렉스. 휴머니스트.

오영희 · 김유경(2011). 인생 100세 시대 대응 국민인식 조사결과. 한국보건사회연구원.

유제민 · 김정휘(2004). 아동과 청소년의 발달 정신 병리학. 시그마프레스.

육성필 · 서종한(2023). 문화 및 사회문제. 한국심리학회지, 29(1), 75-99.

육성필 · 최광현 · 김은주 · 이혜선(2011). 노인자살 위기개입. 학지사.

윤가현(2007). 성문화와 심리. 학지사.

윤가현 외 15인(2005). 심리학의 이해(2판). 학지사.

윤영신(2014). 생물심리사회영성(BPSS)모델이 노년기 자아존중감과 삶의 만족도에 미치는 영향. 대구한의대학교 대학원 박사학위논문.

윤재희(1998). 인터넷 중독과 우울, 충동성, 감각추구성향 및 대인관계의 연관성. 고려대학교 대학원 석사학위논문.

윤현숙 · 최진숙 · 김태련 · 홍강의(1992). 반응성 애착장애 아동과 전반적 발달장애 아동의 발달 및 정신병리학적 특징의 비교연구. 소아청소년정신의학지, 3.

은소희 · 은백린(2008). 주의력결핍과잉행동장애. 한국소아학회지, 51(9), 935-943.

이규정(2010). 인터넷 중독의 예방과 해소를 위한 법제 정비 방향. 한국정보문화진흥원.

이난희(2014). 노인계층의 우울 변화 결정요인 분석. 한양대학교 보건학대학원 박사학위논문.

이명수(2013). 정신건강 바로알기. 서울시 정신건강증진센터.

이무석(2006). 정신분석에로의 초대. 이유.

이무석(2014). 성격 아는 만큼 자유로워진다. 두란노출판사.

이부영(2014). 이부영 박사의 정신건강 이야기. 집문당.

이상림 외(2013). 가임기 여성 임신 전 출산건강 관리지원 방안 연구 (총괄보고서). 경제 · 인문사회연구회(협동연구 총서 13-32-01).

이상림 외(2013). 임신 전 출산건강 관리 실태 및 지원 방안. 경제 · 인문사회연구회(협동연구 총서 13-32-02).

이선주(1999). 청소년기 품행장애와 주의력결핍/과잉행동장애를 동반한 품행장애의 비교연구. 중앙대학교 대학원 석사학위논문.

이성봉 · 방명애 · 김은경 · 박지연(2010). 정서 및 행동장애. 학지사.

이소우 · 김용태 · 김진숙 · 반신환 · 조성호(1999). 청소년 위기상담. 청소년 대화의 광장.

이소현(2009). 자폐 범주성 장애의 조기발견 및 조기개입의 역할 및 과제. 유아특수교육연구, 9, 103-133.

이소현(2014). 청소년의 정신건강과 관련된 원조추구행위에 영향을 미치는 요인: 의정부시 민락동을 중심으로. 가톨릭대학교 사회복지대학원 석사학위논문.

이소현 · 이수정 · 윤선아(2013). 자폐 범주성 장애의 조기진단 및 교육 연계를 위한 지원 체계 수립 요구: 부모의 경험과 인식을 중심으로. 한국자폐학회 자폐성 장애연구, 13(1), 167-199.

이시형(1997). 부모-자녀관계와 청소년기 심리사회적 적응. 삼성생명 전신건강연구소.

이시형 · 김은정 · 김미영 · 고복자(2002). 청소년 정신건강의 심리사회적 요인. 삼성생명 공익재단 사회정신건강연구소(연구보고서 제2002-3호).

이영실 · 이윤로 · 유영달(2012). 정신건강론. 창지사.

이영호(2010). 정신건강론. 공동체.

이장호 · 금명자(2012). 상담교본연습. 법문사.

이재창(1992). 자기성장과 인간관계. 한국가이던스.

이재환(2012). 모델과 여대생과 일반여대생의 섭식태도와 신체만족도 차이. 동덕여자대학교 대학원 석사학위논문.

이종목(2008). 직무스트레스의 이해와 관리전략. 전남대학교 출판부.

이창호 · 최보영 · 유춘자(2012). 아동 · 청소년 정신건강증진을 위한 지원방안 연구 II: 아동 · 청소년 정신건강증진을 위한 지역별 지원모형 개발연구. 한국청소년정책연구원 · 한국청소년상담복지개발원.

이형득(1996). 인간관계 훈련의 실제. 중앙적성출판사.

이혜숙(2005). 여성과 사회. 경상대학교 출판부.

이혼근 외(2011). 아동 · 청소년 정신건강 증진을 위한 법 · 제도 현황 및 개선방향. 한국청소년정책연구원 워크숍 자료집.

이홍림(2005). 청소년의 심리적 외상과 우울, 품행장애 성향, 반사회적 행동과의 관계. 동국대학교 대학원 박사학위논문.

이홍표(2002). 도박의 심리. 학지사.

이홍표 · 김태우(2010). 도박중독의 재활: 타 정신장애와의 비교. 한국심리학회지: 사회문제, 3, 241-265.

이효선(2011). 자아존중감 증진 프로그램이 품행장애 위험 청소년의 학교생활적응과 자아존중감에 미치는 영향. 우석대학교 교육대학원 석사학위논문.

이훈진(2000). 편집성 성격장애(이상심리학시리즈 25). 학지사.

임승권(2002). 인간발달과 행동이해를 위한 정신위생. 양서원.

임영제 · 김항곤 · 소재진 · 임진택 · 양기근(2007). 인간관계의 이해. 동문사.

임을기(2014). 치매 치료 및 보호서비스 이용에 영향을 미치는 요인. 인제대학교 일반대학원 박사학위논문.

장선철(2011). 정신건강론. 동문사.

장연집(1999). 현대인의 정신건강. 학지사.

장연집 · 강차연 · 손승아 · 안경숙(2010). 정신건강. 파란마음.

장연집 · 박경 · 최순영(2007). 현대인의 정신건강. 학지사.

장연집 · 변광호(2005). 스트레스와 심신의학. 학지사.

장주영(2010). 간호사의 자기주장, 의사소통능력과 직무만족, 조직몰입에 관한 연구. 성균관대학교 대학원 석사학위논문.

장현갑 · 변광호(2005). 스트레스와 심신의학. 학지사.

전석균(2013). 정신건강론. 공동체.

전수미(2014). 회복패러다임에 근거한 알코올의존 회복척도 개발. 가톨릭대학교 대학원 박사학위논문.

정아란 · 유정희(2014). 대학생을 위한 행복한 성과 결혼. 공동체.

정영철 · 이춘용(2004). 정신분열병의 인지행동치료에 대한 다섯 가지 질문. 인지행동치료, 4(1), 33-49.

정옥분(2004). 발달심리학. 학지사.

정옥분(2005). 청년심리학. 학지사.

정옥분 · 정순화(2014). 결혼과 가족의 이해. 학지사.

정옥분 · 정순화 · 홍계옥(2005). 결혼과 가족의 이해. 시그마프레스.

정은(2010). 인간행동과 사회환경(2판). 학지사.

정지영(2014). 정신장애인의 외상경험과 자살위험성. 이화여자대학교 대학원 박사학위논문.

정진선(2001). 大學生의 性役割 正體感이 進路意思決定效能感 및 進路決定類型에 미치는 影響. 홍익대학교 대학원 박사학위논문.

정혜정 · 공미혜 · 전영주 · 정현숙(2009). 가족과 젠더. 신정.

조성호(2000). 경계선 성격장애(이상심리학시리즈 21). 학지사.

조성호(2000). 분열성 성격장애와 분열형 성격장애(이상심리학시리즈 26). 학지사.

주성아(2009). 직무수행 사상사고를 경험한 지하철 승무원의 외상 후 스트레스 장애(PTSD) 연구. 이화여자대학교 대학원 석사학위논문.

중앙자살예방센터(2020). 2020자살예방백서.

차동석(2014). Minuchin의 구조적 가족체계 관점에서 본 알코올 중독자 가정 자녀의 대학생활 적응 -영성의 조절효과를 중심으로-. 계명대학교 대학원 박사학위논문.

천정웅 · 이지민 · 성윤숙(2012). 청소년 문제와 보호. 양서원.

청소년상담복지개발원(2012). 상담경향분석보고서. 한국청소년상담원.

청소년 폭력 예방재단(2011). 학교폭력 트렌드 발표 및 대책강화 촉구 기자회견.

최규련(2007). 가족관계론. 공동체.

최두진 · 강저원 · 오강탁 · 김승옥 · 홍기묵 · 서보경(2010). 취학 전 아동 인터넷 중독 상담치료 프로그램 개발 연구. 한국정보화진흥원.

최상근(2011). Wee 프로젝트 운영 성과분석 및 발전계획 수립연구. 한국교육개발원.

최순남(2012). 군내인간관계향상 프로그램 개발 연구: 에니어그램이론을 중심으로. 초당대학교 대학원 석사학위논문.

최애경(2006). 성공적인 커리어를 위한 인간관계의 이해와 실천. 청람.

최윤영(2012). 협동학습이론을 적용한 반구조적 미술활동이 품행장애학생의 문제행동개선에 미치는 효과. 단국대학교 특수교육대학원 석사학위논문.

최은진 · 김미숙 · 전진아(2013). 아동청소년 정신건강 증진을 위한 지원방안연구 Ⅲ: 아동청소년 정신건강지표 개발을 통한 정신건강 증진 지원체계 구축 연구. 경제인문사회연구회(합동연구총서 13-35-02).

최정윤(2010). 심리검사의 이해. 시그마프레스.

최창호(2012). 20세기를 빛낸 심리학자. 학지사.

최현주(2014). 청소년의 외상경험과 정신화 능력이 품행장애 성향에 미치는 영향. 서울여자대학교 특수치료전문대학원 석사학위논문.

카토 신지(2007). 치매와 마주하기. (박규상 역). 시니어커뮤니케이션.

통계청(2010). 혼인 · 이혼 통계.

하영석 · 김성회 · 문창현 · 석수룡 · 이명자(1983). 공격적-소극적 대학생을 위한 자기주장 훈련 프로그램. 경북대학교 출판부. 학생지도연구, 16(1), 1-50.

하지현 · 유재학(2008). 경계성 인격장애와 자기애적 인격장애: 코후트의 영향. 한국정신분석학회, 19(1), 9-13.

한국건강증진개발원(2024). 음주폐해예방 2024년 지역사회 통합건강증진사업안내.

한국건강증진재단(2014). 대한민국 청소년 정신건강.

한국보건사회연구원(KIHASA). (2020). 2020년 보건의료 주요 지표. 서울: 한국보건사회연구원.

한국보건사회연구원(KIHASA). (2020). 2020 한국 보건사회연구원 연차보고서. 서울: 한국보건사회연구원.

한국보건의료연구원(2010). 우울증, 자살 그리고 한국사회.

한국생명존중희망재단(2024). 2024 자살예방백서.

한국심리학회(2014). 심리학용어사전. 네이버 지식백과.

한국인지과학연구소(2000). 자폐아동의 이해와 프로그램 적용. 양지출판사.

한국인터넷진흥원(2009). 인터넷으로 인한 유, 청소년 행동변화 실험연구. 한국인테넷진흥원.

한국정보문화진흥원(2007). 취학전 아동을 위한 인터넷 중독 예방프로그램 개발. 한국정보화진흥원.

한국정보화진흥원(2013). 인터넷 중독실태조사.

한국정보화진흥원(2020). 2019년 스마트폰 과의존 실태조사보고서.

한국정신보건사회복지사협회 편(2012). 정신보건사회복지의 이론과 실제. 양서원.

한덕웅 외(2004). 인간의 마음과 행동. 박영사.

한문덕(2014). 알코올 중독정책에 대한 지역주민의 인식에 관한 연구. 조선대학교 정책대학원 석사학위논문.

한정렬(2010). 임신 중「한 잔쯤이야…」태아에게는 치명적. 대한보건협회, 69, 4-5.

한희선 · 김영주 · 이경하 · 임우연 · 태희원(2014). 여성 · 젠더 · 사회. 공동체.

행정안전부(2012). 2011년 인터넷 중독 실태조사.

현성용 · 김교헌 · 김미리혜 · 김아영 · 김현택 · 박동건 · 성한기 · 유태용 · 윤병수 · 이순묵 · 이영호 · 이주일 · 이재호 · 진영선 · 채규만 · 한광희 · 황상민(2008). 현대심리학입문. 학지사.

현정환(2005). 상담심리학. 양서원.

홍경자(2006). 자기주장과 멋진 대화. 학지사.

홍기묵(2007). 미디어 증후군 영유아의 치료적 접근. 한국영유아교육 교육학회 춘계학술대회.

홍성례 · 이무영 · 양정빈 · 정연정 · 이무영(2014). 사회복지실천기술론. 교문사.

Achenbach, T. M.(1993). *Empirically based taxonomy: How to use syndtomes and profile types derived* (from the CBCL2-18, TRF and YSR). Burlington, VT: University of Vermont, Department of Psychiatry.

Ainsworth, M. D. S.(1973). The development of infant-mother attachment. In B. Cardwell, & H. Ricciuti (Eds.), *Review of child development research* (Vol. 3, pp. 1-94). Chicago: University of Chicago Press.

American Psychiatric Association(2000). *Diagnostic and statistical manual of mental disorders: DSM-IV*. Washington, DC: American Psychiatric Publishing, Inc.

American Psychiatric Association(2013). *Diagnostic and Statistical Manual of Mental Disorders-5th edition, DSM-5*. Washington, DC: Author.

American Psychiatric Association. (2022). *Diagnostic and Statistical Manual of Mental Disorders: DSM-5-TR* (5th ed., text rev.). Arlington, VA: American Psychiatric Association.

Arlow, J., & Brenner, C.(1964). *Psychoanalytic concepts and structural theory*. NY: International Universities Press.

Bell-Dolan, D., Last, C, G., & Strayss, C. C.(1990). Symptoms of Anxiety Disorders in normal children. *Journal of the American Academy of Child & Adolescent Psychiatry*, *29*, 759-765.

Berk, L. E.(2003). *Infants and children: Prenatal through middle childhood*(4th ed.). Boston: Pearson Education, Inc.

Bowlby, J.(1980). *Attachment and loss: Vol. 1. Attachment*. NY: Basic Books.

Bryant, F. B., & Veroff, J.(1984). Dimensions of subjective mental health in American men and women. *Journal of Health and Social Behavior*, *25*, 116-135.

Carlson, N. R.(2000). 생리심리학의 기초. (김현택 · 조선영 · 박순권 역). 시그마프레스.

Carver, C.(1997). You want to measure coping but your protocol's too long: consider the brief cope. *International Journal of Behavioral Medicine*, *4*(1), 92.

Centers for Disease Control and Prevention (CDC). (2021). Mental health, substance use, and suicidal ideation during the COVID-19 pandemic—United States, June 24–30, 2020. *Morbidity and Mortality Weekly Report*, *69*(32), 1049–1057.

Chang, Y. S., Ahn, S. Y., & Park, W. S.(2013). The Establishment of the Korean Neonatal Network(KNN). Review Article. *Neonatal Med, 2013 May*; *20*(2), 169-178.

Chassiakos, Y. L., Radesky, J., & Zuckerman, B. (2016). Children and Adolescents and Digital Media. *Pediatrics*, *138*(5), e20162593.

Chessick, R. C.(1985). Clinical notes toward the understanding and intensive psychotherapy of adult eating disorders. *Annual of Psychoanalysis*, *22/23*, 301-322.

Cohen, S.(1983). The mental hygiene movement, the development of personality and the school. The Medicalization of American Education. *History of Education Quarterly*, *23*, 123-148.

Crow, T. J.(1981). Molecular pathology of schizophrenia: More than one disease process? *BMJ*, *280*, 66-68.

DuPaul, G. J., & Stoner, G.(2007). ADHD 학교상담. (김동일 역). 학지사.

Ginott, H. G., Ginott, A., & Ginott, A.(2007). 부모와 아이 사이. (신홍민 편역). 양철북.

Girdano, D. A., & Everly, G. S.(1990). 스트레스: 그 원인과 대책. (이민규 외 역). 중앙적성출판사.

Greenberg, P.(1991). *Character development: Encouraging self-esteem & self-discipline in infants, toddlers, & two-year-olds*. Washington, DC: NAEYC.

Gutmann, D. L.(1964). *An exploration of ego configuration in middle and later life*. NY: Atherton.

Hammen, C.(1991). *Depressions runs in families: The social context of risk and resilience in children of depressed mothers*. NY: Springer-Verlag.

Harrington, R. C., Rutter, M., & Fombonne, E.(1996). Developmental pathways in depression. *Multiple meanings antecedents and Development and Psychopathology*, *8*, 601-616.

Holmes, T. H., & Rahe, R. H.(1967). The social readjustment rating scale. *Journal of Psychosomatic Research*, *11*, 213-218.

Jago, R., Davison, K. K., & Hesketh, K. D. (2012). Screen-time, Physical Activity, and Obesity in Children. *Pediatrics*, *130*(5), e1060-e1067.

James, R. K., & Gilliland, B. E.(2005). *Crisis intervention strategies*(5th ed.).Belmont, CA: Thomson Brooks/Cole.

James, R. K., & Gilliland, B. E.(2008). 위기개입. (한인영 · 장수미 · 최정숙 · 박형원 · 이소래 · 이혜경 역). 나눔의 집.

Jepson, B., & Johnson, J.(2007). *Changing the course of autism: A scientific approach for parents and physicians*. Boulder, COL: Sentient Publications.

Johnson, J. H., Rasbury, W. C., & Siegel, L. J. (1994). 아동치료접근: 이론과 실제. (김태련 · 이경숙 · 이선우 · 강우선 역). 이화여자대학교 출판부.

Kernberg, O.(1985). *Borderline conditions and pathological narcissism*(pp. 227-346). NJ: Jason Aronson.

Kim, H., Toyofuku, Y., & Lynn, F. C.(2010). Serotonin regulates pancreatic beta cell mass during pregnancy. *Nat med*, *16*(7), 804-808.

Kohut, H.(1968). The psychoanalytic treatment of narcissistic personality disorders. *psychoanal. Study Child*, *23*, 6-113.

Kovacs, M.(1997). Depressive disorders in childhood: An impressionistic landscape. *Journal of Child Psychology and Psychiatry*, *38*, 287-298.

Lazarus, R. S.(1966). *Psychological stress and the coping process*. NY: McGraw-Hill.

Lazarus, R. S.(1981). Thoughts on the relations between emotion and cognition. *American Psychologist*, *37*(9), 809-818.

Lazarus, R. S., & Folkman, S.(1984). *Stress, appraisal and coping*. NY: Springer Publishing Company.

Lehanne, M.(2014). 파리의 심리학 카페(pp. 150-151). (김미정 역). 갤리온.

Lewis, K. W., & Bosque, E. M.(1995). Deficient hypoxia awaking response in infants of smoking mothers: Possible relationship to sudden infant death syndrome. *J Pediatr*, *127*, 691-699.

Lillard, A. S., & Peterson, J. (2011). The Immediate Impact of Different Types of Television on Young Children's Executive Function. *Pediatrics*, *128*(4), 643-649.

Linda, B., & Jess, F.(2008). 건강심리학. (한덕웅 외 역). 시그마프레스.

Lober, R., Green, S. C., & Lahey, B. B.(1990). Mental health professional's perception of the utility of children, mothers, and teachers as informants on childhood psychopathology. *Journal of Clinical Child Psycholosy*, *19*, 136-143.

McMahon, R. J., Wells, K. C., & Kother, J. S.(1998). Conduct problems. *Treatment of Childhood Disorders*, *3*, 137-268.

National Institute for Clinical Excellence(2002). Schizophrenia: Core interventions in the treatment and management of schizophrenia in primary and secondary care.

Nordhus, I. H., Vandenbos, G. R., Berg, S., & Fromholt, P.(2010). 임상노년심리학. (진영선 외 역). 학지사.

Ozonoff, S., Dawson, G., & McPartland, J.(2002). *A parent's guide to asperger syndrome & high-functioning autism*. NY: The Guildford Press.

Patton, J., & Polloway, E.(1990). Mild mental retardation. In N. Haring, & L. McCormick(Eds.), *Exceptional children and youth*(5th ed.). Columbus, OH: Merrill.

Pearlin, L. L., & Schooler, C.(1978). The structure of coping. *Journal of Health and Social Behavior*, *19*, 2-21.

Penningtion, B. F., & Welsh, M.(1995). Neuropsychology and developmental psychopathology. In D. Cicchetti, & D. J. Cohen(Eds.), *Developmental psychopathology, 1. Theory and methods*. NY: Wiley.

Peterson, C.(2010). 긍정심리학 프라이머. (문용린 · 김인자 · 백수현 역). 물푸레.

Quick, J. C., & Quick, J. D.(1984). *Organizational stress and preventive management*. NY: NcGraw-Hill Book Company.

Radesky, J. S., Schumacher, J., & Zuckerman, B. (2015). Mobile Media and Children's Literacy Development: The Good, the Bad, and the Unknown. *Pediatrics*, *135*(1), 75-82.

Rice, F. P., & Dolgin, K. G.(2004). 청소년심리학. (정영숙 · 신민섭 · 설인자 편역). 시그마프레스.

Rojas, M. A., & Charpak, N. (2015). Kangaroo Mother Care and Neonatal Mortality in Low Birth Weight Infants: A Randomized Controlled Trial. *Journal of Pediatrics*, *167*(4), 846-850.

Roth, S., & Cohen, L. J.(1986). Approach, avoidance, and coping with stress. *American psychologist*, *41*(7), 813-819.

Schechter, D. S., & Willheim, E.(2009). Disturbances of attachment and parental psychopathology in early childhood. *Child and Adolescent Psychiatric Clinics of North America*, *18*(3), 665–686. section [on disproportional representation of minorities in special education]. The Journal of Special Education, 32(3).

Seley, H.(1976). *Stress in health and disease*. Woburn, MA: Butterworth.

Seligman, M. E. P.(1975). *Helpessness: On depression, development, and death*. San Francisco: Freeman.

Seligman, M. E. P., & Csikszentmihalyi, M.(2000). Positive psychology: Anintroduction. *AmericanPsychologist*, *55*(1), 5-14.

Selye, H.(1985). History and present status of the stress concept. In A. Monat, & R. S. Lazarus(Eds.), *Stress and coping: An anthology*. NY: Columbia University Press.

Shaffer, D. R.(2000). 발달심리학. (송길연 · 김수정 · 이지연 · 양돈규 역). 시그마프레스.

Shorter, E.(1997). 정신의학의 역사. (최보문 역). 바다출판사.

Smith, E. E., Nolen-Hoeksema, S., Frederickson, B. L., & Loftus, G. R. (2004). 힐가드와 애트킨슨의 심리학원론(제14판). (장현갑 외 역). 박학사.

Udry, R. (1971). *The Social Contest of marriage*. New York: Lippincott Co.

Usetuen, B. T.(2001). The worldwide burden of depression in the 21st century. In M. Weissman(Ed.),

Treatment of depression: Bridging the 21st century. Geneva, Switzerland: World Health organization.

Veit, C. T., & & Ware, J. E.(1983). The structure of psychological distress and well-being in general populations. *Journal of Consulting and Clinical Psychology*, *51*(5), 730-742.

Weems, C. F., Hayward, C., Killen, J., & Taylor, C. B.(2002). A longitudinal investigation of anxiety sensitivity in adolescence. *Journal of Abnormal Psychology*, *111*(3), 471-477.

White, T.(2013). 교류분석적 접근을 통한 상담과 치료. (한국교류분석상담학회 편역). 학지사.

WHO(2004). Promoting mental health: concepts, emerging evidence, pratice: summary report. Geneva, World Health Organization.

WHO(2008). The global burden of disease: 2004 update, Geneva, Switerland.

WHO(2022, March 2). COVID-19 pandemic triggers 25% increase in prevalence of anxiety and depression worldwide.

WHO(2022). International Classification of Diseases 11th Revision (ICD-11). Retrieved from https://icd.who.int/

Wicks-Nelson, R.(2001). 아동기행동장애(제4판). (정명숙 · 손영숙 · 양혜영 · 정현희 역). 시그마프레스.

Wicks-Nelson, R., & Israel, A. C.(2000). *Behavior disorders of children*(4th ed.). Prentice-Hall, Inc.

Woodward, L. J., & Frergusson, D. M.(2001). Life course outcome of young people with anxiety disorders in adolescence. *Journal of the American Academy of Child & Adolescent Psychiatry*, *40*(9), 1086-1093.

Zin, J. E., & Strosberg, M. A. (2021). ICD-11: The Future of Disease Classification and Global Health. *The Lancet Global Health*, *9*(7), 939-940.

경향신문(2013. 7. 17.). 라이프. 자살시도 우울증 환자 '세로토닌' 낮아.

국민건강보험공단(2013 .3. 4.). "2012년 치매 유병률 9.18%, 치매환자 수 20년마다 2배씩 증가."

김포신문(2012. 3. 28.). <칼럼> 정신건강의 가치는 얼마나 될까?

서울대학교 병원뉴스(2013. 12. 17.). 국민들은 건강정보를 어디에서 얻나?

서울매일신문(2015. 7. 7.). 잡코리아 설문, 배우자 인기 직업 1위 '공무원'.

세계일보(2015. 2. 15.). 화병 뜻, 한국인에게만 나타나는 정신과적 질병.

세계일보(2015. 2. 16.). 대한민국은 자살공화국.

시사저널1112호(2011. 2. 7.). 알코올 중독 대물림 된다.

아시아경제(2014. 3. 22.). 빈둥지증후군이란, 인류를 괴롭힐 질병이라고?

중앙일보(2014. 5. 1.). "건강한 목요일". 교통사고 후 택시 못 타는 엄마 PTSD 치료가 필요합니다.

중앙일보(2014. 12. 15.). 1kg 미만 미숙아 생존율 70%, 캥거루 케어, 패혈증 42% 줄어.

중앙일보(2015. 3. 7.). "뉴스 속으로". 현대인 신종 질환 '뮌하우젠증후군'.

청년의사 월간신문(2014. 11. 19). 자살 · 폭력 · 중독재난 해결 위해 정신과의사들이 나섰다. http://www.docdocdocco.kr/news/newsprint.php?newscd.=2014111900031

크리스천투데이(2013. 7. 15.). 정신분열증 원인, 뇌의 이상인가 아니면 유전 때문인가.

한겨레뉴스(2013. 5. 15.). 자폐증 유전자 치료가 필요한 이유.
한겨레신문(2009. 2. 8.). 학습장애 탈출 '3년간의 기적'.
한겨레신문토요판(2013. 1. 4.). 사랑만 보면 바보야, 돈이 깔려있어야지'.
한국교직원신문(2015. 7. 20.). 인생의 보약 숙면의 기술.

건강보험심사평가원. 총 진료비 자료 보도자료. http://www.hira.or.kr
구로중독관리통합지원센터. http:www.grace.or.kr
국가건강정보포털 사이트. 외상 후 스트레스 장애의 진단. http://health.mw.go.kr
국가건강정보포털 사이트(보건복지부 대한의학회)(2010). 다운증후군 개요. http://health.mw.go.kr
국가건강정보포털 의학정보. http://terms.naver.com/entry.nhn?docId=2120010&mobile&cid=51004&categoryId=51004
국가치매 지식정보포털. 치매정보 365. http://www. edementia.or.kr
다음뮤직. 사랑을 주제로 한 노래. http://music.daum.net/album/main?album_id=720438&song_id=10197736
보건복지부 지정 우울증 임상연구센터. 우울증 자가 진단표. http://www.smileagain.or.kr
서울대학교 병원 정신의학과. http://www.snuh.org/dept/np
서울시자살예방센터. 자살예방하기. https://suicide.blutouch.net:6004/page/suicide_help.php
서울아산병원 질환백과(2015). http://search.daum.net
서울특별시 아동복지센터 홈페이지. 새학기증후군에 대하여. http://child. seoul.go.kr
여성가정부. 감정노동 문제해결을 위한 사례. www.mogef.go.kr
충남광역정신건강복지센터. http://www.chmhc.or.kr/busi)ness/page2.php
피임연구회. http://www.piim.or.kr
한국도박문제관리센터. https://www.kcgp.or.kr
한국중독심리학회. http://www.addictpsy.or.kr
한국MHS심리상담센터. 인터넷 중독의 치료를 위한 제언. http://mindgates.cafe24.com
Goldberg, I.(1996). Internet addiction. Electronic message posted to research discussion list. http://www.emhc.com/mlists/research.html
http://blog.daum.net/coworker/5235942

「정신건강복지법 시행령」 제12조(개정 2019. 10. 22).

찾아보기

ㅇ

ㅈ

Author Introduction **저자소개**

김미영 숙명여자대학교 아동복지학과 석사, 박사
현) 대덕대학교 사회복지과 교수

권신영 경북대학교 사회복지학과 석사, 박사
현) 대덕대학교 사회복지과 교수

이무영 숙명여자대학교 아동복지학과 박사
성균관대학교 사회복지학과 박사
현) 대덕대학교 사회복지과 교수

제3판

정신건강론

초 판 1쇄 발행 2015년 9월 1일
증 보 2쇄 발행 2019년 3월 5일
제2판 1쇄 발행 2020년 8월 19일
제3판 1쇄 발행 2025년 8월 18일

지 은 이 | 김미영 · 권신영 · 이무영
펴 낸 이 | 김기섭
편 집 인 | 구자성 · 김민수 · 이혜란
펴 낸 곳 | 창지사 www.changJisa.com
08589 서울시 금천구 가산디지털 1로 83 파트너스타워 1차 9층
전화 (02)719-2211~3
팩스 (02)701-9386
등 록 | 1977년 4월 28일 · 제1-421호

ISBN 978-89-426-1936-8 (93330)

값 23,000원